# TRAITÉ

# DE PERCUSSION

## ET

# D'AUSCULTATION

# TRAITÉ
# DE PERCUSSION

## ET

## D'AUSCULTATION

PAR

LE PROFESSEUR **J. SKODA** (DE VIENNE)

TRADUIT DE L'ALLEMAND

SUR LA 4e ÉDITION

AVEC DES NOTES ET DES REMARQUES CRITIQUES

PAR LE Dr F.-A. ARAN,

MÉDECIN DES HÔPITAUX,
PROFESSEUR AGRÉGÉ A LA FACULTÉ DE MÉDECINE DE PARIS.

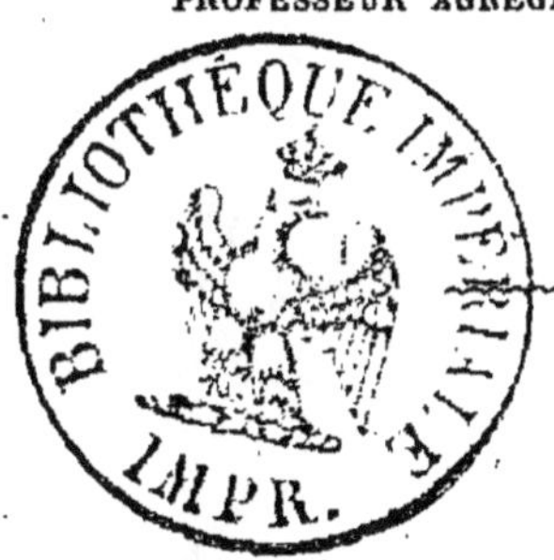

## PARIS

**LABÉ,** LIBRAIRE DE LA FACULTÉ DE MÉDECINE,

PLACE DE L'ÉCOLE-DE-MÉDECINE, 23.

1854

# PRÉFACE DU TRADUCTEUR.

———

Le *Traité de percussion et d'auscultation* de M. le professeur Skoda, dont nous donnons aujourd'hui la traduction, est à peine connu en France ; et cependant, de l'avis de tous les hommes compétents, c'est l'un des ouvrages les plus remarquables qui aient été publiés depuis longtemps sur ces deux précieuses méthodes de diagnostic. Vues nouvelles et originales, faits curieux et inattendus, expérimentations ingénieuses, critique pressante et incisive, telles sont les qualités principales qui ont assuré à ce livre le succès immense qu'il a obtenu en Allemagne. Mais ce qui le distingue surtout à nos yeux, c'est le point de vue véritablement philosophique auquel l'auteur s'est placé, en cherchant à simplifier l'auscultation et la percussion, en s'efforçant de les ramener l'une et l'autre dans leurs limites rigoureuses d'application. Pour M. Skoda, pas de signe physique infaillible, pas de signe d'une valeur absolue ; et tel est son scepticisme à cet égard, qu'à chaque pas il avertit le lecteur de ne pas conclure prématurément, de ne pas se fier à un seul signe, de multiplier au contraire les moyens de vérification et de contrôle, comme s'il pensait qu'on

a

peut tomber dans l'erreur, au moment même où l'on se croit le plus sûr de l'éviter. Pour M. Skoda, il n'existe non plus rien de pareil à ces divisions et subdivisions, en apparence si satisfaisantes, établies par les auteurs pour les signes d'auscultation et de percussion.

Le livre de M. Skoda peut donc être considéré comme une des plus grandes tentatives de réforme qui aient été faites, depuis Laënnec, dans le champ de l'auscultation et de la percussion. Mais pouvait-on accepter sans discussion des réformes aussi radicales? Je ne l'ai pas pensé, et puisque cette traduction allait donner une nouvelle force aux opinions de M. Skoda, j'ai cru de mon devoir de soumettre à un examen sévère les opinions du savant professeur de Vienne, et d'exposer, dans des notes et dans des remarques critiques, les motifs qui me faisaient accepter ou rejeter ses opinions. Plein de déférence pour les convictions du savant professeur, alors même que je ne les partageais pas, quand elles n'étaient pas en désaccord complet avec les idées généralement reçues, je les ai discutées sérieusement toutes les fois qu'elles m'ont paru avoir pour conséquence de renverser ce que je considère comme des principes. C'est ce qui explique comment j'ai été conduit à multiplier les notes et les remarques dans la première partie de ce livre, à propos de la percussion, à propos de l'auscultation des organes de la respiration, tandis que je m'en suis montré plus sobre dans la partie qui traite de l'auscultation des organes de la circulation, dans laquelle M. Skoda s'éloigne très-peu des opinions généralement acceptées.

Pour la rédaction de ces notes et de ces remarques, non-seulement j'ai relu avec attention tout ce qui avait été écrit de plus important sur chaque point en particulier, mais encore j'ai cherché à vérifier sur le malade l'exactitude des phénomènes annoncés par M. Skoda. Enfin, pour les points les plus litigieux, j'ai fait appel aux lumières des hommes les plus compétents, de MM. les professeurs Andral, Cruveilhier, etc., pour l'auscultation, de M. le professeur Piorry pour la percussion. Ce dernier a même eu la bonté de me communiquer par écrit ses réflexions, et plusieurs des notes de la première section sont la reproduction textuelle des opinions de ce professeur et des expériences dont il a bien voulu me rendre témoin.

Je n'ai rien dit jusqu'ici de la traduction. Et cependant me sera-t-il permis de parler des difficultés qu'elle présentait? Le caractère abstrait de plusieurs chapitres, l'obscurité de certains passages, la création de mots nouveaux, les discussions techniques, tout se réunissait pour faire de ce livre un achoppement à une bonne traduction. J'aurais probablement reculé devant ces difficultés, si deux de mes excellents amis, MM. Mandl et Sée, n'avaient bien voulu venir en aide à mon inexpérience de la langue allemande et revoir avec moi la traduction sur le texte original. Je crois donc pouvoir garantir l'exactitude de cette traduction; et si le lecteur y trouve encore quelques obscurités, s'il y rencontre surtout quelques germanismes, qu'il nous le pardonne en faveur du désir que nous avons eu de nous éloigner aussi peu que possible du texte original.

Peut-être se demandera-t-on encore pourquoi, ajoutant des notes et des remarques, je n'ai pas complété certains points où l'absence de détails se fait grandement sentir et que l'on ne peut considérer que comme de simples ébauches. A cela je répondrai que, en complétant ce qui manquait dans beaucoup de chapitres, j'aurais transformé l'ouvrage de M. Skoda, et que j'ai craint de lui enlever son caractère et sa valeur propres. Le *Traité de percussion et d'auscultation* de M. Skoda renferme d'ailleurs un assez grand nombre de choses bonnes et utiles, pour qu'on ne lui fasse pas un trop grand crime de quelques lacunes sans importance.      **F.-A. ARAN.**

**Janvier 1854.**

# PRÉFACE DE L'AUTEUR.

—

Cette édition ne diffère pas au fond de la troisième. J'ai seulement ajouté quelques remarques sans importance au chapitre de la percussion, et apporté un changement à la division de la voix thoracique, en divisant la bronchophonie *forte* en *claire* et en *sourde*.

Les nouvelles opinions qui se sont produites depuis l'année 1844, relativement aux causes de l'impulsion, des tons et des murmures du cœur, des artères et des veines, ont été appréciées dans cette nouvelle édition. Mais l'impression en était terminée lorsque m'est parvenu le nouvel ouvrage du professeur Kiwisch, *Nouvelles recherches sur les causes des bruits qui se produisent dans les organes circulatoires.* Je me bornerai donc à quelques remarques relativement aux opinions qui se trouvent contenues dans cet ouvrage.

M. Kiwisch a trouvé que si l'on fait passer de l'eau dans un tube en caoutchouc, il se produit un murmure lorsque ce tube n'est pas également large dans toute son étendue. Le murmure ne se produit jamais au niveau de l'endroit rétréci, mais toujours à l'endroit élargi qui est situé derrière l'endroit rétréci, et il disparaît dès qu'on met obstacle au passage de l'eau à travers l'endroit élargi. De simples rugosités à la surface interne du tube ne donnent pas naissance à un murmure, tandis que des saillies considérables en déterminent la production.

Voici comment ces faits sont expliqués par M. Kiwisch. L'eau qui s'échappe d'un tube, sous forme d'un jet, conserve jusqu'à une certaine distance la forme de l'orifice ; de cette manière, le jet d'eau qui passe de l'endroit étroit dans l'endroit élargi du tube conserve, jusqu'à une certaine distance, la forme de l'endroit étroit, pourvu qu'il ne rencontre pas quelque obstacle particulier. Or, par suite de la pression de l'air, les parois de la partie élargie du tube ont une tendance à s'accommoder de l'étroitesse du jet ; mais leur élasticité oppose une résistance continuelle à la pression de l'air, et, par suite, il se produit un élargissement du jet d'eau. Dans ces conditions, le tube, alternativement comprimé par l'atmosphère et dilaté par sa propre élasticité, entre en vibrations, et ses vibrations donnent lieu à un murmure.

De ces expériences, faites avec un tube en caoutchouc, et de leur interprétation, aussi bien que des phénomènes physiologiques et pathologiques connus que l'on observe sur le vivant, on peut, d'après M. Kiwisch, tirer les conclusions suivantes, relativement à la formation des bruits dans les organes circulatoires.

« Le premier ton du cœur est produit par la tension des valvules auriculo-ventriculaires ; le second, par la tension des valvules semi-lunaires. Aucun second ton ne se produit dans le cœur, aucun premier ton dans les artères. Le ton que l'on entend quelquefois accompagnant le pouls dans les artères carotide et fémorale ne provient pas de ces vaisseaux, mais il est causé par les vibrations excitées dans l'air contenu dans le stéthoscope et dans l'oreille par le battement des artères.

« Les murmures que l'on entend dans le cas d'insuffisance des valvules du cœur reconnaissent pour cause en partie les vibrations des valvules rigides, mais ils sont plus particulièrement produits d'après le mode décrit dans les expériences avec les tubes en caoutchouc. Ainsi , par le fait de l'occlusion imparfaite des valvules, plusieurs petites ouvertures se produisent par lesquelles un jet de sang d'un diamètre plus petit est poussé dans une cavité plus large ; plus cela se fait avec force, moins la cavité est remplie, c'est-à-dire moins la colonne de sang offre de résistance, et d'autant plus fortes et plus étendues seront les vibrations excitées dans cette cavité.

« Les murmures se produisent dans les artères de la manière décrite pour les tubes en caoutchouc, et jamais par suite de la présence de quelques rugosités à leur surface interne. La pression exercée sur une artère donne lieu à un murmure immédiatement en arrière du point comprimé, jamais à son niveau ; et le murmure est d'autant plus prolongé que la fibre musculaire de l'individu est plus lâche et qu'il est plus pauvre en sang. Ce qu'on appelle le *bruit de diable* se produit constamment dans la carotide, et non dans les veines du cou ; il est en effet le résultat de la compression de la carotide par le muscle omoplat hyoïdien. La pression musculaire ou toute autre espèce de pression peut de même produire ce murmure dans les autres artères, chez les personnes qui sont pauvres en sang ; mais il ne se produit jamais dans les veines. »

Il est possible que cette explication du mode de production du murmure soit exacte pour les tubes en caoutchouc ; mais je ne la crois pas applicable aux murmures qu'on entend dans le cœur et dans les artères.

Si le diamètre d'une artère est diminué par une pression extérieure, l'artère ne perd pas pour cela sa contractilité, et la portion de l'artère qui est située derrière l'endroit comprimé ne peut pas résister à la contraction sollicitée par le jet de sang plus étroit.

Mais le jet de sang ne peut rendre le tuyau plus vide, même lorsqu'il est plus étroit que ce tuyau ; au contraire, toute artère est invariablement élargie par la pression du jet de sang dans son intérieur : car ce diamètre est en rapport avec la résistance que le jet a à surmonter dans le reste du système artériel, dans les vaisseaux capillaires et dans les veines ; et cette résistance est augmentée nécessairement par la pénétration d'une nouvelle quantité de sang.

Dans le cas d'insuffisance de la valvule mitrale, l'oreillette gauche ne devient pas plus vide à chaque systole, mais, au contraire, elle est plus fortement remplie et distendue par le reflux du sang ; et, dans l'insuffisance des valvules aortiques, le sang qui reflue dans le ventricule gauche ne tend pas à contracter, mais plutôt à dilater le ventricule. Ce sont là des faits bien connus et qui ne réclament pas de commentaire.

Vienne, mars 1850.                          Joseph SKODA.

# TRAITÉ
# DE PERCUSSION
## ET
## D'AUSCULTATION

## PREMIÈRE PARTIE.

EXPOSITION DES PHÉNOMÈNES FOURNIS PAR LA PERCUSSION
ET PAR L'AUSCULTATION.

## PREMIÈRE SECTION.

### PERCUSSION.

La percussion de l'abdomen a été certainement pratiquée depuis les temps les plus reculés, dans le but de reconnaître la présence de l'air dans l'intestin. Mais c'est
Avenbrugger qui, le premier, a fait servir la percussion
au diagnostic des maladies de poitrine, et qui a ouvert le
champ de ces belles découvertes qui ont porté à un si
haut degré de perfection le diagnostic des maladies des
organes thoraciques et abdominaux.

Avenbrugger, Corvisart, Laënnec, pratiquaient la percussion avec les doigts seulement. C'est à M. Piorry qu'appartient l'introduction du plessimètre. Nous devons encore à M. Piorry l'indication de ces deux circonstances,

si importantes dans l'histoire de la percussion, à savoir que, indépendamment des variétés de caractère que peuvent présenter les bruits de percussion, les organes situés au-dessous des parties percutées offrent une résistance, sensible au doigt qui percute, et que la nature de cette résistance fournit, aussi bien que la qualité des sons de percussion proprement dits, des renseignements relativement à la condition de ces organes.

Le plessimètre a pour avantages de rendre la percussion beaucoup moins douloureuse pour les malades et de donner aux sons plus de netteté; il facilite aussi nos investigations, car il nous permet d'apprécier des différences dans les sons, qui nous échapperaient sans cela. Il nous permet encore de comprimer les couches épaisses des téguments qui recouvrent le thorax et l'abdomen, et de percuter même les régions profondes de de l'abdomen, ce qui serait tout à fait impraticable sans cet instrument.

Le plessimètre de M. Piorry est en ivoire, et je ne vois aucune raison pour en employer un autre : c'est un disque arrondi, d'un pouce et demi à deux pouces de diamètre, assez épais pour ne pas se plier. Pour l'appliquer avec plus de facilité et empêcher qu'il ne glisse, ce disque est pourvu d'un rebord de deux ou trois lignes de hauteur, ou bien de deux petites ailes ou oreilles de même grandeur et disposées vis-à-vis l'une de l'autre.

Le plessimètre doit être appliqué exactement sur la partie que l'on veut percuter, en exerçant une force de pression plus ou moins grande, suivant les circonstances, mais en le tenant toujours avec assez de solidité pour qu'il ne se déplace pas sous le choc de la percussion. La percussion doit porter sur le centre de l'instrument; on peut la pratiquer avec le médius, ou avec l'index, ou avec ces deux doigts réunis et disposés en demi-cercle; il faut avoir soin de ne pas frapper l'ivoire avec les ongles. Le mouvement doit venir du poignet, et non de l'épaule, du coude ou des articulations digitales; de cette manière, on obtiendra le son le plus fort et avec le moins d'inconvénients ou de douleur pour le malade. Le mouvement qui provient du coude ou de l'épaule est beaucoup moins sec, et le malade supporte, avec le choc, tout le poids du membre supérieur de la personne qui pratique la percussion. Quant au mouvement communiqué par le doigt seul, il est rarement assez fort pour donner lieu à un son clair [1].

M. Louis fait usage d'un plessimètre en caoutchouc, de 4 à 6 lignes d'épaisseur; mais on n'obtient pas avec ce plessimètre un son aussi clair et aussi net qu'avec le plessimètre en ivoire.

Beaucoup de médecins, se fondant sur ce que le plessimètre est sans utilité, qu'il excite les craintes des ma—

---

[1] M. Skoda ne dit rien du degré de force à donner à la percussion. Il est certain cependant que la percussion donne des résultats différents suivant qu'elle est pratiquée légèrement ou avec une certaine force. M. Piorry a donné au premier mode de pratiquer la percussion le nom de *percussion superficielle*, parce qu'on obtient ainsi le son des parties superficielles; et au second le nom de *percussion profonde*, parce qu'on peut s'en servir pour déterminer l'état des parties situées à une certaine profondeur. On commence par une percussion légère, qu'on rend plus forte par degrés successifs, et l'on juge ainsi de la densité des parties situées à différentes profondeurs. La percussion forte ou profonde rend souvent les plus grands services pour la délimitation des organes profonds; elle est indispensable à la mise en pratique de l'*organographisme*, nom que M. Piorry a donné à une méthode d'investigation qui lui appartient et qui consiste à dessiner à l'extérieur du corps les organes sains et malades, dans le but d'établir le diagnostic et de suivre les progrès de la maladie et les résultats du traitement. (*Note du traducteur.*)

lades, etc., ne font usage que du doigt pour la percussion. Le son que donne le doigt est à la vérité presque aussi clair que celui que l'on obtient avec le plessimètre en ivoire; mais toute personne appelée à pratiquer la percussion sur un grand nombre de malades préférera toujours le plessimètre, à cause de la douleur que la percussion continuelle sur le doigt occasionne. Néanmoins, on est bien obligé de se servir du doigt lorsque, par suite de l'inégalité des surfaces, le plessimètre ne saurait être appliqué convenablement.

M. Winterlich (de Würtzbourg) fait usage d'un disque d'ivoire et d'un petit marteau d'acier, dont la tête est garnie d'une couche épaisse de caoutchouc. Avec cet instrument, on obtient un son plus fort qu'avec tout autre; et comme il n'est besoin d'aucune dextérité particulière pour le manier, tout le monde peut obtenir, par son emploi, un son assez bon, sans pratique antérieure. Néanmoins, d'après les observations que j'ai faites, il ne paraît pas que cette méthode de percussion conduise à des conclusions plus exactes que la percussion digitale.

M. J. Burne se sert d'un disque de cuir qui a l'épaisseur d'un plessimètre et d'un marteau d'acier. La tête de ce marteau renferme un cylindre solide en cuir, qui fait saillie d'environ un demi-pouce. Le disque en cuir est fixé par un écrou sur un cercle mobile en acier, auquel le manche est attaché. Il va sans dire que cet instrument n'a aucune utilité particulière. Il en est de même, à plus forte raison, du plessimètre de M. Aldis et de la modification que M. Mailliot a voulu faire subir au plessimètre de M. Piorry.

## A. SON FOURNI PAR LA PERCUSSION.

Le son se développe d'après les mêmes lois dans les matières organiques que dans les matière inorganiques, dans les corps vivants que dans les corps morts; mais dans l'état actuel de nos connaissances, il n'est pas possible de rendre compte, d'une manière satisfaisante, de toutes les différences de son que l'on rencontre dans la percussion du thorax et de l'abdomen. De nouvelles recherches sont donc nécessaires à cet égard : pour cela, il faudrait d'abord déterminer toutes les variétés possibles de sons de percussion, s'assurer ensuite des conditions auxquelles se lie chaque variété, et chercher enfin à faire concorder ces observations avec les lois bien connues de l'acoustique. Mais il est évident que, pour la solution de toutes ces questions, il faudrait se livrer à un nombre immense d'expériences, tant sur les personnes en santé que sur les personnes malades, tant sur le vivant que sur le cadavre.

### VARIÉTÉS DES SONS DE PERCUSSION ET CONDITIONS DE LEUR PRODUCTION.

A l'exception des membranes et des cordes tendues, toutes les parties charnues qui ne contiennent pas d'air fournissent à la percussion, ainsi que les liquides, un son complétement sourd et à peine perceptible à l'oreille, son dont la percussion de la cuisse fournit un bon exemple. Le son donné par la percussion ne peut nous fournir aucune différence appréciable, de nature à nous permettre d'établir une distinction entre les organes charnus qui ne contiennent pas d'air, tels que le foie, la rate, les reins, le poumon hépatisé ou privé complétement d'air par la compression, et des liquides. Un foie dur donne le même son qu'un foie mou, une rate dure qu'une rate molle, à moins cependant que ces organes ne contiennent des matériaux osseux ou calcaires; le sang fournit le même son que l'eau, le pus, etc. [1]

C'est un fait dont nous pouvons nous convaincre facilement en plaçant ces divers organes sur un plan non consonnant, et en les percutant les uns après les autres, avec ou sans plessimètre. Les liquides, supportés de même

[1] C'est à tort que M. Skoda considère le son fourni par la percussion des parties charnues qui ne contiennent pas d'air, et celui donné par la percussion des liquides, comme un son unique et toujours semblable à lui-même, quelle que soit la nature et la consistance de ces corps solides ou liquides. Tout corps solide ou liquide, tout organe ne contenant pas d'air, rend à la percussion médiate un son qui lui est propre, et sans percuter soi-même, on perçoit très-nettement les différences. M. Piorry nous a rendu témoin d'expériences qui ne laissent aucun doute à cet égard. C'est ainsi qu'une pièce de monnaie résonne différemment d'une autre, suivant les métaux qui entrent dans sa composition et suivant leurs proportions. Les bois de diverses essences, le sapin, le chêne, etc., ont chacun un son à eux. Il en est de même pour le foie, pour la rate, pour le cœur, etc. Un foie mou n'a pas le son d'un foie dur, et les liquides tels que le sang, l'eau et le pus donnent des sons variables, suivant leur consistance et leur composition. C'est ce dont on peut se convaincre en percutant sur une table les divers organes d'un cadavre, et en percutant des liquides divers dans un même vase. M. Skoda reconnaît implicitement ce fait dans le paragraphe suivant, dans lequel il reconnaît que les os et les cartilages ont un son particulier. — Si M. Skoda se fût borné à dire que les sons fournis par les corps solides ne contenant pas d'air, ou par les liquides présentent des différences difficilement appréciables à notre oreille, et que dans bien des cas il nous est impossible d'établir une distinction absolue d'après la nature de ce son, il eût été dans le vrai; mais en assimilant tous les sons fournis par les parties charnues et par les liquides, il a commis une erreur véritable. *(Note du traducteur.)*

et en quantité quelconque, peuvent être percutés également à l'aide du plessimètre appliqué exactement à leur surface.

Le son que donne la percussion de ces corps est à peine saisissable à notre oreille; il n'a pas de timbre (*Klang*), pas de ton distinct.

Les os, les cartilages percutés immédiatement donnent un son particulier; mais recouverts par les parties charnues, le son qu'ils fournissent est moins distinct, et disparaît entièrement si les tissus sont assez épais.

Tout son fourni par la percussion du thorax ou de l'abdomen, qui diffère du son de percussion de la cuisse ou d'un os, est l'indice de la présence de l'air ou d'autres corps gazeux dans les cavités du thorax ou de l'abdomen [1].

Il est facile de démontrer, par des expériences sur le cadavre, que les parties charnues du thorax et de l'abdomen doivent être dans un état de tension considérable,

---

[1] Dans ses *Lectures on diseases of the chest*, M. Williams a cherché à démontrer que le son donné par la percussion n'est pas produit par l'air contenu dans le thorax, mais par les parois thoraciques elles-mêmes. Suivant cet auteur, l'air contenu dans le poumon ainsi que le parenchyme pulmonaire sain ne changent rien aux vibrations du thorax, mais ces vibrations sont ou gênées ou complétement supprimées par une infiltration du tissu pulmonaire, par des épanchements pleurétiques, etc., par la présence du cœur ou du foie; elles sont également altérées par des variations dans l'épaisseur et dans la tension des parois thoraciques. — Je ne saurais admettre ces opinions. La percussion fournit des sons différents, suivant la partie du thorax que l'on percute, et la poitrine ne sonne pas comme ensemble. Si les sons étaient fournis par les parois thoraciques, des portions séparées de ces parois devraient donner les mêmes sons que dans l'état d'intégrité du thorax; tandis que lorsqu'elles sont ainsi détachées des parois thoraciques, elles donnent toujours un son sourd, le son de percussion de la cuisse.     (*Note de l'Auteur.*)

pour donner lieu à un tout autre son qu'à celui qui est particulier à toutes les parties charnues [1].

Le son fourni par la percussion des côtes ne s'entend que rarement, excepté chez des individus très-maigres ; celui du sternum et des clavicules se perçoit un peu plus fréquemment. Le foie, la rate, le cœur, les reins, le sang, l'eau, etc., qui donnent à la percussion immédiate un son complétement sourd, ou, ce qui revient au même, qui ne donnent pas de son du tout, n'en produisent pas davantage lorsqu'on percute les régions du thorax et de l'abdomen qui leur correspondent. Les parois de l'estomac et l'intestin doivent être dans un état de tension très-prononcée pour donner du son à la percussion ; même remarque pour le parenchyme pulmonaire.

Les différents sons que la percussion détermine au niveau des régions occupées par le foie, la rate, le cœur, les poumons et l'estomac, ne dépendent d'aucune particularité relative à l'état de ces organes, mais bien de variations dans la quantité, dans la distribution et dans la tension, etc., de l'air qui se trouve dans les régions correspondant à ces organes, et de la différence de force du choc de percussion [2].

---

[1] Toujours la même erreur ; car les parties charnues ont toutes un son qui leur est propre. Il suffit du reste, pour s'assurer que la tension n'est pas indispensable à la production des sons des parties charnues, de percuter, comme le fait M. Piorry, la paroi d'une cavité sans appuyer le plessimètre.         (*Note du traducteur.*)

[2] M. Skoda le répétera un peu plus loin : pour lui, c'est à la quantité d'air qui se trouve contenue dans les organes, et nullement au parenchyme pulmonaire ou aux parois de l'estomac et des intestins que tiennent les différences qui existent entre le son des poumons, celui de l'estomac et celui des intestins. M. Skoda ne tient évidemment pas compte du son propre à chaque organe, son qui existe indépendamment de la présence de l'air.     (*Note du traducteur.*)

Il n'existe rien de pareil à ce qu'on a appelé *son hépatique, son splénique, cardiaque, pulmonal* ou *stomacal*, etc. Le son rendu par la percussion peut, dans certaines circonstances, offrir au niveau du poumon des caractères exactement semblables à ceux que produit la percussion au niveau du foie[1].

Les divers sons fournis par la percussion du thorax et de l'abdomen ne sauraient être réunis en une seule classe, embrassant tous les degrés de ces sons. Il est nécessaire de distinguer quatre séries principales de sons, du plus au moins, comprenant, soit dit en passant, des nuances et des degrés nombreux, et que je propose de désigner par les dénominations suivantes[2] :

[1] Il y a un peu d'exagération à dire qu'il n'existe rien de pareil à ce que M. Piorry a désigné sous le nom de *son hépatique, splénique, pulmonal, stomacal*, etc. Il n'y en a pas moins à soutenir que la percussion peut fournir au niveau du poumon un son ressemblant exactement à celui du foie. Sans doute il n'y a que des nuances entre les sons fournis par la percussion de ces divers organes; mais dans beaucoup de cas, ces nuances sont susceptibles d'être appréciées par une oreille exercée, et de servir au diagnostic. Nous pouvons affirmer à M. Skoda que M. Piorry n'attache réellement qu'une médiocre importance à ces dénominations, dont il fait très-peu d'usage aujourd'hui et dont plusieurs ont même été changées par lui; mais il n'en est pas moins vrai que plusieurs de ces dénominations méritent d'être conservées, parce qu'elles représentent des choses connues et acceptées de tous. *(Note du traducteur.)*

[2] Laënnec distingue dans les sons fournis par la percussion une seule série du clair au mat. Il en est de même de M. Piorry. Toutefois, ce dernier a admis dans cette série de nombreuses nuances, qu'il a représentées par les noms de *son fémoral, son jécoral, son splénique, son rénal, son pulmonal, son intestinal, son stomacal*; et il décrit de plus un *son ostéal*, un *son humorique*, un *son hydatique* et un *son de pot fêlé*. Ainsi que nous l'avons dit plus haut, la cuisse, le foie, le cœur, la rate, les reins, etc., fournissent tous à la percussion le même son. On ne peut donc parler de gradation de sons pour ces organes. Règle générale, les poumons rendent un son dif-

**1re** Série : du son plein au son vide (*lecren*).

**2e** Série : du son clair au son sourd.

**3e** Série : du son tympanique au son non tympanique.

**4e** Série : du son aigu au son grave.

Un son plein peut être clair ou sourd, tympanique ou non tympanique, aigu ou grave ; il en est de même eu ce qui regarde le son vide [1].

## PREMIÈRE SÉRIE.

### Du son plein au son vide [2].

Nous ne pouvons juger des dimensions d'un corps

férent de celui de l'intestin, mais le son de l'intestin peut ressembler exactement à celui des poumons. Il y a sans doute de grandes différences entre le son des poumons, celui des intestins et celui de l'estomac ; mais ces différences, ainsi que nous l'avons montré, ne tiennent qu'à la quantité d'air qui se trouve contenue dans ces organes, et nullement au parenchyme pulmonaire ou aux parois de l'estomac ou des intestins. La division de M. Piorry n'est donc rien moins que pratique et elle ne repose nullement sur les faits ; elle a entraîné dans de graves erreurs beaucoup de médecins qui n'avaient pas eu l'occasion de remonter aux principes de la percussion.　　　　　　　　　　　　　　(*Note de l'auteur.*)

[1] Je discuterai plus loin la valeur de cette division des sons de percussion, au point de vue de la physique et de l'observation clinique ; mais quiconque lira avec attention ce qui va suivre ne pourra qu'être frappé de la confusion que cette division jette dans l'esprit.
　　　　　　　　　　　　　　(*Note du traducteur.*)

[2] Ne pas confondre le *son vide* de M. Skoda avec le *son creux*. M. Skoda prend ici le mot *plein* et le mot *vide* au point de vue de la qualité du son et non pas du corps qui le fournit. Avenbrugger avait déjà employé le mot *plein*, mais dans un sens entièrement différent de celui suivant lequel M. Skoda en a fait usage. La *plénitude* est synonyme pour lui de la présence d'un corps peu sonore ; ainsi, en parlant de la percussion de la partie antérieure et gauche de la poitrine, il dit : *Ubi cor situm pro parte obtinet*, quamdam plenitudinem *sonus exhibet, manifesté indicans solidiorem corporis partem ibi locatam, etc.*　　　　　　　　　　　(*Note du traducteur.*)

sonore par l'intensité du son qui frappe notre oreille. Le bourdonnement le plus faible d'une grosse cloche nous donne immédiatement l'idée de son volume ; le tintement le plus fort d'une clochette ne nous trompe pas sur sa petite dimension. Nous ne pouvons juger non plus des dimensions des corps, par l'élévation des sons qu'ils rendent.

Nous ne possédons aucune dénomination générale convenable pour désigner la qualité des sons, en rapport avec le volume des corps. Je crois que dans le chant et dans la musique instrumentale on emploie le mot *plein*, *son plein* ou *sonore*. J'appliquerai donc cette désignation au son fourni par la percussion. Si l'on percute avec une égale force différents points du thorax et de l'abdomen, on trouvera que dans quelques points le son sera plus persistant, et, pour ainsi dire, répandu sur une plus large surface dans certains points que dans d'autres. La première espèce de son, je l'appelle son *plein* ; la seconde, je la désigne sous le nom de son *moins plein* ou de son *vide* [1].

[1] Ce n'est pas par le mot *plein* que l'on désigne en musique la variété de son à laquelle M. Skoda fait allusion, mais bien par le mot *large*. Cette dernière désignation aurait eu au moins l'avantage de correspondre à l'idée d'amplitude du corps qui fournit le son ; elle n'aurait pas eu surtout l'inconvénient d'entraîner M. Skoda à se servir de ce mot *vide*, qui exprime tout le contraire de sa pensée, et qui ne correspond pas du tout à l'idée qu'il avait en vue en l'employant, c'est-à-dire au peu d'amplitude des vibrations. Pour bien comprendre la pensée de M. Skoda, il faut donc lire partout, au lieu du mot *vide*, le mot *non large* ou *sans amplitude* ; ainsi, lorsqu'il dit plus bas : « L'estomac distendu par de l'air fournit un son plein, l'intestin grêle un *son vide* », il faut entendre que l'intestin fournit un son dont les vibrations ont beaucoup moins d'amplitude que le son fourni par l'estomac. La preuve que le mot *plein* ou *vide* s'applique surtout à l'amplitude des vibrations, c'est ce que M. Skoda dit un peu plus loin : « Un son parfaitement vide, *ressemblant au son fourni par la percussion de la cuisse,*

Une excavation du poumon, superficielle, de dimensions médiocres, et entourée par du parenchyme induré, donne à la percussion un son très-distinct, mais d'un caractère vide. L'estomac distendu par de l'air fournit un son plein, l'intestin grêle un son vide. Il ne faut pas s'attendre cependant à trouver le son plein, identique chez des individus différents, alors même que l'étendue des poumons en superficie et la proportion d'air qu'ils renferment seraient exactement semblables ; car les sons sont modifiés par l'état des parois thoraciques. Plus les parois sont flexibles, plus grand est l'effet du choc sur l'air qui est contenu dans la poitrine, et plus sont étendues les vibrations qui résultent de cet ébranlement ; mais lorsque les parois du thorax sont inflexibles, il est difficile d'obtenir un son quelconque, même des parties situées le plus superficiellement au-dessous de ces parois.

Percutez des portions de poumon ou des anses d'intestin après les avoir détachées d'un cadavre, et vous vous convaincrez bientôt qu'il est impossible de déterminer avec exactitude, à l'aide des variations du son plein, les dimensions du poumon ou l'amplitude des anses intestinales. C'est seulement lorsqu'il y a des différences très-marquées entre le son plein et le son vide que l'on peut arriver à quelques conclusions certaines. Ces remarques doivent être vraies pour les mêmes organes, lorsqu'on les percute dans leurs cavités et à leur place naturelle. Un son plein, fourni par la percussion du thorax ou de l'abdomen, indique la présence de l'air dans les parties

indique qu'il n'y a ni air, ni autres corps gazeux au-dessous du point percuté, mais bien des corps solides charnus, ou des liquides. » Nous discuterons au reste plus loin la question de l'utilité de cette distinction.                                        (*Note du traducteur.*)

sous-jacentes, dans une étendue d'au moins plusieurs pouces en tous sens. Un son parfaitement vide, ressemblant au son fourni par la percussion de la cuisse, indique qu'il n'y a ni air ni autre corps gazeux au-dessous du point percuté, mais bien des corps solides charnus, ou des liquides.

La quantité de liquide, etc., nécessaire pour donner au son fourni par la percussion d'une partie quelconque du thorax ou de l'abdomen le caractère du son de percussion de la cuisse, varie suivant la flexibilité des parois de ces cavités dans le point percuté, et suivant les conditions des espaces situés derrière le liquide, etc. Plus les parois sont flexibles, et plus les vibrations se propageront facilement à travers le liquide sous-jacent, etc., dans l'espace contenant de l'air situé en arrière ou autour du liquide; plus cet espace sera vaste, et plus le son sera intense.

Le son complétement vide, tel que celui fourni par la percussion de la cuisse, indique, lorsqu'on le perçoit au niveau d'une partie flexible des parois du thorax ou de l'abdomen, qu'il n'y a pas d'air dans cette partie, dans un espace d'un pouce au moins en circonférence et de plusieurs pouces en profondeur.

Pour se convaincre de ce qui précède, il suffit de placer une portion de poumon ou d'intestin qui contient de l'air sous une couche d'eau et de percuter la surface de celle-ci à l'aide du plessimètre. On trouvera que le poumon et l'intestin fournissent le son qui leur est propre, même lorsqu'ils sont immergés de près de six pouces ; mais, plus l'organe est rapproché de la surface du liquide, plus le son devient plein [1].

_______

[1] Le fait signalé par M. Skoda est très-vrai, et l'expérience sur laquelle il repose est des plus faciles à répéter. Seulement M. Skoda a eu le tort de ne pas tenir compte du degré de force de la percus-

## DEUXIÈME SÉRIE.

### Du son clair au son sourd.

Les mots *clair* et *sourd*, ou *obscur*, doivent être pris dans leur signification habituelle. Le son d'un tambour s'assourdit quand on le recouvre avec une étoffe [1]. De même, le son fourni par l'air placé au-dessous des parois thoraciques et abdominales est d'autant plus clair que ces parois sont

sion. Il y a aussi beaucoup d'exagération à dire que : « le poumon et l'intestin fournissent le son qui leur est propre, même lorsqu'ils sont immergés de près de six pouces. » Passé un pouce et demi à deux pouces, le son s'obscurcit et perd de son amplitude ; à trois pouces de profondeur, même avec une percussion forte, il faut une oreille très-exercée pour distinguer une différence dans le son fourni par l'eau sus-jacente au poumon et par les couches d'eau environnantes. C'est avec raison que M. Skoda dit : « Plus l'organe est rapproché de la surface du liquide, plus le son devient plein. » M. H. Roger, qui a répété l'expérience de M. Skoda, dit : « à huit centimètres, il ( le son) devenait déjà très-perceptible ; d'abord moins intense, il prenait graduellement un *timbre tympanique creux*, et à quelques millimètres seulement au-dessous du niveau d'eau, il était *clair, un peu creux*, et enfin identique à celui que donnait la percussion sur le poumon surnageant » (*Archives de médecine*, t. XXIX, p. 337, 1852). Le seul point sur lequel je diffère d'opinion d'avec M. Roger, c'est que le son ne m'a pas paru devenir tympanique creux, mais bien tympanique sec, et de plus en plus obscur. Cette divergence d'opinion est plus apparente que réelle. M. Roger a fait usage du mot *tympanique creux* dans un sens particulier, sur lequel j'aurai bientôt à revenir en parlant de son intéressant travail. (*Note du traducteur.*)

[1] Il est assez remarquable que M. Skoda, qui a distingué le son tympanique du son clair, nous dise : « Le son d'un tambour s'assourdit quand on le recouvre avec une étoffe. » Est-ce que le son d'un tambour ne serait pas par hasard un son tympanique ? Et s'il suffit de la présence d'une étoffe pour l'assourdir, comment se refuser à admettre la filiation du son clair au son tympanique ? Du reste, M. Skoda n'est pas seul à établir cette distinction. M. Walshe, dans

plus minces et plus flexibles. Y a-t-il de l'air au-dessous d'une portion mince et flexible des parois thoraciques, dans un espace d'un pouce en large et en long et de quelques lignes de profondeur, le reste de la cavité thoracique pourra être rempli de liquide ou renfermer un poumon infiltré et vide d'air, sans que le son cesse d'être parfaitement clair en ce point, mais, il est vrai, avec le caractère vide [1]. D'un autre côté, toute portion de poumon située immédiatement au-dessous des parois thoraciques, occupant au moins une surface égale à la circonférence d'un plessimètre et ayant un demi-pouce d'épaisseur, peut fournir à la percussion un son plein mais sourd, si cette portion du poumon est privée d'air, alors même que le reste du thorax est rempli par un poumon normalement distendu.

Une petite portion d'intestin, en contact avec les parois abdominales et remplie d'air, peut fournir un son trèsclair, mais vide, si l'air a été chassé du reste de l'intestin par un épanchement péritonéal. Une portion d'intestin contenant de l'air, qui se trouve en partie au-dessous du foie, en partie en contact avec les parois de l'abdomen,

---

un ouvrage récent (*Diseases of the lungs and heart*, 1851), s'élève contre la confusion de ces deux espèces de sons. J'avoue ne pas pouvoir me ranger à l'opinion de ces deux autorités. J'ai d'ailleurs, en faveur de l'opinion que je défends, celle qui considère le son tympanique comme un degré seulement plus élevé du son clair, l'opinion d'Avenbrugger, qui représente le son fourni par la percussion de la poitrine dans l'état normal, par le son que rend un tambour couvert d'une étoffe de laine. *Qualis in tympanis esse solet, dum panno vel alio tegmine, ex lanâ crassiori facto, obtecta sunt.*

(*Note du traducteur.*)

[1] Lisez toujours : *peu large* ou *sans amplitude* ; je m'expliquerai du reste plus loin, relativement à l'assertion de M. Skoda et à la manière d'interpréter le fait auquel il fait allusion.

fournit un son sourd lorsqu'on pratique la percussion au niveau du bord inférieur du foie [1]; au-dessous de ce bord, le son devient parfaitement clair.

La vérité de toutes ces assertions est facile à démontrer par des expériences sur le cadavre. Un poumon hépatisé, séparé du corps, donne à la percussion le même son que si l'on percute la cuisse [2]; mais si seulement une petite portion du poumon contient de l'air et qu'on la percute, on obtient un son clair, mais très-sec, ayant peu de résonnance et que, d'après mes idées, je désigne sous le nom de *son vide*. Si l'on percute hors du cadavre une portion du poumon, siége d'une infiltration superficielle et vide d'air, on obtiendra, pourvu que cette infiltration ait au moins les dimensions du plessimètre, le poumon étant ailleurs rempli d'air, on obtiendra, disons-nous, un son plus sourd que dans le reste du poumon ; et plus la portion privée d'air sera épaisse, plus le son sera sourd. Un poumon peut être hépatisé dans une épaisseur de six pouces, sans que le son rendu par la portion de poumon située au-dessous de la portion hépatisée, et contenant de l'air, soit complétement assourdi et, par conséquent, sans que ce son devienne aussi sourd que le son de percussion de la cuisse [3]. Une anse d'intestin, contenant de l'air et

[1] Oui, mais seulement à une percussion peu forte; car en percutant fortement sur le bord inférieur du foie, l'intestin plein d'air placé derrière le bord de l'organe donne un son très-clair. C'est ce qui prouve l'utilité de la percussion profonde.

(*Note du traducteur.*)

[2] Un poumon hépatisé ne donne pas le son de percussion de la cuisse. Le fait est facile à vérifier. (*Note du traducteur.*)

[3] Je conteste formellement ce fait, et j'en appelle, sur ce point, à l'attention des observateurs. Il est vrai qu'une percussion forte donne souvent un peu de son au niveau d'une hépatisation pulmonaire , mais jamais quand cette portion hépatisée a six pouces d'é-

placée sous l'eau, de manière à rester en partie exposée à l'air à la surface de celle-ci, fournit à la percussion pratiquée dans ce dernier point un son aussi clair que si cette anse n'était nullement immergée dans le liquide. Quant au son de l'intestin maintenu sous l'eau et percuté à travers celle-ci, il est sourd et il le devient d'autant plus que l'intestin est immergé plus profondément.

De tout ce qui précède, il résulte donc bien évidemment que ces mots *plein* et *clair*, *sourd* et *vide*, ont des significations différentes. Un son donné par la percussion peut être *plein et clair*, *plein et sourd*, *vide et clair*, *vide et sourd*. Un son complétement sourd et un son complétement vide ont naturellement la même signification, et on peut les représenter par le son de percussion de la cuisse. A mesure qu'un son devient plus sourd, il devient toujours en même temps plus vide. Un son moins plein n'est cependant pas nécessairement un son sourd : un son peut être très-vide et cependant parfaitement clair[1].

Il ne nous est pas toujours possible de juger exactement, par le degré d'obscurité du son fourni par la percussion, de l'épaisseur des parties non résonnantes, situées au-dessous du point percuté ; car l'obscurité du son ne dépend pas seulement des conditions d'épaisseur et de flexibilité des parties percutées, mais aussi de l'état particulier de l'espace contenant de l'air et situé derrière les parties non résonnantes.

paisseur ; et, dans ce cas, surtout dans la pneumonie chronique, j'ai vu le son de percussion offrir une obscurité complète.

(Note du traducteur.)

[1] Lisez : *sans amplitude* ou *sans largeur* au lieu de *vide*, et vous verrez disparaître la confusion. Il est évident qu'un son sourd ou clair peut avoir ou non de l'amplitude ; mais un son très-sourd doit nécessairement en manquer. (*Note du traducteur.*)

### TROISIÈME SÉRIE.

#### Du son tympanique au son non tympanique.

Le son tympanique passe par degrés au son non tympanique, de même que le son plein passe au vide et le son clair au sourd ; et entre les deux, il n'y a pas de limites fixes.

Le son non tympanique est représenté par le son que donne la percussion des portions du thorax, au-dessous desquelles se trouve le poumon sain, normalement distendu par de l'air[1]. Un poumon anormalement distendu, comme dans l'emphysème vésiculaire, donne tantôt un

---

[1] Qu'est-ce qu'un son non tympanique? Un son clair probablement. Quoi de plus arbitraire d'ailleurs que ce type du son *non tympanique?* Pourquoi choisir plutôt le son donné par la percussion du poumon sain que le son de l'intestin? Et dans le son fourni par la percussion de la poitrine, ne sait-on pas qu'il y a des nuances? Est-ce que le son non tympanique est celui qui est fourni par la percussion de la région sous-claviculaire ou par la percussion des fosses sus et sous-épineuses, ou bien encore par la percussion des lobes inférieurs du poumon en arrière? Il est clair que M. Skoda ayant établi deux termes extrêmes pour les séries précédentes, a voulu en avoir également deux pour celle-ci. Mais ce qu'il y a de plus curieux, c'est que M. Skoda, ainsi que M. H. Roger en a fait la remarque (*Mém. cité*), M. Skoda, que nous verrons si souvent reprocher à Laënnec de n'avoir pas décrit suffisamment tel ou tel phénomène stéthoscopique, de ne l'avoir pas comparé à quelque bruit connu, ne décrit nulle part les caractères précis de ce son ; de sorte que nous en sommes réduits à conclure de quelques passages de son livre, que c'est probablement le son stomacal avec ses variétés qui représente cette résonnance à timbre particulier, qu'il appelle tympanique ; tandis que pour nous, médecins français, le mot *tympanique* indique surtout la clarté extrême et l'intensité de la résonnance. Tout ce qui regarde le son tympanique sera discuté plus loin, à la fin de cette section.

( *Note du traducteur.*)

son tympanique, tantôt un son non tympanique. Un emphysème partiel, entouré par un parenchyme infiltré et privé d'air (ainsi que cela peut avoir lieu dans la pneumonie, où il n'est pas rare de trouver le parenchyme pulmonaire emphysémateux autour de la portion hépatisée, surtout vers le bord du poumon), donne en général un son tympanique ; mais si le poumon tout entier est emphysémateux, il est rare que le caractère tympanique soit bien distinct. L'emphysème interlobulaire de Laënnec ne donne jamais lieu au son tympanique. Si le poumon contient une quantité d'air moindre qu'à l'état normal, il fournit un son qui approche du caractère tympanique, si même il n'est tout à fait tympanique. Bien plus, dans beaucoup de cas, le son peut être ou ne pas être tympanique, alors même que la diminution de la quantité d'air contenue dans le poumon est due à une augmentation dans la quantité de ses matériaux liquides ou solides ; et il en est ainsi, que le poumon conserve son volume ou devienne plus volumineux qu'à l'état normal; tandis que si le poumon est fortement réduit de volume par la compression, tout en conservant de l'air, le son est constamment tympanique.

Rien de plus opposé, en apparence, aux lois de la physique que cette proposition : *Les poumons fournissent à la percussion un son tympanique lorsqu'ils sont en partie privés d'air, et un son non tympanique, au contraire, lorsque la quantité d'air qu'ils renferment est beaucoup augmentée.* Rien n'est plus certain cependant que ce fait, et il s'appuie à la fois sur des expériences sur le cadavre, que je ferai connaître plus bas, et sur ce phénomène constant, que, *lorsque la portion inférieure du poumon est comprimée entièrement par un épanche-*

*ment pleurétique et sa portion supérieure réduite de volume, le son donné par la percussion de la partie supérieure du thorax est très-distinctement tympanique*[1].

Lorsque les parois du thorax sont minces et flexibles, la percussion peut donner un son tympanique, même avec une très-petite quantité d'air dans le tissu pulmonaire. C'est un fait que l'on observe parfois dans la pneumonie et dans l'infiltration tuberculeuse. Les portions indurées du poumon, situées derrière ces parois minces et flexibles, fournissent, dans quelques cas rares, un son franchement tympanique, mais en même temps très-vide et peu intense. Le son est plus rarement tympanique dans les cas où les parois du thorax sont épaisses et sans flexibilité.

Si l'on percute un poumon contenant une plus grande quantité d'air dans certains points que dans d'autres, c'est-à-dire dans lequel des groupes de vésicules fortement distendues sont mélangés à d'autres groupes de vésicules moins distendues ou ne contenant pas du tout

---

[1] M. Williams (*ouvr. cité*) explique différemment le son tympanique qui se produit dans cette dernière circonstance : « Pour comprendre, dit-il, comment ce bruit se produit, il faut se rappeler le son que donne la trachée, lorsqu'on la percute avec le doigt au-dessus du sternum. Plus bas, là où la trachée s'est engagée derrière le sternum et où elle s'est divisée en deux grosses bronches, qui sont situées à un pouce ou deux au-dessous des clavicules, celles-ci se trouvent recouvertes par une couche poreuse du tissu pulmonaire, et le poumon retient, pour ainsi dire, la résonnance. Mais si cette portion de tissu pulmonaire se trouve ou bien condensée par un épanchement ou bien hépatisée, alors la percussion nous donne un son tubulaire creux. Si nous ne rencontrons pas plus souvent ce phénomène, cela tient à ce que la compression ou l'induration du sommet du poumon est rarement portée assez loin pour y donner lieu. — Des expériences directes prouvent que cette explication est inexacte. (*Note de l'auteur.*)

d'air, on obtient tantôt un son tympanique, tantôt un son non tympanique.

Les excavations pulmonaires, qui contiennent de l'air, qui sont voisines de la surface de l'organe et qui ont au moins l'étendue du plessimètre, fournissent constamment un son tympanique lorsqu'elles sont entourées par du tissu pulmonaire infiltré et privé d'air; mais lorsqu'à leur pourtour le tissu pulmonaire est sain, le son est moins tympanique, il peut même ne l'être pas du tout.

Dans le pneumo-thorax, les parois du thorax, si elles ne sont pas fortement distendues, fournissent un son tympanique; mais si leur tension est très-considérable, la percussion donne un son presque constamment non tympanique.

Lorsque les intestins renferment des gaz, si leur distension n'est pas poussée très-loin et s'ils ne sont pas comprimés par les parois abdominales, la percussion de l'abdomen donne toujours un son tympanique; mais s'ils sont fortement distendus par des gaz et surtout comprimés par les muscles abdominaux, le son devient moins tympanique, si même il ne perd complétement ce caractère.

Tout ce que je viens de dire relativement aux circonstances qui rendent le son de percussion tympanique ou non tympanique peut être démontré par des expériences. Ainsi, un poumon sain, séparé du corps et fortement distendu par l'air, que l'on percute avec un plessimètre, donne un son clair, plein, non tympanique; mais s'il n'est pas distendu, tout en contenant de l'air, et même lorsqu'il est un peu affaissé, on obtient par la percussion un son clair, plein et assez franchement tympanique [1]. Le

---

[1] De tous les faits signalés par M. Skoda, il n'y a, à proprement

son est également tympanique lorsqu'on injecte par la trachée de l'eau, même en assez grande quantité, mais sans arriver à distension trop forte, dans un poumon affaissé ou distendu ; si la quantité d'eau est trop considérable, le son devient plus vide et moins clair. Un poumon emphysémateux qui reste distendu, lorsqu'il est séparé du corps, mais qui n'offre cependant aucun autre changement de structure, donne à la percussion le même son qu'un poumon sain insufflé. L'emphysème interlobulaire fournit un son non tympanique, moins clair que celui que donne un poumon sain insufflé.

Une portion quelconque du poumon infiltrée de sérosité, de sang ou de matière tuberculeuse, etc., sans être entièrement privée d'air, fournit à la percussion un son tympanique plus ou moins vide et sourd, suivant la quantité d'air qui s'y trouve contenue. La percussion d'un poumon qui ne contient que quelques rares tubercules isolés ne donne pas d'autre résultat que celle d'un poumon sain.

parler, d'exact que celui relatif au son tympanique fourni par le poumon, lorsqu'il est affaissé ou refoulé ; encore aurai-je à m'expliquer sur ce point. Mais aucune des autres expériences signalées par M. Skoda ne m'a donné de résultats semblables aux siens. Par exemple, j'ai toujours trouvé le son au moins autant, sinon plus franchement tympanique au niveau des parties emphysémateuses que partout ailleurs. De même, toutes les fois qu'il y avait un peu de liquide dans l'abdomen ou dans la cavité de l'estomac, j'ai pu m'assurer que le son n'était tympanique qu'au-dessus du niveau du liquide, à moins que le liquide ne fût en très-petite quantité, auquel cas une percussion forte faisait entendre le son tympanique de l'estomac ou de l'intestin. L'expérience qui consiste à introduire de l'eau dans la trachée ne prouve rien ; car l'eau ne pénètre pas dans les petites bronches, ainsi qu'on peut s'en assurer.

(Note du traducteur.)

Un poumon insufflé que l'on percute à travers un morceau de tissu hépatique donne un son non tympanique ; un poumon affaissé, mais contenant de l'air, donne un son tympanique ; dans les deux cas, le caractère sourd et vide du son est proportionnel à l'épaisseur de la couche du foie ; c'est seulement lorsque celle-ci est trop épaisse que l'on ne peut plus distinguer si le son est ou non tympanique. Mêmes résultats lorsqu'on percute à travers un morceau de poumon hépatisé, ou lorsque le poumon est placé sous l'eau et la percussion pratiquée à la surface de celle-ci.

Un poumon sain, encore contenu dans le thorax et fortement insufflé, de manière à presser partout contre les parois, donne un son plein, clair, mais non tympanique, dans tous les points où il se trouve en contact avec les parois thoraciques. Pour cette expérience, il est nécessaire de pratiquer une ou plusieurs ouvertures au thorax, afin de bien s'assurer de l'insufflation du poumon et du contact de celui-ci avec les parois, dans le cas où des gaz auraient pu se développer accidentellement après la mort.

Si l'on pousse de l'eau dans le poumon par la trachée, après avoir préalablement insufflé le poumon, ou après que celui-ci s'est affaissé de nouveau et a laissé échapper une partie de l'air qu'il renferme, de manière à produire une espèce d'œdème artificiel du poumon, on trouvera que le son reste, à peu de chose près, le même que si le poumon ne contenait pas d'eau. Le son devient un peu plus sourd, à mesure qu'on y injecte une plus grande quantité d'eau ; mais quelle que soit la proportion d'eau ainsi injectée, le son ne devient jamais complétement sourd.

Le son devient constamment plein et clair, et en

même temps légèrement, sinon même tout à fait tympanique, toutes les fois que l'on pousse de l'air dans la cavité pleurale, de manière à comprimer le poumon et à distendre le thorax. Si c'est de l'eau qui a été poussée dans la plèvre, le son est encore clair, se rapproche du caractère tympanique, s'il ne l'est pas entièrement, dans tous les points par lesquels le poumon touche les parois du thorax ; là où l'eau est en contact avec ces parois, le son est sourd : cette obscurité du son est en rapport avec la quantité de liquide ; si la quantité d'eau n'est pas très-considérable, le son est souvent tympanique.

La percussion de l'estomac ou d'une anse intestinale, après une forte insufflation et distension des membranes, ne fournit qu'un son sourd, presque non tympanique ; mais si l'insufflation n'a pas été poussée jusqu'à tension forte, le son est clair, tympanique, pourvu qu'on n'exerce pas cependant sur ces organes, avec le plessimètre, une pression assez forte pour tendre fortement leurs parois. L'estomac ou une portion d'intestin, contenant à la fois de l'air et de l'eau, ne donnent pas un son différent que s'ils contenaient seulement de l'air ; mais ici, également, on n'obtiendra pas un son tympanique clair, si les parois sont trop fortement tendues.

Si l'on percute une anse intestinale à travers des corps organiques non résonnants, comme des morceaux de foie, de rate ou même une couche d'eau, les choses se passent exactement comme dans l'expérience relatée plus haut pour le poumon. La percussion de l'intestin, pratiquée à travers une portion saine du poumon, produit un son modifié, mélange du son du poumon et du son de l'intestin, et généralement offrant le caractère tympanique.

La percussion des parois abdominales pratiquée après la mort, lorsque ces parois sont rigides et compriment fortement l'intestin, donne un son sourd, peu ou pas du tout tympanique, même lorsque celui-ci contient une quantité considérable de gaz, et quand il fournissait, quelques heures auparavant, un son tympanique, avant la mort, c'est-à-dire lorsque la tension des parois était moindre. Si les parois abdominales sont relâchées après la mort, alors le son est tympanique, et il conserve ce caractère, même lorsqu'il y a un abondant épanchement liquide dans la cavité du péritoine. Même résultat, lorsqu'on pratique la percussion sur le foie, derrière lequel se trouve une portion d'intestin renfermant de l'air.

Il est donc démontré, tant par les observations sur le vivant que par les expériences sur le cadavre, que *la percussion donne un son constamment tympanique, toutes les fois que les parois des organes qui contiennent de l'air ne sont pas trop tendues; et que, au contraire, lorsque cette tension est trop forte, le son perd presque complétement, sinon complétement, son caractère tympanique, et peut ainsi devenir plus sourd.*

Ainsi, l'estomac fortement distendu, les poumons fortement insufflés, le thorax distendu dans le pneumothorax, les parois abdominales fortement contractées ne fournissent à la percussion qu'un son non tympanique ou peu franchement tympanique, tandis que, d'un autre côté, les poumons affaissés, l'estomac revenu sur lui-même, les parois abdominales relâchées, donnent un son très-nettement tympanique. Quant à la cause de ces faits remarquables, je me bornerai à faire observer que le son de percussion tympanique se rapproche, par son caractère, d'un ton (*Klang*), tandis que le son non tympanique ressemble à un bruit (*Geräusch*). Une plus grande homogénéité de vibrations paraît nécessaire pour la production d'un son tympanique que pour celle d'un son non tympanique. Si la percussion est pratiquée sur l'estomac non distendu, c'est l'air seul qui y est contenu qui produit le son; mais si l'estomac est fortement distendu, ses parois vibrent également, et ces vibrations semblent troubler celles de l'air qui est dans l'intérieur de l'organe; de là le son sourd non tympanique[1].

### QUATRIÈME SÉRIE.

#### Du son aigu au son grave [2].

Il est très-facile de reconnaître des variations dans l'élévation diatonique des sons clairs; mais ces variations n'ont que peu d'importance dans la pratique. C'est un fait dont on peut se convaincre aisément par des expériences. Une anse intestinale de petite dimension donne un son

[1] Kürschner a expliqué la production des sons tympaniques et non tympaniques par une expérience de Savart. Savart a montré en effet que plus une membrane est tendue, et moins elle entre facilement en vibration (*Schmidt's Jarbücher*, 32, B. 1 h.). — L'estomac, contenant de l'air, rend un son tympanique, lorsque ses parois ne sont plus assez tendues pour donner des vibrations sonores. Je crois donc que mon explication est plus exacte.    (*Note de l'auteur.*)

[2] Avenbrugger a proposé, lui aussi, une classification des sons fournis par la percussion, qu'il désigne par *altior, profundior, clarior, obscurior, prope suffocatus*, ce qui revient à dire qu'il n'admet que deux caractères principaux, le nombre des vibrations ou la tonalité, *altior, profundior*, et la clarté plus ou moins grande ou nulle. Il est assez curieux que Corvisart, qui a le plus souvent si bien commenté Avenbrugger, n'ait pas compris ici son auteur et ait traduit *altior* par *superficiel;* aussi Corvisart déclare-t-il ne pas comprendre le § XII, dans lequel Avenbrugger parlant de ce *sonus altior*, dit : *Morbosum ibi subesse notat, ubi altitudo major.*    (*Note du traducteur.*)

plus grave qu'une anse large ; mais l'élévation diatonique
varie suivant les changements apportés à la position de
l'intestin. On peut constater le même fait dans la percussion des poumons. Une circonstance est cependant digne
de remarque : un changement dans l'élévation diatonique
du son, généralement une acuité plus grande, précède souvent la conversion du son pulmonaire non tympanique
en son tympanique ; ce signe peut avoir quelque utilité,
s'il n'y a pas encore d'autre différence appréciable dans
le son de percussion. En effet, il arrive parfois que l'on
peut reconnaître la présence des tubercules au sommet
d'un poumon, à la différence d'élévation diatonique seulement du son que fournit la percussion d'un côté, par
rapport au son que donne la percussion du sommet de
l'autre poumon, dans le point correspondant.

*Son de cliquetis métallique et bruit de pot fêlé.*

Ces sons ne peuvent être classés dans aucune des séries précédentes.

M. Piorry donne au *son de cliquetis métallique* le nom
de *son humorique, hydroaérique,* parce que, dans son
opinion, la présence et la réunion de l'air et de l'eau
sont nécessaires à sa production. C'est l'écho métallique
que l'on obtient en percutant des tonneaux vides ou presque vides. Pour se convaincre que la présence de l'eau
n'est pas nécessaire à sa production, il suffira de percuter, avec ou sans plessimètre, un estomac rempli d'air
et ne contenant pas une seule goutte d'eau [1]. Cette expé-

---

[1] L'expérience dont parle M. Skoda ne réussit que dans les cas où
la paroi de l'estomac médiocrement tendue est très-humide ; ce qui
donne des conditions physiques comparables à la présence simul-

rience réussit très-bien, pourvu que les parois de l'estomac ne soient pas trop tendues ; mais ce son s'entend aussi lorsque l'estomac renferme en même temps de l'air et de l'eau ; on peut le produire également dans des anses larges et même dans des anses étroites de l'intestin, comme dans l'estomac. On en constate souvent la présence au niveau des larges excavations thoraciques qui contiennent de l'air, ainsi que dans les cas où il y a de l'air et d'autres gaz dans la cavité pleurale.

*Le bruit de pot fêlé* peut être parfaitement imité en percutant une portion d'intestin gonflée d'air, mais en la comprimant en même temps avec le plessimètre, de manière à rapprocher la paroi supérieure de l'inférieure, et encore en rassemblant la paume de ses deux mains l'une contre l'autre et en frappant ensuite le dos de l'une d'elles contre son genou.

Le bruit de pot fêlé s'entend dans le thorax, au niveau des excavations assez larges et superficielles, qui contiennent de l'air et communiquent avec les tuyaux bronchiques ; si la percussion est assez forte ou les parois thoraciques assez flexibles, la cavité est comprimée à chaque choc et une partie de l'air est chassée brusquement dans les tuyaux bronchiques. Le sifflement causé par la sortie de l'air se mêle au son de percussion ordinaire des excavations ; et de leur ensemble résulte le bruit de pot

tanée de l'eau et de l'air dans une cavité ; tandis que si l'estomac est sec, la percussion donne un son tympanique. Toujours est-il que dans l'immense majorité des cas, peut-être 99 sur 100, ainsi que l'a dit M. Piorry, la présence du bruit hydro-aérique peut être considérée comme annonçant la présence de liquides et de gaz dans une cavité, et, comme tel, ce signe a une véritable importance que M. Skoda a eu tort de méconnaître.   (*Note du traducteur.*)

fêlé. L'air qui est expulsé traverse quelquefois des liquides, ou le liquide renfermé dans la cavité est ébranlé par le choc de la percussion; on obtient ainsi un bruit semblable à celui qu'occasionne le mouvement de la salive dans la bouche.

On a dit que le bruit de pot fêlé pouvait être entendu chez des enfants dont les poumons ne sont pas creusés d'excavations. Je n'ai jamais rien vu de pareil[1]. Pour produire ce bruit, il faut que la personne sur laquelle on pratique la percussion tienne la bouche ouverte; on ne l'entend plus si la bouche, et à plus forte raison si la bouche et les narines sont fermées en même temps. L'occlusion de la bouche et des narines s'oppose sans doute à la production de cette légère dépression, qui suit chaque choc de percussion.

Indépendamment de ces sons, M. Piorry en décrit un autre, le *son hydatique*. Mais, à proprement parler, ce n'est pas un son, c'est le résultat de certaines vibrations dont la présence peut être reconnue avec la main ou avec l'extrémité des doigts[2]. On peut prendre

---

[1] Rien n'est mieux prouvé que le fait nié par M. Skoda. Chez les enfants, ainsi que Stokes en a le premier fait la remarque, on constate, surtout dans la bronchite, une résonnance métallique, assez semblable au bruit de pot fêlé, mais un peu plus diffuse. Chez les vieillards, les mêmes conditions qui y donnent lieu chez les enfants, c'est-à-dire la flexibilité des parois thoraciques, jointe à un certain degré de maigreur, peuvent produire cette résonnance particulière. Sur une vieille femme, qui fut apportée mourante à l'hôpital de la Pitié, sans aucun renseignement, j'avais constaté du bruit de pot fêlé sous la clavicule droite, et j'avais pensé à des excavations tuberculeuses. L'autopsie vint me montrer que je m'étais trompé. Le poumon était sain, mais raréfié.          (*Note du traducteur.*)

[2] Je n'ai jamais observé le frémissement hydatique, qui est en réalité plutôt une sensation tactile qu'une sensation acoustique. Mais la des-

une bonne idée du son hydatique de **M.** Piorry en percutant un estomac complétement rempli d'eau et suspendu
en l'air [1]. La percussion d'une montre à répétition que
l'on tient dans la main donne le même résultat, c'est-à-
dire que l'on perçoit ainsi les vibrations du grand ressort ébranlé par la percussion. D'après MM. Piorry et
Briançon, ces vibrations particulières ne s'observeraient
qu'au niveau des kystes hydatiques et dépendraient du
tremblotement de ces vers vésiculaires. Je ne sais si
quelque autre personne a fait des observations semblables ;
mais l'expérience de l'estomac, que j'ai rapportée il n'y a
qu'un instant, montre que la présence des hydatides n'est
pas nécessaire à la production de ce son. On l'observe aussi presque constamment dans les cas d'épanchements péritonéaux, lorsque l'abdomen est tendu et ses
parois peu épaisses. Les conditions nécessaires à la production de ce bruit ne se rencontrent pas aussi souvent
dans l'hydropisie de l'ovaire que dans l'ascite. Aussi il est
très-rare qu'un kyste hydatique y donne lieu.

**B. SENSATION DE RÉSISTANCE FOURNIE PAR LA PERCUSSION.**

C'est M. Piorry qui a le premier fait la remarque que,
en percutant divers organes, on sent avec les doigts dif-

cription de **M.** Skoda diffère tellement de celle qui a été donnée par
MM. Piorry, Tarral, Barrier, etc., que j'ai tout lieu de penser que
M. Skoda n'a jamais observé non plus ce phénomène. « C'est un
phénomène complexe, dit **M.** Barrier, résultant de l'association d'une
espèce de son humorique perçu par l'oreille avec un tremblotement
vibratoire perçu par le doigt qui percute, et qu'il faut avoir la précaution de laisser appuyé sur le plessimètre, après que celui-ci a reçu
le choc qui engendre le phénomène. »          (*Note du traducteur.*)

[1] Avec le stéthoscope, on entend un bruit sourd.

(*Note de l'auteur.*)

férents degrés de résistance; il semble même que cet observateur ait attaché plus d'importance à cette résistance qu'aux sons de percussion proprement dits [1].

En s'exerçant sur le cadavre, on peut apprendre quels sont les divers degrés de résistance que fournissent à la percussion les différents organes. Un poumon sain, contenant de l'air, n'offre aucune résistance, si le plessimètre est tenu assez légèrement pour le toucher sans en comprimer la surface; mais si le poumon est devenu plus lourd et plus consistant en s'infiltrant de sérosité, de sang ou de matière tuberculeuse, la sensation de résistance devient perceptible, et elle est d'autant plus marquée que ces matières sont plus abondantes et la quantité d'air plus faible dans le poumon. Un poumon induré offre une plus grande résistance qu'un poumon mou.

La percussion de l'estomac et des intestins ne donne aucune sensation de résistance, à moins que les parois de ces organes ne soient tendues ou rigides; la résistance augmente avec la tension.

La résistance des organes qui ne contiennent pas d'air est en rapport avec le degré de leur dureté. Celle des parois thoraciques, considérée isolément, est d'autant plus grande que les côtes sont plus épaisses et moins

[1] Corvisart avait entrevu la valeur de cette sensation de résistance fournie par la percussion. « Une grande habitude de percuter, dit-il, fait ressentir au bout des doigts je ne sais quelle sensation, qui avertit quelquefois si c'est un solide ou un fluide » (*Traduction d'Avenbrugger*). Laënnec, dans son introduction, fait allusion à la *sensation d'élasticité* que l'on perçoit en percutant; mais c'est bien certainement **M.** le professeur Piorry à qui nous devons d'avoir fait ressortir toute l'importance de cette sensation de résistance, surtout comme moyen de contrôler les phénomènes sonores développés par la percussion.        (*Note du traducteur.*)

flexibles, et les espaces intercostaux plus étroits. La résistance des parois abdominales est augmentée par leur tension et leur fermeté. Plus les côtes sont épaisses et rigides, plus les espaces intercostaux sont étroits, plus les parois abdominales sont tendues, et moins il y a de différence entre le degré de résistance que fournissent le thorax ou l'abdomen dans les cas où ils renferment des organes dans des conditions normales et dans ceux dans lesquels ces mêmes organes se trouvent dans des conditions anormales.

Le poumon sain n'offre aucune résistance. La résistance qu'on éprouve dans tous les points du thorax, partout où le poumon sain est en contact avec les parois thoraciques, est due à ces parois elles-mêmes. L'air qui est contenu dans des excavations ou dans la plèvre n'offre non plus aucune résistance, sauf les cas dans lesquels il y a distension des parois thoraciques.

Lorsque les espaces intercostaux sont élargis, dans le pneumothorax, dans l'emphysème pulmonaire général par exemple, les parois thoraciques se laissent déprimer sensiblement à chaque choc de percussion, mais elles se relèvent rapidement par suite de l'élasticité plus grande du thorax. On peut constater le même fait dans les cas où les poumons sont à l'état normal, si les côtes sont minces et les espaces intercostaux larges; seulement, dans ces cas, la résistance est moindre que dans le pneumothorax et dans l'emphysème pulmonaire. Si par hasard il arrive dans le pneumothorax, ou dans l'emphysème pulmonaire, ce qui est plus rare, que les espaces intercostaux ne soient pas élargis, ou si, malgré cet élargissement, les côtes elles-mêmes sont inflexibles, on n'éprouve aucune sensation de dépression.

Les poumons deviennent résistants à la percussion toutes les fois qu'ils sont infiltrés de sérosité, de sang, de matière tuberculeuse, etc.; mais il est impossible de dire exactement quel degré de distension ou de consistance le poumon infiltré doit acquérir pour que cette résistance devienne perceptible à travers les parois thoraciques, par cela même que le plus ou moins de flexibilité de ces parois rend cette sensation plus ou moins appréciable. Un poumon entier ou seulement une grande portion d'un poumon hépatisée ou infiltrée de tubercules d'avant en arrière, solidifiée par conséquent, donne à la percussion des parois thoraciques correspondantes une résistance aussi grande et même plus grande que celle que l'on pourrait constater à la région hépatique, dans ses limites ordinaires.

La résistance des parois thoraciques est à son maximum lorsque les parois sont tendues et les espaces intercostaux élargis par des épanchements pleurétiques; ceux de ces épanchements qui ne distendent pas les parois dans lesquelles ils sont contenus ne donnent que peu de résistance.

Pour le cœur, le foie, la rate, la résistance augmente avec leur dureté et avec la force avec laquelle ils sont poussés contre les parois thoraciques.

Les différences dans la résistance que fournit la percussion permettent de déterminer si un gonflement de l'abdomen est dû à la présence de l'air dans l'intestin ou à celle d'un liquide dans le péritoine. Les liquides enkystés, dans les cas où les parois du kyste sont très-tendues, donnent, à travers les parois abdominales, la même résistance que des corps charnus assez solides [1].

[1] Il y a ici une lacune regrettable. En effet, si en théorie on peut

## REMARQUES DU TRADUCTEUR.

L'originalité des vues qui sont développées dans le chapitre qui précède, la nouveauté et jusqu'à un certain point l'étrangeté des résultats auxquels l'auteur a été conduit, l'importance de plusieurs de ces résultats au point de vue de la pathologie et de la thérapeutique, mais surtout la difficulté de concilier plusieurs des assertions du savant professeur de Vienne avec les opinions qui règnent aujourd'hui dans la science et que nous sommes habitués à considérer comme démontrées, telles sont les raisons qui nous ont engagé à faire suivre cette première portion du livre de M. Skoda de quelques réflexions et de quelques remarques critiques. Notre travail se trouve abrégé par les notes placées au bas des pages précédentes et auxquelles nous renvoyons le lecteur ; mais les faits principaux traités dans ce chapitre nous ont paru mériter un examen spécial et détaillé.

distinguer et étudier séparément les sons fournis par la percussion et la résistance que l'on éprouve avec le doigt qui percute, ces deux choses, *sensation tactile* et *sensation acoustique*, se confondent tellement dans la pratique, qu'il eût été bien utile de montrer comment ces deux sensations se contrôlent mutuellement. C'est ce que M. le professeur Piorry a fait avec beaucoup de détails dans ses différents ouvrages sur la percussion, et dans son traité de *Pathologie iatrique*; cette division des sons de M. Piorry en *pulmonal, intestinal, jécoral*, etc., si fort attaquée par M. Skoda, repose à la fois sur la notion du son et de la résistance à la percussion. M. Walshe a parfaitement compris, lui aussi, la nécessité de faire intervenir les résultats donnés par ces deux sensations dans une classification méthodique des phénomènes fournis par la percussion ; il admet en effet quatre espèces principales de modifications : 1º une diminution de clarté, qui arrive par degrés à la matité complète, avec raccourcissement proportionnel de la durée du son et augmentation de la résistance ; 2º une augmentation de clarté et de durée, avec diminution de la résistance ; 3º une augmentation de clarté et de durée avec augmentation de la résistance ; et 4º des altérations de qualité qu'il rapporte aux trois types suivants, le *son de bois ;* le *son creux*, comprenant trois variétés, le *son tubulaire*, le *son amphorique*, le *son de pot fêlé ;* et le *son tympanique* (*Ouvr. cit.*).                 (*Note du traducteur.*)

La classification des sons de percussion proposée par M. Skoda
mérite d'abord de nous arrêter. On a vu que, refusant un son particulier aux organes solides ou aux liquides, rapportant tous les
sons de percussion proprement dits à la présence de l'air ou
d'autres corps gazeux dans les cavités du thorax ou de l'abdomen, M. Skoda admet quatre séries de sons : 1° du son plein au
son vide; 2° du son clair au son sourd; 3° du son tympanique au
son non tympanique; 4° du son aigu au son grave. Autrement dit,
M. Skoda prend pour base de sa classification la *largeur* et l'*amplitude*, la *clarté*, le caractère *tympanique* et l'*acuité* du son qu'il
oppose au *défaut de largeur*, à l'*obscurité*, au caractère *non
tympanique* et à la *gravité*.

Un mot, avant tout, sur les caractères physiques des sons. On sait
que les physiciens ne reconnaissent aux sons que trois qualités :
la *gravité* ou l'*acuité*, en rapport avec la longueur des ondulations
sonores; l'*intensité*, qui dépend des compressions plus ou moins
fortes et des vitesses plus ou moins grandes que l'air a reçues du
corps sonore et qui se transmettent de couche en couche jusqu'à
notre oreille, et le *timbre*, qui dépend très-probablement de l'ordre dans lequel se succèdent les vitesses et les changements de
densité dans les différentes tranches d'air comprises entre les
deux extrémités de l'onde, et peut-être aussi de la dissymétrie des
portions condensées et raréfiées de l'onde. Poussant plus loin
l'analyse des sons, les musiciens les ont distingués en sons à
vibrations régulières ou *sons proprement dits* et en sons à vibrations irrégulières ou *bruits*. Sons et bruits présentent des différences en rapport avec leur *timbre* et avec leur *mode de production*,
comme avec leur *tonalité*. L'*intensité* et la *durée* constituent
encore des différences, mais qui ne sont rien moins que fonda-
mentales[1].

---

[1] Consulter à cet égard une brochure très-intéressante de M. Louis-
Ernest Olivier (*Des sons de la parole*, Paris, 1844, in-8° de 315 pages).
M. Olivier reconnaît aux sons deux sortes de qualités, des *qualités
spécifiques* et des *qualités relatives*. Les qualités spécifiques, au nombre
de quatre, sont : 1° la *voix* et le *timbre*, 2° ce qu'il appelle la *longue*, ou caractère formel du son, suivant qu'il est produit par un
frottement, un choc, un pincement ou de toute autre manière, et

Si maintenant nous appliquons ce qui précède à la classification de M. Skoda, nous voyons que deux des séries de cette classification reposent sur des données physiques, la tonalité d'une part, l'intensité et la durée d'autre part, tandis que les deux autres séries se rapportent à des types purement conventionnels, la *clarté* ou l'*obscurité*, le caractère *tympanique ou non*. Ne nous faisons pas illusion, en effet. La clarté et l'obscurité du son ne

cela dans un espace ouvert ou fermé ; 3° les *bruits* et les *clangs* (de l'allemand *Klang*), vibrations irrégulières ou régulières, à l'égard du temps et de l'espace ; dans le premier cas, les sons qui se produisent s'appellent *bruits ;* la plupart des corps dans leur état naturel n'émettent que des *bruits* ; si, au contraire, les vibrations sont aussi régulières que les oscillations d'un pendule, elles donnent naissance aux *sons* ou *clangs* (l'auteur admet des *clangs* et des *demi-clangs*, c'est-à-dire des bruits qui se trouvent le plus près des clangs) ; 4° des *tons*, sons mesurés, composés de vibrations régulières et qui n'existent que par leur comparaison avec d'autres tons ; car un ton isolé est un clang. Les qualités relatives des sons sont au nombre de deux : 1° l'*intensité ;* pour que les oscillations deviennent sensibles à l'oreille, il faut, en effet, qu'elles atteignent un certain degré d'énergie qui est à la fois déterminé par la force du mouvement locomotif, par le degré d'élasticité et par le volume des corps en action ; 2° la *durée* ou *quantité*, qualité qui dépend d'un côté du mouvement progressif et de l'autre de l'élasticité qui dispose les différents corps à osciller plus ou moins longtemps ; cette qualité est tout accidentelle, aussi peu capable de changer les propriétés intimes des sons que les différences d'étendue de changer la nature d'une ligne, d'un carré ou d'un cercle. De ces qualités il n'en est que deux qui s'excluent rigoureusement, la *régularité* et l'*irrégularité ;* au contraire, toutes les autres qualités se trouvent nécessairement réunies dans le même son. Ainsi un son, qu'il soit *bruit* ou *clang*, est une *voix* par rapport à l'instrument, un *timbre* à l'égard de la personne qui écoute, une *tongue* par rapport à sa formation. Théoriquement, ajoute M. Olivier, les choses se passent ainsi, mais dans la pratique, il n'y a que des *tongues* et des *tons* ; c'est la nature formelle ou tonique des sons qui nous impressionne. Les bruits et les demi-clangs nous saisissent principalement comme des éléments formels, comme des tongues (ainsi le tonnerre, le bruissement, le murmure, etc.). Au contraire, les tons nous arrivent toujours comme des éléments mesurés et mélodieux. Les tongues et les tons sont dans le même rapport que les idées de forme et de nombre.

repondent à rien de fixe et d'absolu. Dans son acception rigou-
reuse, un *son clair* est un son pur, c'est-à-dire un son qu'on
entend isolé, sans aucun mélange de vibrations étrangères, et,
dans ce sens, la percussion ne fournirait pas de son clair. Mais
quand nous prenons pour type du son clair, ainsi que cela est
consacré par l'usage, le son que donne la partie antérieure de la
poitrine, nous exprimons une idée complexe, celle d'un son assez
intense, offrant en même temps une certaine durée, un ton et
un timbre particuliers. De même pour le caractère tympanique
dont l'étymologie même montre toute la variabilité, mais qui
emporte cependant, avec l'idée d'une assez grande intensité et
durée, celle d'un timbre spécial.

Ainsi une première objection, et une objection assez grave à la
classification proposée par M. Skoda, c'est le défaut d'homogénéité des éléments qui lui servent de base. Encore si ces divisions et subdivisions ajoutaient quelque chose à nos connaissances et apportaient quelque lumière au diagnostic !

M. Skoda passe facilement condamnation sur la quatrième série
(*sons aigus et graves*), qui lui paraît de peu d'importance. Tout
le monde est d'accord pour admettre des sons *clairs*, *obscurs* et
*tympaniques*. Reste donc la première série, celle *du son plein
au son vide*, dont la distinction appartient réellement à M. Skoda.
Mais cette distinction est-elle vraiment bonne et utile à conserver? Indépendamment de la confusion créée par l'emploi de ce
mot *vide* qui exprime une idée tout à fait différente de celle que
M. Skoda avait en vue en l'employant, on ne comprend pas trop
comment ce professeur a admis une série de sons *du plein au
vide*, dont il utilise seulement le dernier terme, ainsi qu'on
peut s'en convaincre par ce qui précède et comme on pourra s'en
convaincre encore davantage par la lecture de la seconde partie
de son livre. Mais allons au fond des choses. En définitive, tout
se réduit à l'expérience du poumon immergé dans l'eau, qui
fournit du son à travers la couche d'eau, mais avec un caractère
de sécheresse et une affaiblissement de sonorité qui augmentent à
mesure que le poumon est séparé du plessimètre par une couche
plus épaisse de liquide. Les choses se passent de même évidem-

ment dans les cavités thoracique et abdominale, tant que la couche du liquide est peu considérable et que les organes sous-jacents contiennent de l'air.

Certes, c'est là un résultat bon à connaître dans l'histoire de la pleurésie, de l'hydropéritonie, du pneumothorax, etc. Il n'est pas indifférent de savoir que dans certaines conditions morbides, la percussion ne nous fournit pas des données d'une certitude aussi absolue qu'on était habitué à le croire. Encore, eût-il fallu dire que le degré de force imprimé à la percussion était susceptible de faire varier les résultats, et que pour obtenir dans ces circonstances du son *vide*, il fallait toujours employer une percussion assez forte. Il n'y a, d'ailleurs, dans ces expériences et dans ces résultats cliniques, rien de contraire à ce qu'on savait déjà. Le poumon résonne à travers les parois thoraciques, à l'épaisseur desquelles s'ajoute celle du doigt ou du plessimètre; et l'on peut se convaincre qu'on obtient du son à travers des plessimètres épais même de plusieurs centimètres. Quoi de surprenant qu'une couche peu épaisse de liquide, derrière laquelle se trouve un organe rempli d'air, joue à son tour le rôle d'un plessimètre et laisse passer les vibrations? Seulement, plus l'organe sera susceptible de se laisser vider d'air, comme l'intestin, par exemple, et moins le phénomène de la persistance du son, même avec le caractère *vide*, aura de durée; ce qui explique, soit dit en passant, comment la percussion fournit à ce point de vue des résultats plus certains pour l'abdomen que pour la poitrine.

Mais, d'un autre côté, comme on ne peut concevoir la production de ce son sec ou *vide* sans une augmentation de résistance à la percussion, on se demande à quoi bon compliquer la question de l'admission de ces deux termes extrêmes, *sons plein et vide*, et s'il n'eût pas suffi d'indiquer, à propos de l'augmentation de résistance, la possibilité de la présence d'un peu de son avec un caractère de sécheresse particulier. Rien ne prouve mieux, à notre avis, l'utilité de faire marcher de front l'appréciation des deux ordres de phénomènes fournis par la percussion. Quant à la troisième série, celle qui a trait aux sons tympaniques et non tympaniques, je me suis expliqué déjà à son égard, en faisant connaître la comparaison d'Avenbrugger et l'opinion même de M. Skoda. Je persiste donc à penser qu'à moins d'adopter une classification fondée purement sur les données physiques, ce qui serait peut-être assez difficile en ce moment, et si l'on veut faire usage de ces dénominations consacrées par l'usage, il faut admettre avec Laënnec et M. Piorry une seule série de sons, du *tympanique* à l'*obscur* et au *mat* en passant par le *clair*, sauf à y ajouter, pour plus de précision, la notion de l'*intonation*, qui fournira plus tard peut-être, quand elle sera mieux connue, quelques résultats pour le diagnostic.

Mais une question bien autrement grave que celle de la classification des sons de percussion, c'est celle que M. Skoda a soulevée à propos du son tympanique. Nous avons déjà fait ressortir dans une note cette particularité assez étrange, que M. Skoda n'a dit nulle part d'une manière précise ce qu'il faut entendre par *son tympanique*; et la chose est d'autant plus regrettable que si d'une manière générale on peut regarder le son stomacal et ses variétés comme étant pour ce médecin le type du son tympanique, on voit, par les circonstances auxquelles il rapporte le son tympanique, qu'il décrit fort souvent comme tels des sons de percussion qui sont loin de ressembler à ce type, par cela seul qu'ils s'éloignent un peu par leur clarté et par leur timbre du son clair normal. Mais si l'on peut discuter avec M. Skoda sur le sens un peu vague suivant lequel il a employé le mot *tympanique*, les faits nouveaux et pleins d'intérêt que ce médecin a mis en lumière n'en restent pas moins, et il faut reconnaître qu'ils sont venus jeter un grand trouble dans les esprits, relativement à l'idée que l'on doit se faire du mode de production et de la valeur clinique de cette variété du son de percussion.

Quelle était en effet, quelle est encore aujourd'hui l'opinion de la plupart des médecins, relativement au son tympanique? C'est que ce son tient à la grande quantité d'air qui se trouve contenue dans une cavité, et que la quantité d'air augmentant, le son augmente proportionnellement en force, en clarté et en éclat. Eh bien! c'est contre cette proposition que s'élève M. Skoda; et s'appuyant sur des expériences sur le cadavre et sur des faits cliniques, il établit au contraire que pour le poumon par exemple, cet organe fournit à la percussion un son tympa nique *lorsqu'il est en partie privé d'air*, et un son non tympa nique, au contraire, *lorsque la quantité d'air qu'il renferme es beaucoup augmentée;* et, d'une manière générale, que la per cussion donne un son constamment tympanique *toutes les foi que les parois des organes qui contiennent de l'air ne sont pa trop tendues*, et qu'au contraire, *lorsque cette tension est tro forte*, le son perd presque complétement, sinon complétement son caractére tympanique et peut ainsi devenir plus sourd.

Avant d'arriver aux faits cliniques, pour l'explication desquels cette doctrine de M. Skoda a été en partie imaginée, mais à laquelle ce médecin a été aussi obligé d'accommoder ces faits eux-mêmes, comme nous allons le voir bientôt, il nous faut passer en revue les faits expérimentaux. J'ai déjà dit dans une note que les expé riences de M. Skoda n'avaient pas donné entre mes mains les mêmes résultats qu'entre les siennes, sauf une seule; mais celle-ci sert de base à la théorie de M. Skoda : « Un poumon retiré d'un cadavre rend un son plus éclatant, plus fort et comme tympani que, tandis qu'un poumon dans les mêmes conditions, mais in sufflé, rend un son d'autant moins fort, d'autant moins éclatant et d'autant moins tympanique que l'insufflation est portée plus loin. » Ici il faut s'entendre : si par son tympanique on désigne seulement une résonnance exagérée, sans timbre particulier, M. Skoda a raison ; l'insufflation diminue la sonorité, rend le son sec et augmente la résistance à la percussion. Si au con traire on donne le nom de tympanique à la résonnance d'un ca ractére particulier que fournit le poumon abandonné à son élas ticité propre, M. Skoda a tort ; car la sonorité, tout en diminuant d'amplitude par l'insufflation, ne change pas au fond de carac téré. Toujours est-il d'ailleurs, même en prenant le mot tympa nique dans le sens que lui donne M. Skoda, qu'un poumon retiré d'un cadavre n'est pas un poumon *privé d'air*, et que l'insuffla tion qui donne à un poumon les dimensions qu'il avait dans la poitrine ne lui imprime pas une *tension trop forte*. Et cependant, dans le premier cas, le son est très-fortement tympanique, tandis qu'il l'est moins dans le second. J'ajoute que le poumon normalement distendu et percuté à travers les parois thoraciques ne donne pas, de l'aveu de M. Skoda, du son tympanique, mais ce qu'il appelle un son clair. Ainsi se trouve déjà réfuté en partie, par les propres expériences de M. Skoda, ce qu'il dit de la *privation d'air* et de la *tension trop forte* comme cause du son tympanique et non tympanique.

C'est dans les faits cliniques que M. Skoda triomphe, et il ne nous en coûte pas de reconnaître que nous devons à ce médecin des faits extrêmement intéressants relatifs à la percussion comme à l'auscultation. Ainsi avant lui, quelques auteurs, Williams pour la pleurésie, Hudson et Graves pour la pneumonie, avaient parlé d'une résonnance plus grande ou du moins toute particulière au niveau des parties malades. Mais M. Skoda a certainement le mérite d'avoir établi en principe que *lorsque la portion inférieure du poumon est comprimée entièrement par un épanchement pleurétique* et sa portion supérieure réduite de volume, le son donné par la percussion de la partie supérieure du thorax est très-distinctement tympanique.

Ce fait est aujourd'hui si bien reconnu depuis le travail de M. Notta, et surtout depuis l'excellent mémoire de M. Henri Roger dont j'ai déjà parlé, auxquels est venu s'ajouter, dans ces der- temps, le mémoire de M. Markham (*Monthly journal of med.*, juin et août 1853), que je crois inutile d'y insister. Mais encore ici une remarque, et en cela je suis pleinement d'accord avec M. Henri Roger, ce son tympanique n'est pas toujours aussi tympanique que l'on pourrait le croire d'après l'expression employée par M. Skoda ; il peut offrir le caractère que M. H. Roger désigne sous le nom de *tympanique creux*, et qu'il vaudrait peut-être mieux désigner sous le nom de *tympanique sec*, et dans quelques cas même, le son, tout en étant assez fort, peut descendre jusqu'au son sec et comme métallique, voisin du bruit de pot fêlé.

- Le point sur lequel je diffère d'opinion d'avec M. Skoda, et par conséquent d'avec M. H. Roger, c'est que, suivant ces deux médecins, la condition de la production de ce son particulier est pour eux dans la présence d'un épanchement assez abondant, *comprimant entièrement la portion inférieure du poumon et réduisant la supérieure de volume.* Je puis affirmer que dans des pleurésies récentes, datant de vingt-quatre à quarante-huit heures au plus, dans lesquelles la percussion permettait à peine d'apprécier un changement de son dans les parties déclives et l'auscultation ne faisait encore percevoir qu'un très-léger affaiblissement du murmure respiratoire, dans lesquelles, par conséquent, l'épanchement était encore très-peu abondant, j'ai constaté une augmentation de résonnance, non pas seulement dans la région sous-claviculaire et dans la fosse sus et sous-épineuse (dans ces derniers points elle est assez fréquente), mais dans toute la hauteur du poumon, en arrière et même en avant. Dans un cas tout récent, dans lequel j'ai pratiqué la thoracentèse sur un malade de l'Hôtel-Dieu (2 novembre), j'ai pu suivre la marche du phénomène depuis l'augmentation de résonnance générale, jusqu'à sa circonscription sous la clavicule et jusqu'à sa disparition presque complète ou son passage au bruit de pot fêlé. L'opération pratiquée, et même pendant l'écoulement du liquide, la sonorité a reparu sous la clavicule, avec son caractère particulier ou tympanique.

Il suit de ce qui précède que pour la production de ce que M. Skoda appelle le son tympanique, il ne faut pas plus dans la pleurésie que dans les expériences précédentes, que le tissu pulmonaire soit en partie privé d'air ; et, d'un autre côté, je ne trouve pas dans la pleurésie, surtout dans la pleurésie récente, au moins dans la partie supérieure du poumon, cette grande diminution de tension soi-disant nécessaire à la production du phénomène. Il suffit que cette portion du poumon soit rendue en partie à son élasticité propre par le fait de la présence du liquide qui remplit sa place dans la poitrine.

Que si nous appliquons cette théorie de la *privation d'air* et du *défaut de tension* à ces quelques faits exceptionnels dans lesquels on a constaté du son tympanique au niveau de points pneumoniques, d'indurations tuberculeuses, etc., les difficultés deviennent bien autrement grandes. Sans doute, la quantité d'air peut être diminuée ; mais la tension est plus forte que dans l'état normal ; et cependant le son est exagéré.

Mais cette théorie si contestable de la diminution de la quantité d'air, comme cause du son tympanique, devait conduire M. Skoda à nier des choses parfaitement établies et reconnues de tous. Ainsi, M. Skoda affirme qu'un poumon emphysémateux, qui reste distendu lorsqu'il est séparé du corps, donne à la percussion le même son qu'un poumon sain insufflé. Cette expérience est facile à répéter, et l'on verra qu'elle ne donne pas à beaucoup près ce résultat, à moins d'altération concomitante. Que l'on percute pendant la vie et après la mort les bords des poumons emphysémateux, surtout ceux qui correspondent à la région sternale, et on pourra se convaincre de l'inexactitude de cette assertion ; seulement, si la tension du poumon ou celle des parois est très-considérable, le son prendra plus de sécheresse, en conservant son caractère tympanique. De même pour le pneumothorax et pour la pneumatose intestinale ou stomacale, dans lesquels le son tympanique manque, au dire de M. Skoda, lorsque les parois sont trop tendues.

Le fait peut être vrai pour le pneumothorax, quoique assez rare : quelques observations récentes tendent à l'établir ; encore peut-être faut-il entendre que le son tympanique était devenu assez sec et assez bref pour ne pas être perçu avec des caractères suffisants pour le faire reconnaître. Mais quant à la pneumatose abdominale, j'ai eu l'occasion de m'assurer, dans des péritonites avec énorme distension du ventre, que le son tympanique était parfaitement reconnaissable, et que dans le cas d'épanchement l'obscurité du son donnait très-nettement la ligne de niveau du liquide épanché. J'ajouterai que j'ai fait, en présence de nombreux élèves, une expérience tout à fait concluante, en gonflant un cadavre avec un soufflet, d'abord en injectant de l'air dans le tube intestinal, ensuite par une injection d'air dans le péritoine. Jamais le son n'a cessé d'être tympanique ; mais à mesure que la distension augmentait, la résistance à la percussion devenait plus forte, le son était plus sec, et, particularité plus remarquable, *le ton baissait*. Le ton baisse également dans le poumon insufflé, dans l'estomac distendu, dans le pneumothorax avec distension considérable ; et c'est probablement cette particularité qui a fait croire que le son devenait plus sourd et cessait d'être tympanique. Il est vrai qu'il est moins éclatant, mais il ne perd pas complétement sa résonnance ni son timbre particulier.

Si l'on ne peut pas expliquer avec M. Skoda, par la diminution de la quantité d'air, la production de son tympanique ou plutôt exagéré, alors que ce son se retrouve dans les circonstances les plus opposées, dans l'emphysème vésiculaire d'une part, et au niveau de portions du poumon légèrement ou fortement affaissées sur elles-mêmes de l'autre, comme dans la pleurésie avec épanchement, et dans certains cas exceptionnels de pneumonie lobaire et lobulaire, d'œdéme, d'apoplexie et de tuberculisation pulmonaires, dans lesquels le parenchyme pulmonaire n'est pas toujours affaissé, à beaucoup près, force est donc de chercher une autre explication. Dans un travail inédit qu'il a bien voulu nous communiquer, notre savant et ingénieux confrère, M. Woillez, explique de la manière suivante la production du son tympanique dans des conditions en apparence si différentes :

« En groupant les faits très-divers dans lesquels se constate la sonorité tympanique du poumon à la percussion, dit M. Woil-lez, on est frappé de cette circonstance qu'on peut les faire rentrer tous dans l'une ou l'autre des catégories suivantes : ou bien le volume du poumon est augmenté et l'organe ne s'affaisse pas après l'ouverture de la poitrine, ou bien, ce volume restant normal, l'espace intra-thoracique destiné à contenir le poumon est diminué d'étendue. Dans la première catégorie, M. Woillez range l'emphysème pulmonaire ; dans la seconde, les autres affections citées plus haut, auxquelles il ajoute la présence de certaines tumeurs dans les poumons. En dehors des faits qui précèdent, ajoute M. Woillez, il en est d'autres, tous relatifs à des affections siégeant en dehors des poumons et des plèvres, mais qui, par leur développement, diminuent plus ou moins notablement l'espace occupé par le poumon (anévrysme de l'aorte, météorisme considérable avec refoulement du diaphragme, rachitisme). La coïncidence entre la résonnance tympanique et les conditions indiquées plus haut se rencontre même dans l'état physiologique, chez les enfants dont la poitrine rend un son exagéré par la percussion, et dont les poumons remplissent presque sur le cadavre l'espace qui leur est destiné. La résonnance tympanique peut donc se produire avec une quantité variable d'air dans le poumon, quantité moindre ou plus forte que dans l'état normal. Mais dans tous les cas précédemment cités, il y a diminution ou abolition de l'extension, que l'on peut appeler Hallérienne, en vertu de laquelle le poumon sain occupe dans la poitrine un espace beaucoup plus grand que son volume propre. De cette diminution ou de cette abolition dépend la production du phénomène tympanique en général, ainsi que le prouve l'expérience du poumon affaissé, sur laquelle s'appuie M. Skoda ; quant à l'explication physique de cette sonorité exagérée, elle se trouve dans le relâchement du tissu de l'organe. Cela s'accorde d'ailleurs avec les expériences de Savart, qui ont montré qu'un certain relâchement des membranes en vibration est une condition favorable à la production de bruits plus intenses. »

On voit que M. Woillez se rapproche de M. Skoda à ce point de vue, que la diminution de tension lui paraît une condition favorable à la production du son tympanique ; mais il s'en éloigne en ce que, à l'exemple de Savart et de Kürschner, il pense qu'un certain degré de tension est cependant nécessaire ; et il s'en éloigne encore davantage, en ce qu'il considère la présence de l'air en plus ou moins grande quantité comme chose indifférente.

Quoi qu'il en soit de cette explication, que l'on ne peut accepter que comme provisoire, en face de faits encore aussi mal connus, et au sujet desquels de nouvelles recherches sont d'autant plus nécessaires qu'on s'est peut-être un peu hâté de renoncer pour plusieurs d'entre eux à l'explication ancienne, la présence de l'emphysème au niveau ou au pourtour des parties malades, il reste des résultats pratiques dont la médecine doit faire son profit. Ces résultats ont trait à l'existence d'un son tympanique ou plutôt exagéré, dans le cours d'affections dans lesquelles on était loin d'en supposer la présence, et dans les points mêmes correspondant aux parties affectées ; de sorte que, tout en repoussant les expériences sur lesquelles M. Skoda a basé son système, et les conclusions absolues qu'il en a tirées, nous ne pouvons que lui être reconnaissant des faits de détail que ses travaux ont ajoutés à nos connaissances cliniques.

3.

# DEUXIÈME SECTION.

## AUSCULTATION.

Il est rare que les bruits produits dans la poitrine par le mouvement des organes qui y sont contenus aient assez de force pour qu'on puisse les entendre sans mettre l'oreille en contact avec les parois thoraciques. L'attention des observateurs des temps anciens ne paraît pas s'être fixée sur ces quelques cas très-rares, dans lesquels on entend ces bruits à une certaine distance du thorax, et cela n'a rien qui puisse nous surprendre. Il devait en être ainsi, tant que les médecins ne procéderaient pas, dans l'interprétation des phénomènes des maladies, par des investigations spéciales sur les conditions des différents organes du corps humain.

Ce sont les progrès de l'anatomie pathologique qui ont fait sentir le besoin de nouvelles méthodes d'investigation pour aller à la découverte des conditions anormales des organes intérieurs; et c'est ainsi que Corvisart a été conduit à faire connaître et à exalter l'*inventum novum* d'Avenbrugger; car, avant le médecin français, la découverte d'Avenbrugger avait été considérée comme de peu de valeur et était même tombée presque entièrement dans l'oubli. Familier avec l'anatomie pathologique du cœur et des organes de la respiration, Corvisart était à la recherche des signes à l'aide desquels il pût distinguer les différents états morbides de ces organes. Il n'est donc pas étonnant qu'il ait accueilli avec tant de chaleur la découverte d'Avenbrugger, qui venait d'éclairer d'une manière si remarquable le diagnostic des maladies des organes thoraciques.

Corvisart avait l'habitude, dans les cas où il ne pouvait reconnaître d'une manière satisfaisante les battements du cœur avec la main, de placer son oreille sur la région cardiaque ; il pratiquait donc l'auscultation immédiate. Ses élèves suivaient son exemple ; néanmoins, pendant longtemps, cette nouvelle méthode de reconnaître les battements du cœur ne paraît pas avoir été d'une grande utilité générale, sans doute parce qu'elle était peu pratiquée. C'est donc Laënnec qui a eu la gloire de révéler au monde l'immense importance de l'auscultation. On sait qu'après avoir employé trois années à l'étude de ces phénomènes, il publia les résultats de ses recherches, qui devaient rendre son nom immortel. Ses travaux donnèrent une nouvelle direction et une nouvelle impulsion à l'esprit d'investigation, en France d'abord et ensuite dans les autres pays. Ses observations et ses théories ont été et seront encore, de temps en temps, soumises à la critique. C'est même le devoir de tout médecin qui a ou croit avoir eu l'occasion de discerner dans ces observations ou ces théories ce qu'il y a de certain de ce qu'il y a de douteux ou d'inexact.

Laënnec avait considéré d'abord l'auscultation pratiquée avec le stéthoscope comme une méthode d'investigation tout à fait distincte de l'auscultation immédiate ; mais il paraît avoir modifié, depuis, son opinion sur ce point : il croyait toutefois que si l'on ne faisait pas usage du stéthoscope, mais seulement de l'oreille appliquée immédiatement sur la poitrine, on ne pouvait jamais arriver à quelque certitude dans le diagnostic. Malgré cela, l'auscultation immédiate n'en a pas moins été pratiquée par un grand nombre de médecins, et on a été jusqu'à penser qu'elle pouvait avoir des avantages sur l'auscultation médiate.

Je crois inutile de répéter ici tout ce qui a été dit de temps en temps relativement aux avantages et aux inconvénients de ces deux méthodes d'auscultation. Il est certain que les sons sont entendus plus forts avec l'oreille seule qu'avec le stéthoscope ; mais l'oreille ne saurait être appliquée sur tous les points du thorax, et la maladie peut être d'un caractère tel ou la personne se trouver dans des conditions telles que l'auscultation immédiate répugne beaucoup au médecin.

Dans mon opinion, le stéthoscope est indispensable et le médecin doit être familiarisé avec son emploi ; mais il n'en faut pas moins étudier l'auscultation immédiate ; car il arrive souvent, par suite de la situation du malade ou de sa position dans son lit, que l'oreille peut être appliquée plus facilement sur la poitrine que le stéthoscope. Les médecins doivent donc savoir mettre en pratique l'auscultation médiate et l'auscultation immédiate.

D'après Laënnec, les bruits que fournit l'auscultation de la voix sont plus distincts pour l'oreille armée du stéthoscope que pour l'oreille nue. Sur ce point, je ne suis pas de son opinion. Je n'admets pas davantage que les malades craignent plus l'emploi du stéthoscope que l'application de l'oreille sur la poitrine ou que cette application soit plus agréable pour eux que l'emploi du stéthoscope. Lorsque le malade est couché dans son lit, le médecin trouvera plus commode, sauf quelques exceptions, de se servir du stéthoscope ; mais si le malade est assis ou debout, l'auscultation immédiate est très-facile à pratiquer, surtout pour la partie postérieure de la poitrine.

La forme à donner au stéthoscope, l'espèce particulière de bois à employer pour sa construction, ont souvent fixé l'attention de personnes peu familières avec l'auscultation; mais au moins en ce qui regarde la conductibilité des sons, il est tout à fait indifférent de faire choix d'un bois ou d'un autre, car la plus grande partie du son arrive par l'air renfermé dans le stéthoscope et non par le bois. Plus le bois est léger, plus l'instrument est commode pour le médecin et pour le malade. Maintenant, qu'il soit long ou court, formé d'une ou de deux pièces, vissées ou entrant à frottement l'une dans l'autre, cela importe peu au point de vue de la transmission des sons. L'extrémité, en forme de pavillon, ne doit pas avoir un trop grand diamètre ; car l'instrument serait difficile à appliquer exactement sur la poitrine, et, de plus, son excavation trop profonde pourrait produire des modifications dans les bruits : un diamètre d'un pouce est suffisant. La portion auriculaire peut être indifféremment convexe, concave ou plane, pourvu que le disque soit assez large pour fermer complétement l'oreille. Le stéthoscope de **M.** Piorry est trop court ; aussi son application est-elle souvent difficile, parfois même impossible, surtout chez les malades qui ne sont pas libres dans leurs mouvements. Le stéthoscope que j'emploie a un pied de long.

Que l'auscultation soit médiate ou immédiate, il faut avoir soin de la rendre aussi peu désagréable pour le malade que possible ; l'oreille ou le stéthoscope ne doivent presser qu'autant qu'il est nécessaire pour intercepter toute communication avec l'air extérieur.

Il est bon d'avertir les élèves qui commencent l'auscultation, afin qu'ils ne pressent pas trop fortement. Peudant qu'ils écoutent avec attention, ils peuvent oublier leur position et laisser leur tête peser de tout son poids sur la poitrine du patient. Cela suffirait pour gêner la respiration chez une personne bien portante, à plus forte raison chez une personne malade; de plus, le stéthoscope peut occasionner de la douleur, par suite de la petite étendue de la surface qui supporte la pression. En faisant bien attention à la position qn'il garde pendant l'application du stéthoscope, le médecin peut pratiquer l'auscultation sans causer aucune peine, même aux personnes les plus sensibles, pourvu cependant que celles-ci n'aient aucun préjugé ni aucune crainte relativement à son emploi.

Pour obtenir de l'auscultation tous les renseignements qu'elle est susceptible de fournir, il ne faut pas se contenter de l'examen d'un ou de plusieurs points du thorax ; tous les points doivent être examinés, et les résultats obtenus comparés avec ceux que donnent les points semblables du côté opposé.

---

# CHAPITRE I<sup>er</sup>.

### PHÉNOMÈNES FOURNIS PAR L'AUSCULTATION DES ORGANES DE LA RESPIRATION.

Les phénomènes que l'auscultation permet d'observer dans les organes respiratoires sont : la voix thoracique, les bruits causés par l'entrée et par la sortie de l'air pendant l'inspiration et pendant l'expiration, et le bruit produit par le frottement des feuillets rugueux de la plèvre.

### I. Auscultation de la voix.

Il ne faut pas avoir pratiqué souvent l'auscultation pour savoir que la voix s'entend dans la poitrine d'une manière fort différente suivant les individus. Chez un, elle est forte et claire ; chez un autre, qui parle cependant avec autant de force que le précédent, la voix ne produit qu'un bourdonnement faible et indistinct ; ou bien encore, il peut n'y avoir aucun retentissement quelconque de la voix. Que les organes thoraciques soient ou non à l'état normal, la voix du même individu ne s'entend pas également et aussi fortement dans tous les points du thorax.

L'auscultation nous apprend que la voix peut se faire entendre dans la poitrine avec des degrés très-variés de force et de clarté, et même avec une intensité telle qu'elle semble arriver directement dans l'oreille de l'observateur. Il y a aussi d'autres variations assez nombreuses dans le timbre, etc., de la voix.

### § 1. *Force et clarté de la voix thoracique.*

Il est nécessaire d'établir une distinction entre la force et la clarté de la voix. La voix peut être entendue distinctement dans le thorax, sans pour cela qu'elle soit forte ; et, d'un autre côté, une voix forte n'est pas nécessairement une voix claire.

Il y a plusieurs degrés tant dans la force que dans la clarté de la voix thoracique : pour mesurer ces degrés, on peut prendre pour point de repère la voix telle qu'on l'entend au niveau du larynx. Généralement, sur le thorax, la voix est moins forte et moins claire qu'au niveau du larynx ; rarement elle y est aussi forte et aussi claire, plus rarement encore elle y est plus forte et plus claire. Je divise la voix thoracique, relativement à sa force, en *voix faible* et en *voix forte*, et je mesure la force, non-seulement sur l'intensité du bruit, mais encore sur le degré de l'ébranlement qui est produit dans l'oreille. Si cet ébranlement ne pénètre pas profondément dans l'oreille, la voix est faible [1].

Nous n'avons aucun moyen de mesurer la clarté et l'obscurité de la voix thoracique. On peut toujours désigner sous le nom de *voix claire* celle dans laquelle on saisit l'articulation des mots ; cependant la voix peut être très-claire, sans que l'articulation des mots soit nettement distincte.

Chez beaucoup d'individus dont les organes respiratoi-

[1] Les vibrations que l'on perçoit avec la main appliquée sur la poitrine d'une personne qui parle n'ont pas la même signification que les vibrations qui sont transmises à l'oreille dans l'auscultation de la voix thoracique. Chez les personnes qui ont la voix grave, les vibrations sont toujours très-fortes, et cependant, à l'auscultation, on peut ne pas entendre la voix, mais seulement un bourdonnement indistinct, et il n'y a pas d'ébranlement dans l'oreille. D'un autre côté, chez les personnes qui ont la voix aiguë, il peut y avoir à peine des vibrations perceptibles à la main, tandis qu'à l'auscultation, la voix peut être entendue très-nettement dans la poitrine et produire un ébranlement dans l'oreille.

Ces phénomènes sont d'accord avec ces faits physiques bien connus, à savoir que les vibrations sonores des corps solides sont d'autant plus facilement appréciables au toucher, que les tons des sons sont plus graves et que des vibrations peuvent être senties à la main, alors qu'elles ne sont pas assez rapides pour donner un son à l'oreille. Les vibrations des parois de la poitrine sont communiquées à l'oreille, qu'elles soient lentes ou rapides ; mais si elles ne sont pas appréciables comme ton, ou si elles ne produisent qu'un son très-faible, les vibrations ne pénétreront pas profondément dans l'oreille ; on aura seulement une sensation d'ébranlement dans l'oreille externe ou dans la tête. *(Note de l'auteur.)*

res sont à l'état normal, on n'entend pas la voix thoracique, mais seulement un bourdonnement. Ce bourdonnement est à son maximum entre les omoplates et la colonne vertébrale ; il est moins fort sous les clavicules, et
se perd graduellement, à mesure qu'on descend vers les
parties inférieures du thorax. Lorsque la voix est grave
et les organes respiratoires parfaitement sains, on entend
souvent la voix forte et assez claire, entre la moitié supérieure des omoplates et la colonne vertébrale ; mais elle
est rarement accompagnée d'une articulation distincte des
mots. Si la voix est aiguë, elle est souvent faible, mais
claire dans ce même point.

La voix est moins forte et moins claire sous les clavicules, bien entendu dans l'état normal des organes respiratoires, qu'entre les omoplates et la colonne vertébrale ;
elle est encore plus faible et plus obscure dans les aissel-
les. Dans d'autres points du thorax, on n'entend pas la
voix, mais seulement un bourdonnement ; quelquefois
même ce bourdonnement manque à son tour.

Dans l'état de maladie des organes respiratoires, il
n'est pas un point du thorax dans lequel on ne puisse entendre la voix forte et claire ; en général, elle se montre
avec ces caractères au niveau des excavations, des infiltrations pneumoniques ou tuberculeuses, ou des épanchements pleurétiques ; mais cela n'arrive pas à beaucoup
près dans tous les cas ni pendant toute la durée de ces
altérations pathologiques.

**A. Les variations dans la force et dans la clarté de la voix
thoracique ne peuvent s'expliquer par les lois de la propagation des sons.**

Laënnec attribuait les variations que l'on observe dans
la force et dans la clarté de la voix thoracique à des chan-

gements dans la conductibilité du parenchyme pulmonaire ; il considérait le poumon, à l'état normal, comme un mauvais conducteur du son, mais il pensait que la conductibilité augmentait par l'induration ou l'infiltration du tissu pulmonaire privé d'air ou par la présence de liquides dans la plèvre ; explication tout à fait d'accord avec l'opinion généralement reçue que les corps solides conduisent mieux les sons que l'air atmosphérique.

Cette opinion a régné et règne encore en France de nos jours ; cependant, si l'on ausculte à diverses reprises le thorax chez une personne affectée d'hépatisation pulmonaire, on remarquera que la voix thoracique est tantôt augmentée, tantôt diminuée, sans qu'il soit survenu dans la condition de la partie hépatisée un changement susceptible d'être reconnu par la percussion ou par tout autre moyen. Cette disparition et cette réapparition alternatives de la voix thoracique au niveau d'un même point, dans le cas d'hépatisation, est un fait commun et bien constaté[1]. Toute personne ayant un peu d'expérience de

[1] La disparition et la réapparition alternatives de la bronchophonie n'est pas, à beaucoup près, un fait aussi commun que veut bien le dire M. Skoda ; c'est, au contraire, un fait très-rare. Quant à l'explication de ce fait, il est probable qu'il est dû à la présence des mucosités ou du sang qui remplissent momentanément le tuyau bronchique principal de la partie enflammée ; aussi la toux et l'expectoration font-elles ordinairement reparaître la bronchophonie. Mais cette disparition et cette réapparition alternatives de la bronchophonie ne prouvent pas du tout que le poumon hépatisé ne conduit pas mieux les sons que le poumon sain ; et M. Skoda se fait la partie trop belle, lorsqu'il dit que « si la conductibilité était réellement augmentée, il serait tout à fait indifférent qu'il y eût de l'air ou du liquide contenus dans les tuyaux bronchiques ». La présence de l'air dans un tube dans lequel on souffle pour produire un son, permet aux parois de ce tube de vibrer ; dans l'eau, les vibrations dont le tube est animé s'arrêtent immédiatement. Laën-

l'auscultation dans la pneumonie aura certainement remarqué que la voix exagérée, ou bronchophonie, paraît et disparaît à plusieurs reprises, dans le cours de quelques minutes.

Ce phénomène est contraire à l'opinion qui veut que la bronchophonie dépende d'une augmentation dans la conductibilité du son, appartenant au poumon hépatisé; et si l'on tient à maintenir l'exactitude de cette opinion, il faut de toute nécessité expliquer cette anomalie.

Comme tout le monde le sait, lorsque la résonnance de la voix a disparu, elle peut reparaître après une inspiration profonde, et plus facilement encore si le malade tousse, pour disparaître de nouveau dès que celui-ci reste tranquille pendant un certain temps, sans tousser ni cracher. Force est donc d'en conclure que la voix s'entend à travers les parties hépatisées, lorsque les tuyaux bronchiques, qui les traversent, ne sont pas oblitérés par des liquides, mais contiennent de l'air; et que, d'un autre côté, la voix disparaît lorsque les tuyaux bronchiques sont bouchés par du mucus. Cette explication de la disparition et de la réapparition alternatives de la voix thoracique ne résout nullement la difficulté relative à l'augmentation de conductibilité du son dans le poumon hépatisé : si la conductibilité était réellement augmentée, il serait tout à fait indifférent qu'il y eût de l'air ou du liquide contenus dans les tuyaux bronchiques.

nec est donc dans l'erreur quand il considère le liquide comme un meilleur conducteur du son ; mais M. Skoda ne se trompe pas moins quand il ne veut pas tenir compte de la propagation des vibrations des tuyaux bronchiques au parenchyme pulmonaire, et quand il se refuse à admettre qu'un corps plus dense, comme le poumon hépatisé, conduise mieux les sons qu'un corps raréfié, comme le tissu pulmonaire sain.          (*Note du traducteur.*)

Il paraît douteux, pour les épanchements pleurétiques comme pour l'hépatisation pulmonaire, qu'il y ait augmentation dans la conductibilité du poumon ; car la résonnance de la voix devient plus faible à mesure que l'épanchement augmente. Ce devrait être l'inverse, si les épanchements étaient meilleurs conducteurs des sons.

Voici maintenant des remarques relatives à la conductibilité du son que possèdent les corps et à leurs conditions, remarques qui sont loin de justifier la supposition que la bronchophonie dépend d'une augmentation dans la conductibilité du poumon hépatisé et des liquides.

La voix humaine ou tout autre son, qui se forme ou se propage dans l'air, s'entend toujours mieux dans celui-ci. Un son produit dans l'air n'est entendu que très-faiblement, ou même pas du tout, par une personne placée sous l'eau ; et un son qui se produit dans une chambre ne passe qu'avec difficulté dans une autre, interrompu qu'il est par les murailles. Toute personne qui veut affaiblir sa puissance auditive se bouche les oreilles.

D'un autre côté, si l'on gratte très-légerement l'extrémité d'une longue perche, on entendra le son en appliquant immédiatement l'oreille à l'autre extrémité de celle-ci, tandis qu'on n'entendra aucun son dans l'air, même en approchant son oreille très-près du point où le son est produit. En frappant deux pierres l'une contre l'autre, tandis qu'on est sous l'eau, on entend un son distinct et on éprouve même une sensation désagréable, tandis que si l'on est hors de l'eau, à peine si le son peut être entendu.

Ces faits montrent que le son ne passe pas facilement des corps denses dans l'air ou de l'air dans les corps denses. La physique nous apprend encore que le son se réfléchit toujours en passant d'un milieu dans un autre, et qu'il entre moins de son dans le nouveau milieu qu'il ne s'en serait propagé dans un espace correspondant occupé par un milieu semblable à celui dans lequel le son se propageait jusque-là. Plus il y a de dissemblance entre les milieux relativement à leur densité et à leur cohésion, plus grande est la réflexion du son, et moins il passera de son de l'un de ces milieux dans un autre.

Le tic-tac d'une montre s'entend à une plus grande distance à travers une perche qu'à travers l'air, parce qu'aucune portion du son ne passe de la perche dans l'air, et parce qu'il reste entièrement concentré dans celle-ci. Au contraire, le son qui passe immédiatement de la montre dans l'air se disperse en toute direction, et agit par conséquent sur une plus grande étendue. L'expérience de la perche ne prouve pas du tout que le bois soit meilleur conducteur du son que l'air. Aucune différence n'a encore été démontrée expérimentalement dans la conductibilité respective de l'air, du bois et d'autres corps[1]. Si des recherches étaient entreprises dans ce but, elles devraient être de nature à montrer le résultat du passage d'un seul et même son dans deux ou plusieurs milieux ayant même forme et même volume, et placés dans des relations semblables par rapport aux parties environnantes; il faudrait de plus comparer les distances auxquelles les sons peuvent être perçus à travers chaque milieu, ainsi que la force avec laquelle ils peuvent être entendus à ces mêmes distances.

[1] Toujours est-il que le bois est, avec le fer et le cuivre, le corps dans lequel les sons se propagent avec le plus de rapidité. La vitesse avec laquelle le son se propage dans l'air étant prise pour unité, le bois est représenté par les chiffres 11,17, tandis que l'eau n'est représentée que par le chiffre 4,5. (*Note du traduct.*)

Que l'on place, par exemple, l'extrémité d'un tube de bois sur une montre, de manière à ce que le contact soit parfait dans toute sa circonférence, et que l'on place l'oreille à l'autre extrémité, on entendra le tic-tac au même instant à travers le bois et à travers l'air renfermé dans le tube. Si l'on glisse maintenant un cylindre solide de bois dans le tube et qu'on applique celui-ci de la même manière, le tic-tac de la montre s'entendra, comme avant, à travers le bois du tube et le bois du cylindre solide. Si le bois était meilleur conducteur du son que l'air, il s'ensuivrait qu'on devrait entendre le tic-tac plus fort dans le dernier cas que dans le premier; or, tout le monde peut se convaincre facilement que c'est l'inverse qui est vrai. N'est-ce pas d'ailleurs une circonstance assez remarquable de voir les médecins faire usage, pour l'auscultation, d'un tube creux et non d'un cylindre solide, et affirmer néanmoins que les corps denses sont meilleurs conducteurs des sons que l'air atmosphérique?

Il ne peut y avoir de doute sur ce point : la voix traverse le parenchyme des poumons par l'intermédiaire de l'air contenu dans la trachée et dans les tuyaux bronchiques; car si elle se propageait le long des parois de la trachée, elle devrait arriver aussi bien jusque dans les enveloppes des parois thoraciques. Lorsque les poumons sont sains et que l'air forme une colonne continue jusque dans les cellules aériennes, la voix est conduite plus loin que lorsque le poumon est hépatisé ou comprimé par des liquides, c'est-à-dire lorsque les cellules aériennes et les petites divisions des bronches ne contiennent pas d'air. Plus un corps est solide, et plus le passage du son est difficile de l'air dans ce corps; c'est ce qui explique comment le son passe plus facilement de l'air des cellules aériennes et des tuyaux bronchiques dans le parenchyme d'un poumon sain qu'il ne passe de l'air des gros tuyaux bronchiques dans le tissu solidifié du poumon hépatisé.

L'expérience suivante permet d'ailleurs de vérifier aisément la conductibilité du poumon sain et du poumon hépatisé, des liquides, etc. Si une personne parle dans un stéthoscope appliqué sur un poumon sain, retiré du corps, tandis qu'une autre personne ausculte avec un second stéthoscope, en plaçant successivement le stéthoscope à diverses distances, on parviendra à reconnaître exactement jusqu'à quelle distance on peut entendre la voix dans le poumon sain ; une expérience semblable sera faite ensuite avec un poumon hépatisé et avec un poumon comprimé par des liquides. Eh bien ! des expériences répétées m'ont démontré invariablement que le son s'entend à une distance un peu plus grande à travers un poumon sain qu'à travers un poumon hépatisé. La différence, sous ce rapport, est très-marquée[1].

[1] Pour que cette expérience eût quelque portée, il faudrait commencer par prouver que les choses se passent ici de même que pendant la vie ; ce qui n'est pas. Mais, il y a plus, cette expérience dont parle M. Skoda n'a pas eu toujours le même résultat entre les mains des observateurs qui l'ont répétée. Ainsi, M. Walshe (*ouvr. cité*) s'exprime ainsi : « Il est bien vrai que le tissu pulmonaire hépatisé peut ne pas conduire mieux, et même conduire moins bien la voix, qu'une couche de même épaisseur du parenchyme sain ; mais il est également vrai que ce résultat n'est pas constant. J'ai rencontré parfois des poumons hépatisés qui, détachés du cadavre, conduisaient le son avec une très-grande intensité. Et ces résultats divers et contradictoires, on peut les obtenir avec des poumons que l'on jugerait à la vue se trouver exactement dans les mêmes conditions, sous le rapport de la quantité d'air, de liquides et de matériaux plastiques qu'ils contiennent. Il est évident, toutefois, qu'au point de vue de l'acoustique, ils ne sont pas dans le même état physique. Ces portions du parenchyme

Des faits qui précèdent, je crois donc être autorisé à déduire la conclusion suivante : les variations dans la force et dans la clarté de la voix thoracique ne peuvent s'expliquer par des différences dans la conductibilité du son dont jouit le parenchyme pulmonaire sain ou malade.

**B. Les variations dans la force et dans la clarté de la voix thoracique s'expliquent par les lois de la consonnance.**

Si le son se fait entendre aussi distinctement à une certaine distance du point où il a été produit que dans ce point même, cela peut tenir à l'une des circonstances suivantes : ou bien sa diffusion a été empêchée et il est resté concentré dans son passage, ou bien il a été reproduit par la consonnance et renforcé de cette manière. Enfin, si le son s'entend plus fort à une certaine distance de son origine qu'à son origine même, c'est qu'il faut qu'il ait été renforcé par la consonnance.

La consonnance est un phénomène bien connu. Une corde de guitare tendue fournit un son musical dès qu'une note semblable est produite par un autre instrument situé dans son voisinage, ou même par la voix humaine. Un diapason, tenu en l'air, résonne beaucoup plus faiblement que lorsqu'il est appliqué sur une table ; c'est que la table

pulmonaire, en apparence identiques, sont en réalité dans des états fort différents. C'est que, dans l'estimation de la puissance conductrice des poumons, il faut prendre en plus grande considération, dans les poumons enflammés, l'homogénéité du tissu que la solidification appréciable. C'est dans la diversité d'homogénéité de ces différentes portions de poumons que se trouve probablement la clef de la difficulté, et, dans ce cas, c'est une clef dont on ne peut faire usage au point de vue pratique. Toujours est-il que l'on ne peut accepter comme probantes les expériences de M. Skoda... »

(Note du traducteur.)

4

renforce le son, en fournissant des vibrations semblables; elle entre en consonnance avec le diapason.

Le son d'une guimbarde est tellement faible, qu'on l'entend à peine à l'air libre; il devient très-appréciable lorsqu'on fait vibrer l'instrument dans la bouche; c'est que le son est renforcé par la consonnance de l'air renfermé dans la bouche avec les vibrations de ce petit instrument [1].

Lorsque, ainsi que cela arrive quelquefois, la voix s'entend avec plus de force sur un point quelconque du thorax qu'au niveau du larynx, cette augmentation de résonnance ne peut tenir qu'à la consonnance qui s'établit dans le thorax. Les variations dans la force et dans la clarté de la voix thoracique peuvent très-bien s'expliquer par des changements dans la force de la consonnance dans le thorax, et ceci nous amène à examiner quels sont les points du thorax qui entrent en consonnance avec la voix, et quelles sont les circonstances qui peuvent faire varier la consonnance.

La voix, telle qu'elle sort de la bouche, est constituée par des sons primitifs formés dans le larynx et par des sons

[1] Ce n'est pas seulement l'air renfermé dans la bouche qui entre en consonnance avec les vibrations de la guimbarde, mais aussi les parois de la bouche. Qu'on essaye de faire résonner une guimbarde dans une boîte de carton mince et dans une boîte de sapin, contenant toutes deux la même quantité d'air, on verra que l'effet est bien différent; et cependant il devrait en être de même dans les deux cas, si l'air contenu dans la cavité renforçait seul le son. Même remarque pour la guitare, le violon et le piano, dont l'auteur parlera dans un instant. L'air qui se trouve contenu dans la caisse d'harmonie de ces instruments renforce le son par résonnance; mais la caisse d'harmonie ajoute elle-même à l'intensité du son. Ne sait-on pas qu'il suffit d'une modification très-légère apportée à la construction de la caisse d'harmonie de ces instruments, pour faire d'un instrument parfaitement sonore un instrument tout à fait sourd

consonnants formés dans le pharynx et dans les cavités de la bouche et du nez ; c'est ce dont il est facile de se convaincre en observant les changements que la voix éprouve, suivant qu'on ouvre ou qu'on ferme la bouche ou le nez. On sait que l'élévation diatonique de la voix dépend du larynx et qu'elle n'est nullement affectée par l'ouverture ou l'occlusion de la bouche ou des narines ; mais l'articulation de la voix se fait dans la bouche, et certaines modifications de son timbre dépendent de la forme et des dimensions de la bouche et des cavités nasales, en particulier, de ce que celles-ci sont ouvertes ou fermées.

Or, puisqu'il est évident que l'air renfermé dans le pharynx, dans la bouche et dans les cavités nasales entre en consonnance avec le son produit dans le larynx, il est impossible de mettre en doute que l'air renfermé dans la trachée, dans les tuyaux bronchiques, etc., doit entrer aussi en consonnance avec les sons qui ont pour point de départ le larynx. C'est l'air contenu dans le thorax qui est le corps consonnant, et non le parenchyme pulmonaire ; ce parenchyme est peu apte à la consonnance ; sa texture n'est ni assez rigide, ni assez tendue[1].

et sans sonorité? M. Skoda le reconnaît d'ailleurs plus bas, quand il dit : « La force de la consonnance dépend de la forme et des dimensions de l'espace clos *et de la nature des parois qui le constituent.* » Mais M. Skoda se trompe quand il ne parle que de *réflexion* du son par les parois ; il n'y a pas seulement *réflexion*, il y a *vibration* ; et pour les instruments à corde en particulier, il faut que la caisse puisse instantanément prendre l'unisson de toutes les cordes, dans tous les tons, et imprimer ses vibrations à la masse d'air qu'elle contient.                              (*Note du traducteur.*)

[1] Même remarque que précédemment : les parois du pharynx, de la bouche et des cavités nasales entrent en consonnance avec le son produit dans le larynx. Par conséquent, dans le poumon, les tuyaux bronchiques et le parenchyme pulmonaire qui les entoure doivent consonner avec les sons formés dans le larynx.     (*Note du traducteur.*)

Les corps dans lesquels il est le plus facile d'exciter des vibrations indépendantes sont ceux qui entrent aussi plus facilement en consonnance; tels sont l'air, les cordes musicales, les membranes, les tiges, les plaques, etc.

L'air n'entre jamais en consonnance, que s'il est renfermé dans un espace circonscrit. La voix humaine, et généralement toute espèce de son, ont bien moins de force à l'air libre que dans une chambre. L'air contenu dans la caisse d'harmonie d'une guitare, d'un violon, ou d'un piano, entre en consonnance avec les sons produits par les cordes; mais l'air libre qui les entoure ne renforce nullement ces sons.

La force de la consonnance dépend de la forme et des dimensions de l'espace clos, et de la nature des parois qui le constituent; par exemple, la consonnance est d'autant plus forte que le son est plus complétement réfléchi par les parois. Il suit de là qu'un espace limité par une muraille fournit la consonnance la plus forte; tandis que si les parois sont formées de toile, comme dans une tente, elles ajoutent peu à la force du son. On connaît bien la cause du renforcement du son dans le porte-voix.

L'air qui se trouve renfermé dans un espace donné n'entre pas en consonnance avec un son quelconque. Dans le cas où plusieurs sons ou bruits consonnent dans cet espace, il n'en est pas moins vrai que cette consonnance n'a pas toujours lieu avec autant de force et de clarté pour les uns que pour les autres. Les corps consonnants ne répondent qu'à ces sons qu'ils sont eux-mêmes capables de produire, ou aux vibrations qui forment partie aliquote de ces mêmes sons [1].

[1] « Les liquides et les gaz ne reçoivent, en général, leur mouvement de vibration que par le choc direct ou par l'intermédiaire des

De la considération de ces données physiques, on peut tirer les conclusions suivantes, relativement à la consonnance de la voix thoracique : l'air contenu dans la trachée et les tuyaux aériens entre en consonnance avec la voix, pourvu que les parois qui le circonscrivent se trouvent, relativement à leur puissance de réflexion du son, dans des conditions semblables ou analogues aux parois du larynx, de la bouche ou des fosses nasales. Dans la

corps solides; mais dès qu'ils ont reçu ce mouvement ils peuvent, à leur tour, le transmettre à tous les corps solides qu'ils rencontrent... Ce phénomène, qui se présente d'une manière frappante sur tous les corps solides très-mobiles, se produit pareillement dans les corps plus inertes et moins élastiques... Il est permis de conclure ici de ce que l'on observe à ce que l'on n'observe pas, et, puisqu'une masse solide quelconque peut [entrer en vibration sous le choc du marteau et produire un son déterminé, on peut conclure qu'elle entrera en vibration plus ou moins marquée lorsque ce son, en traversant l'eau ou l'air, viendra la frapper. On peut conclure, qu'en général, elle entrera en vibration pour tous les sons possibles; car, en général, il n'y a pas de son qu'elle ne puisse rendre, soit comme son fondamental, soit comme son harmonique, si elle était convenablement ébranlée; et, par conséquent, il n'y a pas de son qui, en la frappant, ne détermine en elle un certain mode de vibration. Si l'on conservait quelques doutes sur cette conclusion générale, il suffirait de remarquer que le son produit dans un fluide est transmis avec plus ou moins de facilité par une masse solide quelconque, et que, certainement, il ne peut être transmis par elle sans l'avoir forcée à vibrer à l'unisson avec lui. Mais il serait curieux de savoir comment le mouvement se détermine suivant les diverses obliquités des surfaces, par rapport à la direction de l'onde. Il n'y a, sur ce sujet, qu'un très-petit nombre d'expériences... » ( Pouillet, *Traité de physique*, t. II, liv. V, 5ᵉ édition). Après avoir posé ainsi les principes de la *résonnance* et non de la *consonnance*, comme l'appelle M. Skoda, le mot *consonnance* étant principalement réservé pour désigner un *accord*, M. Pouillet ajoute : « Il est probable que les liquides sont plus efficaces que les gaz, pour déterminer ainsi des vibrations dans les solides.

(Note du traducteur.)

4.

trachée, dont les parois sont formées par des cerceaux cartilagineux, la consonnance de la voix est presque aussi forte que la résonnance naturelle de la voix dans le larynx; elle est à peine plus faible dans les deux bronches par lesquelles se termine la trachée. A mesure que les tuyaux bronchiques s'enfoncent dans le parenchyme pulmonaire, ils perdent peu à peu les cerceaux cartilagineux qui se touchent; les cartilages se réduisent à des plaques irrégulières et minces, plongées dans du tissu fibreux; à leur tour, ces plaques deviennent plus petites, plus minces et plus rares; les plus petites divisions des tuyaux bronchiques ne sont que de minces canaux membraneux. Aussi la consonnance de la voix est beaucoup plus faible dans les tuyaux bronchiques qui pénètrent dans le parenchyme pulmonaire, que dans la trachée; elle s'affaiblit d'autant plus que les cartilages s'effacent davantage.

Quant aux conditions nécessaires pour produire l'augmentation de consonnance de la voix dans les tuyaux bronchiques qui pénètrent dans le parenchyme pulmonaire, il faut, ou bien que les parois des tuyaux bronchiques soient composées de cartilages, ou bien, si elles sont membraneuses, qu'elles soient très-denses, ou bien enfin, que le tissu pulmonaire qui entoure les tuyaux bronchiques soit privé d'air. Dans tous ces cas, le son sera réfléchi avec plus de force par les parois des tuyaux bronchiques, que par les parois membraneuses des bronches normales. Il faut de plus, de toute nécessité, qu'il y ait libre communication entre l'air renfermé dans les tuyaux bronchiques et celui qui se trouve contenu dans le larynx.

Il arrive souvent, lorsque des vibrations indépendantes sont excitées primitivement ou par communication dans de l'air renfermé dans un espace circonscrit, que les parois elles-mêmes qui circonscrivent cet air entrent en vibration à leur tour à l'unisson, et cela d'autant plus facilement que ces parois sont moins rigides et moins dures. Un tuyau d'orgue entre en vibration lorsque l'air résonne dans son intérieur ; il en est de même d'un porte-voix. Le larynx vibre à chaque son, et ses vibrations peuvent même se sentir à travers des couches charnues, épaisses de quelques pouces. Les parois des tuyaux bronchiques vibrent également dans l'intérieur du parenchyme pulmonaire, lorsque la voix entre en consonnance avec l'air contenu dans leur intérieur ; les vibrations excitées de cette manière peuvent s'étendre aux parois thoraciques, et même traverser plusieurs pouces d'épaisseur de parties charnues ou de liquides, pour faire entendre sur le thorax la consonnance des bronches.

**C. Conditions pathologiques des organes de la respiration qui, d'accord avec les explications précédentes, produisent une augmentation dans la force ou dans la clarté de la voix thoracique.**

Parmi ces conditions pathologiques il faut ranger :

1° *Toutes les maladies dans lesquelles le parenchyme pulmonaire est privé d'air et devient plus ferme, plus dense et plus solide.* — Les parois d'un tuyau bronchique, entourées par un parenchyme ainsi altéré, réfléchissent le son aussi bien et même mieux que les parois de la trachée ; et la réflexion du son, de même que l'intensité de la consonnance sont portées plus ou moins loin, suivant la densité du parenchyme.

Les maladies qui solidifient le parenchyme pulmonaire sont : la *pneumonie*, l'*infiltration tuberculeuse* et l'*apoplexie pulmonaire*. Dans ces maladies, il n'y a jamais augmentation de la voix thoracique, à moins que l'air n'ait été entièrement chassé, ou à peu près, des cellules aériennes par les matériaux d'infiltration, et que l'altération occupe une assez grande étendue pour comprendre dans son intérieur au moins un des gros tuyaux bronchiques renfermant de l'air et communiquant librement avec le larynx. Plus le poumon est devenu solide dans une grande étendue, et plus apparaît facilement l'accroissement de force de la voix thoracique.

La pneumonie, à sa première période, l'inflammation bornée à quelques lobules du poumon (*pneumonie lobulaire*), l'œdème du poumon, et l'infiltration peu étendue de sang dans le parenchyme pulmonaire, n'ajoutent que peu ou point à l'intensité de la voix thoracique ; il en est de même des tubercules isolés, quelque nombreux qu'ils soient, pourvu que le parenchyme pulmonaire reste perméable à l'air. L'infiltration de sang dans le parenchyme du poumon (*apoplexie pulmonaire* de Laënnec), étant une maladie assez rare, on n'a pas souvent l'occasion de constater l'augmentation de la voix thoracique, d'autant plus que l'infiltration est très-limitée dans son étendue. Ce renforcement de la voix s'observe très-fréquemment dans les hépatisations étendues et dans l'infiltration tuberculeuse des poumons. L'induration du poumon, qui persiste après une hépatisation incomplétement résolue, produit l'augmentation de la voix, comme l'hépatisation elle-même. Je n'ai jamais vu le poumon entièrement privé d'air dans l'œdème plumonaire, à moins qu'il n'ait été en même temps soumis à quelque pression extérieure [1].

[1] D'après MM. Williams, Raciborski et quelques autres auteurs, la bronchophonie pourrait être produite par la congestion des vaisseaux pulmonaires. Or, comme cette congestion existe à un haut de-

*2º Les conditions pathologiques des poumons dans les-quelles le parenchyme est privé d'air par la compres-sion.* — Les parois d'un tuyau bronchique entouré de toutes parts par un parenchyme comprimé et privé d'air, réfléchissent les sons aussi fortement que les parties molles de la bouche.

La compression du poumon ne donne lieu à une augmentation ou à une plus grande clarté de la voix thoracique que si la portion comprimée est assez considérable pour contenir au moins une bronche qui, par la quantité de ses cartilages, ait résisté à la compression ; car de simples tuyaux bronchiques membraneux se laissent comprimer complétement.

Le parenchyme du poumon peut être comprimé par des *liquides* ou par des *exsudations solides*, par *de l'air ou des gaz épanchés dans la plèvre*, par des *tumeurs*, par une *augmentation de volume du cœur*, par des *épanchements dans le péricarde*, par des *anévrysmes de l'aorte*, etc., ou bien par suite de diminution de la cavité thoracique, *par le développement et le refoulement de l'intestin*, par des *déviations de la colonne vertébrale* ou par *toute autre difformité du thorax*. De toutes ces causes, celles qui, le plus généralement et presque exclusivement, donnent lieu à l'augmentation de la voix thoracique sont les épanchements pleurétiques et le pneumothorax ; au moins c'est le résultat que m'a fourni l'ouverture d'un grand nombre de cadavres à l'hôpital général de Vienne.

gré dans le cas de rétrécissement de l'orifice auriculo-ventriculaire gauche, il s'ensuit que ce rétrécissement devrait toujours, et dans tout le poumon, donner lieu à la bronchophonie. Le fait est que la congestion des vaisseaux pulmonaires ne cause jamais la bronchophonie et n'altère en rien, très-certainement, la résonnance de la voix. *(Note de l'auteur.)*

Une compression complète de portions étendues du poumon ne se rencontre ordinairement qu'avec de l'air ou
avec des liquides dans la plèvre.

On trouve, il est vrai, dans certaines déviations de la
colonne vertébrale un lobe ou même un poumon entier
comprimé ; néanmoins , tant que le poumon est sain,
il renferme toujours de l'air, sauf dans quelques petites
portions. Dans les cas où l'abdomen est considérablement distendu, le diaphragme fortement refoulé et, par
suite, la cavité thoracique diminuée d'amplitude, il n'y a
guère que les extrémités des lobes inférieurs comprimés
qui soient entièrement privés d'air ; les autres parties
conservent constamment une certaine quantité d'air.

Il y a plus, il est extrêmement rare qu'une portion considérable du poumon soit privée d'air par compression
seulement, dans le cas d'énorme dilatation avec hypertrophie du cœur, dans le cas d'épanchement péricardiaque
très-abondant ou d'anévrysme volumineux de l'aorte.
Dans la rétraction du thorax, qui suit l'absorption des
épanchements pleurétiques , le poumon, quelque réduit
de volume qu'il puisse être, renferme toujours de l'air,
pourvu cependant que son parenchyme ne soit pas induré.

Une question se présente naturellement ici : Quelle est
la quantité de liquide ou de gaz nécessaire pour exercer
sur le poumon une compression telle qu'il y ait renforcement ou plus grande clarté de la voix thoracique ? Il est
impossible de répondre à cette question d'une manière
générale ; car il peut arriver qu'un lobe du poumon soit
complétement privé d'air, sans avoir perdu plus du quart
de son volume normal, et, d'un autre côté, il peut en
avoir perdu plus du tiers et même davantage, et cependant
contenir encore de l'air. La cause de cette différence est

la suivante : dans le premier cas, le parenchyme est rare et ne contient qu'une faible quantité de liquide ; dans le second cas, il est dense et contient beaucoup de liquide. D'après cette circonstance et d'après les différences qui peuvent exister dans la capacité du thorax, on peut conclure que tantôt il suffira d'une demi-livre, tantôt, au contraire, il faudra plusieurs livres de liquide pour produire une augmentation de la voix thoracique.

Lorsque le poumon n'a pas contracté d'adhérences avec les parois thoraciques, le liquide épanché se rassemble toujours dans les parties les plus déclives de la cavité thoracique, comprimant par conséquent les portions inférieures du poumon et donnant lieu très-souvent à une augmentation de la voix thoracique. Le lobe inférieur du poumon, ainsi privé d'air, s'enfonce au-dessous du liquide, en vertu de sa plus grande pesanteur spécifique ; les tubes bronchiques qui le traversent sont réduits de volume, mais non oblitérés ou obliquement comprimés, au commencement, et l'air qu'ils contiennent communique avec l'air contenu dans les autres tuyaux bronchiques, pourvu que la communication ne soit pas interrompue par la présence du mucus, etc. La compression du parenchyme ne donne pas lieu aussi facilement à une augmentation de la voix thoracique, dans les parties supérieures du poumon que dans les inférieures ; ceci est particulièrement vrai pour les parties antérieures et supérieures de l'organe, là où les tuyaux bronchiques sont plus facilement oblitérés par la compression, par suite du trajet courbe décrit par ces canaux. Parfois, lorsque la quantité de liquide est assez considérable pour comprimer le poumon tout entier, l'augmentation de la voix thoracique ou sa plus grande clarté se font entendre aussi bien à la face antérieure du thorax qu'en arrière, au-dessous des omoplates. Il nous est impossible de déterminer d'une manière précise la distance à laquelle le tuyau bronchique dans lequel la voix consonne plus fortement doit se trouver de la paroi du thorax pour que le son puisse être entendu à ce niveau. Il n'est pas douteux que cette distance peut être assez considérable. L'augmentation de la voix et sa plus grande clarté s'entendent même dans les cas dans lesquels l'épanchement est devenu assez abondant pour produire une dilatation du thorax.

Il est rare que la voix soit augmentée ou plus claire si l'épanchement ne vient pas s'accumuler dans les parties déclives du thorax, s'il est retenu dans quelque point particulier par des adhérences entre la plèvre costale et la plèvre pulmonaire. Je n'ai jamais observé ce phénomène dans des cas d'épanchements enkystés, ayant leur siége vers la partie supérieure du poumon ; mais les épanchements enkystés formés vers les lobes inférieurs du poumon donnent lieu parfois à cette augmentation de la voix thoracique et à sa plus grande clarté, lorsque le liquide est en assez grande quantité pour couvrir plus de la moitié de la surface de ce lobe et pour le priver en totalité ou en partie, mais toujours jusqu'à une grosse bronche, de l'air qu'il contient.

3° *L'épaississement et l'hyperthrophie des cartilages des tuyaux bronchiques dans l'épaisseur des poumons.—* Pourquoi la voix thoracique est-elle généralement plus forte chez les personnes âgées que chez les jeunes gens? C'est que chez les premiers les cartilages bronchiques sont plus volumineux et plus denses que chez les seconds. Ces cartilages peuvent prendre, à la suite d'états morbides, chez les uns et chez les autres, un volume et une densité plus grands que dans l'état normal ; mais une pareille altération des cartilages, qui s'accompagne d'ailleurs d'une sécrétion plus abondante et le plus ordinairement purulente de la muqueuse bronchique, est un fait rare ; il est encore plus rare qu'elle soit portée assez loin pour donner lieu à une augmentation notable de la voix thoracique.

4° *Les excavations du parenchyme pulmonaire et la dilatation des bronches.* — Les excavations pulmonaires et les dilatations bronchiques, dilatations qui peuvent être uniformes et occuper toute la longueur d'un de ces tuyaux, ou bien être partielles, ou même sacciformes, ne donnent lieu à une augmentation de la voix thoracique et à une plus grande clarté de celle-ci que si leurs parois réfléchissent les sons et, par conséquent, si elles sont infiltrées, épaissies, privées d'air dans une profondeur de plusieurs lignes. Une excavation ou un tuyau bronchique dilaté, autour duquel le parenchyme contient de l'air, ne donne jamais lieu à une augmentation de la voix thoracique.

**D. Expériences à l'appui des considérations qui précèdent, relativement aux causes des variations qui peuvent exister dans la force et dans la clarté de la voix thoracique.**

Si l'on fixe un tube de bois dans la trachée d'un cadavre dont le poumon est hépatisé, infiltré de tubercules ou creusé d'excavations, et que l'on dirige la voix dans ce tube, que les poumons soient laissés dans le thorax ou qu'on les enlève tout entiers avec la trachée et le larynx, on entendra bien rarement la résonnance de la voix au niveau des parties malades, telle qu'elle existait pendant la vie. En général, dans ces expériences, la voix semble plus claire dans les parties saines que dans les parties malades des poumons, et, lorsqu'on les a détachés du corps, on remarque que dans la portion saine la voix rappelle assez exactement par sa force ce qu'elle était pendant la vie, au niveau des points du thorax correspondant aux altérations pathologiques. Les résultats ne sont pas plus satisfaisants lorsque, au lieu de parler dans le larynx à travers un tube, on produit un son analogue à la voix humaine, en soufflant dans le larynx à travers la glotte rétrécie. Ces faits peuvent s'expliquer par cette circonstance qu'après la mort il existe presque constamment des liquides dans les tuyaux bronchiques et que, par suite, la communication entre le larynx et les tuyaux bronchiques profonds ou les excavations se trouve en ·général plus ou moins complétement interrompue par la présence du mucus, du sang, de la sérosité, etc. Voici pourquoi il est impossible d'obtenir des résultats satisfaisants d'expériences sur les poumons, et il serait d'ailleurs très-difficile, très-pénible, pour ne pas dire même impraticable, de retirer ces liquides des tuyaux bronchiques [1].

[1] L'explication donnée par M. Skoda repose sur une assertion purement gratuite. Walshe (*Ouvr. cité*), a constaté cette absence complète de résonnance de la voix au niveau de l'induration pulmonaire, dans un cas où les bronches, jusqu'à leurs troisième et quatrième divisions, ne contenaient pas trace de liquide, et dans lequel il y avait à peine de l'œdème dans le parenchyme pulmonaire. Ce même parenchyme pulmonaire, détaché du cadavre, conduisait la voix d'un stéthoscope à l'autre avec une intensité remarquable. Comment, d'ailleurs, pourrait-on conclure quelque chose de pareilles expériences? Est-ce que les conditions sont identiques lorsqu'une personne parle dans la trachée d'un cadavre ou lorsqu'on ausculte la voix chez un sujet vivant? Est-ce que, chez ce dernier, les parois du larynx, de la trachée et des bronches ne participent pas à la production ou à la propagation du son, tandis que, sur le cadavre, c'est l'air contenu dans les tuyaux aériens qui conduit à peu près seul les vibrations sonores? Mêmes remarques pour les expériences suivantes, faites avec une anse intestinale, avec le foie, avec le

Mais il est d'autres méthodes à l'aide desquelles nous pouvons déterminer plus facilement la nature des modifications de la voix thoracique, telles qu'elles se présentent dans l'état normal et pathologique des poumons. On peut considérer les parois de l'intestin grêle comme offrant, sous le rapport de la puissance de réflexion des sons, de l'analogie avec les portions membraneuses des tuyaux bronchiques. Le foie et la substance du cœur ressemblent, sous un rapport analogue, au poumon hépatisé.

Or, si une personne parle dans un stéthoscope appliqué sur une extrémité d'une anse intestinale remplie d'air, tandis qu'on écoute avec un stéthoscope placé à l'autre extrémité, on entendra la voix entrant en consonnance avec l'air contenu dans l'intestin ; mais la force de cette consonnance sera d'autant moindre que les parois de l'anse intestinale seront plus tendues. Si, au lieu de placer le stéthoscope immédiatement sur l'intestin, on interpose entre celui-ci et le stéthoscope un morceau de foie, de poumon ou d'intestin rempli d'eau, la consonnance cessera ou deviendra très-peu distincte, même si le corps interposé n'a pas plus d'un demi-pouce d'épaisseur et s'il ne fait seulement que couvrir l'orifice du stéthoscope.

Si l'on creuse un canal dans la substance du foie, mais sans le perforer entièrement, et si une personne parle dans ce canal à travers un tube placé de manière à ce que l'ouverture du canal soit bouchée exactement par ce tube, on remarquera, en auscultant avec un stéthoscope placé sur le foie, que la voix s'entend dans toute la longueur du canal, à une certaine distance de l'un et de l'autre côté

cœur. M. Skoda, si bon critique des travaux de ses contemporains, montre ici une faiblesse toute paternelle pour ses propres arguments. *(Note du traducteur.)*

de celui-ci, et considérablement plus forte que si la personne parlait en plein air. La voix s'entend encore dans toute la longueur du canal artificiel, même lorsque l'auscultation est pratiquée à travers un morceau de foie ou de poumon de plusieurs pouces d'épaisseur, ou à travers un os ou un cartilage ; la voix s'affaiblit cependant à mesure que l'on augmente l'épaisseur du corps interposé, et elle finit par disparaître entièrement.

Si le foie est plongé dans l'eau et si l'on a soin de s'opposer à la pénétration de celle-ci dans le canal artificiel, on peut entendre la voix, même à travers une couche d'eau de un à deux pouces d'épaisseur.

L'expérience est encore bien plus facile avec le cœur qu'avec le foie. Ainsi, on vide le ventricule gauche de sang, on lie l'oreillette gauche et on détruit les valvules aortiques ; puis on fait passer la voix dans la cavité du ventricule gauche, à travers un tube fixé dans l'aorte ; si l'on applique un stéthoscope sur le cœur gauche, on entend alors la consonnance dans sa cavité. L'auscultation peut être pratiquée avec le même résultat en interposant un morceau de poumon, de foie ou une couche d'eau.

Mêmes phénomènes lorsque l'on emploie pour l'expérience un larynx avec la trachée et les deux bronches, les deux dernières préalablement liées, et qu'une personne parle, à travers un tube, dans le larynx.

Si maintenant on plonge et on maintient sous l'eau une portion d'intestin remplie d'air et qu'on place deux stéthoscopes sur cet intestin, à une distance quelconque l'un de l'autre, en ayant soin de ne pas laisser pénétrer d'eau dans leur intérieur, ce qui est assez facile, et si une personne parle dans l'un des tubes, tandis que l'autre personne applique son oreille sur l'autre, on trouvera que la consonnance de la voix est beaucoup plus forte dans l'intestin que lorsque l'expérience est faite hors de l'eau, et que cette force de consonnance diminue immédiatement dès qu'on laisse remonter à la surface de l'eau une partie de l'anse intestinale.

Ces expériences me semblent indiquer d'une manière assez nette la relation de la force de la voix thoracique avec les différentes conditions du poumon. Si la consonnance de la voix dans une anse intestinale qui n'est pas plongée sous l'eau est assez faible pour disparaître dès qu'on interpose un morceau de poumon, de foie ou une couche de liquide d'un demi-pouce d'épaisseur, il est donc probable que la voix doit être également assez faible dans les tuyaux bronchiques membraneux pour être très-peu distincte, ou même pour que l'on ne puisse pas l'entendre du tout sur le thorax. Et, de même que la voix consonne très-fortement dans le canal artificiel creusé dans le foie, dans le ventricule du cœur et dans la trachée, de manière à ce qu'on puisse l'entendre à travers des couches de plusieurs pouces d'épaisseur ; de même, elle doit entrer fortement en consonnance dans les tuyaux bronchiques d'un poumon hépatisé ou dans les excavations d'un poumon infiltré de tubercules, et elle paraîtra plus forte sur le thorax que la voix qui vient à l'air libre frapper l'oreille de l'observateur. Il m'a été impossible de déterminer, par des expériences sur le cadavre, pourquoi la voix thoracique est tantôt forte et claire, tantôt forte et moins claire, tantôt claire et peu forte.

### § 2. Timbre de la voix thoracique.

La voix d'un homme se distingue de la voix d'un autre homme, de même que le son d'un instrument se distingue du son d'un autre instrument, non-seulement par sa force, par sa clarté, par son élévation diatonique, mais aussi et principalement par une différence dans la qualité, pour laquelle il n'y a pas de dénomination généralement acceptée, mais qui est connue sous le nom de *timbre* de la voix *(Laut, Klang oder Timbre)*.

Le timbre de la voix thoracique ne ressemble jamais au timbre de la voix orale, et rarement aussi au timbre de la voix entendu sur le larynx à travers le stéthoscope.

La voix thoracique n'a pas la rondeur de la voix orale; elle a généralement un caractère frémissant, et, par suite de cette circonstance, une forte voix thoracique tient un peu du timbre du porte-voix, et une voix faible, du timbre d'une trompette d'enfant. Parfois le frémissement de la voix thoracique faible est à peine sensible, et son timbre rappelle alors celui de la voix nasale, tantôt le frémissement est aussi fort que celui que l'on produit en parlant contre un papier placé immédiatement sur les dents d'un peigne. Ce frémissement n'est remarquable que lorsque la voix thoracique est claire et sa consonnance augmentée ; il ne se fait pas remarquer comme phénomène particulier si la voix est sourde.

Il arrive souvent qu'un simple chuchotement se fait entendre sur le thorax. La voix thoracique peut prendre aussi quelquefois un peu du caractère de l'écho amphorique ou du tintement métallique, dans le cas de pneumothorax, ou lorsque de larges cavernes sont creusées dans les poumons.

Les modifications dans le timbre de la voix, qui présentent plusieurs degrés, peuvent se combiner diversement entre elles. Ainsi, le timbre du porte-voix, aussi bien que celui de la voix nasale et de la trompette d'enfant, peuvent s'accompagner d'un écho amphorique ou d'un son métallique ; et un son frémissant particulier peut être associé à la voix nasale. Le timbre, la force et la clarté de la voix thoracique ne restent pas constamment les mêmes chez un même individu : un mot peut avoir le timbre du porte-voix, un autre celui de la voix orale ou d'une trompette d'enfant ; ainsi de suite.

D'où provient ce frémissement de la voix thoracique? La voix laryngée a le timbre du porte-voix, mais sans posséder la rondeur de la voix orale. Il est donc probable que la voix devient frémissante, non dans l'air renfermé dans les tuyaux bronchiques, mais dans le passage de celle-ci à travers le parenchyme pulmonaire et les parois thoraciques. On n'est pas encore parvenu à expliquer ni par l'observation clinique, ni par des autopsies, comment il se fait que le frémissement est tantôt faible, tantôt très-fort, et pourquoi il peut parfois s'entendre comme une seconde voix. Ce qu'il y a de certain, c'est que le frémissement le plus marqué de la voix peut accompagner toutes ces conditions anormales des poumons, qui donnent lieu à une augmentation de consonnance de la voix ; il n'est donc pas particulier à telle ou telle condition pathologique.

Ce fait que, dans un espace déterminé, il n'y a que certains sons qui donnent la consonnance, nous permet de concevoir comment il se fait que dans quelques cas rares la voix thoracique ne s'entend pas comme voix, mais comme chuchotement.

Le chuchotement représente le bruit expiratoire articulé, et lorsque le bruit respiratoire du larynx, mais non la voix, consonne dans les poumons, nous entendons un chuchotement au lieu de la voix thoracique.

Je discuterai plus loin les causes de l'écho amphorique et du tintement métallique.

### § 3. *Ton de la voix consonnante.*

Le ton de la voix thoracique semble parfois différer
de celui de la voix orale ; mais une observation attentive
montre qu'on ne perçoit de différence dans le ton de la
voix consonnante que lorsqu'elle accompagne l'écho amphorique. Dans la voix nasale, dans le timbre du porte-
voix, etc., il n'y a pas de différence dans l'élévation diatonique, par rapport à la voix orale. Je doute par conséquent que Laënnec ait voulu indiquer, par *voix plus
aiguë*, une élévation diatonique plus marquée.

### § 4. *Articulation de la voix consonnante.*

L'articulation de la voix ne s'entend jamais d'une manière distincte sur le thorax ; la voix résonne comme si
l'individu parlait sans remuer la langue ; mais on l'entend
avec des degrés différents de clarté : une voix très-forte
paraît moins articulée qu'une voix faible, et l'articulation est souvent plus marquée dans le chuchotement que
dans la voix même. La voix nasale et la voix des tuyaux
aériens, etc., peuvent être plus ou moins articulées.

### § 5. *Division de la voix thoracique,* d'après Laënnec.

Laënnec a distingué :

1° La résonnance de la voix dans un poumon sain et
dans les petits tuyaux bronchiques ;

2° La résonnance normale de la voix dans les gros
tuyaux bronchiques, situés à la racine des poumons
(*Bronchophonie*);

3° La résonnance de la voix dans les tuyaux bronchiques, lorsque le tissu pulmonaire a acquis une plus grande densité et s'est induré (*Bronchophonie acciden-telle*);

4° La résonnance de la voix dans une excavation existant dans le thorax et renfermant de l'air (*Pectori-loquie*);

5° La résonnance frémissante (chevrotement) produite par la présence d'un liquide dans la plèvre (*Ego-phonie*).

Mes opinions diffèrent de celles de Laënnec relativement à la pectoriloquie, à la bronchophonie accidentelle et à l'égophonie; on verra plus loin, dans l'étude détaillée que je vais faire de ces phénomènes, les raisons qui m'empêchent de partager les idées de l'illustre auteur du *Traité de l'auscultation.*

### A. Pectoriloquie et bronchophonie de Laënnec.

Cherchant à préciser d'une manière plus parfaite ce qu'il entend par pectoriloquie, par bronchophonie, etc., Laënnec s'exprime ainsi : « La voix passe entièrement dans le stéthoscope; la voix passe seulement en partie dans le stéthoscope; la voix n'entre pas dans le stéthoscope. » Mais il est manifeste que toutes les fois qu'on entend la voix avec le stéthoscope, c'est qu'elle doit l'avoir traversé. La distinction que Laënnec a voulu établir semble donc reposer sur ceci, que dans un cas la voix atteint seulement l'oreille, tandis que dans l'autre elle produit en même temps une sensation d'ébranlement dans le conduit auditif. La voix est dite passer entièrement à travers le stéthoscope, lorsqu'on l'entend et qu'on en perçoit les vibrations, comme si l'on parlait immédiatement dans l'oreille.

La seule définition de la pectoriloquie que l'on trouve

dans l'ouvrage de Laënnec, c'est que la pectoriloquie est la résonnance de la voix dans les excavations; il ne donne nulle part une particularité tirée de la voix elle-même, qui puisse servir à caractériser la pectoriloquie. Laënnec divise la pectoriloquie en *parfaite*, *imparfaite* et *douteuse*. « Elle est *parfaite* quand, par la transmission évidente de la voix à travers le stéthoscope, par l'exacte circonscription du phénomène, etc., et de ceux que la toux, le râle et la respiration donnent en même temps, on ne peut en aucune manière la confondre avec la bronchophonie. Elle est *imparfaite* quand quelques-uns de ces caractères manquent, et surtout quand la transmission de la voix n'est pas évidente. Elle est *douteuse* quand la résonnance est très-faible et ne peut être distinguée de la bronchophonie qu'à l'aide des signes tirés de l'endroit où elle a lieu, des symptômes généraux et de la marche de la maladie. »

Voici maintenant la définition qu'il donne de la bronchophonie. « La voix traverse rarement le stéthoscope; son timbre a quelque chose d'analogue à celui d'un porte-voix; sa résonnance est plus diffuse et on la sent évidemment s'étendre au loin. La toux, ainsi que l'inspiration sonore qui la précède et la suit, fixent d'ailleurs l'incertitude que l'on pourrait conserver à cet égard; elles n'ont pas le caractère caverneux; on sent que ces phénomènes se passent dans des tubes étendus, et non pas dans un espace circonscrit. »

Quels sont donc, d'après ces descriptions de la pectoriloquie et de la bronchophonie, les signes d'après lesquels on peut les distinguer l'une de l'autre?

La transmission parfaite de la voix à travers le stéthoscope n'a lieu que dans la pectoriloquie parfaite; mais même, d'après Laënnec, la pectoriloquie ne peut être distinguée de la bronchophonie qu'en prenant en considération le point au niveau duquel on observe le phénomène, l'étendue de la surface sur laquelle on l'entend et aussi les signes fournis en même temps par la toux, par les râles et par la respiration. Le timbre de la bronchophonie est assimilé à celui du porte-voix ; mais il n'est pas parlé du timbre de la pectoriloquie. Force est donc de conclure que, dans l'opinion de Laënnec, il n'y a aucune différence entre ces deux phénomènes ; car s'il y avait eu quelque différence, il n'eût pas eu besoin de faire intervenir la situation et l'étendue de la résonnance, la nature de la toux, la respiration, etc., dans le but de séparer ces deux bruits.

Il nous semble donc que Laënnec ne nous fournit aucun signe distinctif de ces deux modifications de la voix auxquelles il donne le nom de pectoriloquie et de bronchophonie, et que c'est la même voix qui a été désignée par lui tantôt sous le nom de bronchophonie, tantôt sous celui de pectoriloquie, suivant qu'on l'entend dans des endroits différents, dans une étendue différente, et suivant qu'elle s'accompagne de signes particuliers tirés de la respiration, des râles et des troubles des fonctions générales. Mais bien certainement, une voix, une et semblable à elle-même, doit porter le même nom, même lorsqu'elle se forme en des endroits différents.

La véritable question à résoudre est d'ailleurs celle-ci : Pouvons-nous déterminer par la qualité de la voix si elle consonne dans une excavation ou dans les bronches ? Ce n'est pas répondre que d'appeler pectoriloquie la consonnance de la voix dans des excavations, et bronchophonie sa consonnance dans des tuyaux bronchiques ; il

faut indiquer quelque différence essentielle. Or, pas plus
les successeurs de Laënnec que ceux qui depuis ont repris cette tâche en sous-œuvre n'ont réussi à établir cette
distinction. Au contraire, la plupart des auteurs rapportent des cas dans lesquels la pectoriloquie de Laënnec a
été entendue pendant la vie, sans qu'on ait trouvé après
la mort d'excavations pulmonaires. Cette division de la
voix en pectoriloquie et en bronchophonie est cependant
toujours acceptée en France, et la pectoriloquie est encore
considérée parmi les médecins français comme le signe
caractéristique de la présence d'une excavation.

Il nous est impossible de déterminer d'une manière
certaine, par des expériences faites sur le cadavre, si la
voix résonne dans les excavations de la même manière
que dans les tuyaux bronchiques ; la chose paraît cependant assez probable. Ainsi qu'on l'a vu plus haut, on
entend la voix sur le trajet d'un canal creusé dans le
foie, de la même manière qu'on l'entend dans le cœur, et
par conséquent en tant que résonnance dans une cavité.

Si l'on veut bien se rappeler les conditions qui ont été
décrites déjà comme nécessaires à la production d'une
augmentation de la voix thoracique, on comprendra qu'il
n'y a aucun signe précis, adapté à chaque cas particulier,
qui puisse nous permettre d'établir une distinction entre
la résonnance de la voix dans des excavations et cette
résonnance dans des tuyaux bronchiques. Si l'on ne devait tenir compte que des dimensions de l'espace dans la
formation de la voix consonnante, une distinction serait
peut-être possible entre le son qui se forme dans les bronches et celui qui se forme dans les excavations ; mais
nous avons vu que la force, etc., de la voix consonnante est
déterminée, indépendamment des dimensions de l'espace

dans lequel l'air se trouve contenu, par la forme de cet espace, par la nature de ses parois et par son mode de communication avec l'air contenu dans le larynx. Bien plus, nous avons vu que la voix consonnante est modifiée par la distance à laquelle se trouve des parois thoraciques son point d'origine, et par la nature du milieu qu'elle traverse, que ce soit le parenchyme pulmonaire ou quelque autre matière.

Par toutes ces raisons, je considère comme chose certaine que la transmission parfaite ou imparfaite de la voix à travers le stéthoscope ne permet pas de décider s'il existe ou non une excavation dans les poumons ; et par conséquent, toute tentative pour tirer une ligne de démarcation entre la pectoriloquie et la bronchophonie est superflue et ne peut qu'induire en erreur [1].

### B. Egophonie de Laënnec.

Les médecins ont accordé plus d'attention à l'étude de l'égophonie qu'à celle de la pectoriloquie et de la bronchophonie.

[1] Toute cette discussion est des plus remarquables. Après l'avoir lue, il est impossible de ne pas reconnaître, avec M. Skoda, que ce que Laënnec a appelé pectoriloquie n'est autre chose que de la bronchophonie intense ; mais il n'est pas douteux non plus que dans le cas où il existe une large excavation, la bronchophonie est encore augmentée par la répercussion des sons vocaux dans l'excavation. Laënnec ne savait pas sans doute, et l'expérience de ses successeurs a pleinement démontré que la pectoriloquie la plus parfaite, telle qu'il la décrit lui-même, peut exister dans le cas où une masse solide, d'un volume médiocre, se trouve interposée entre une bronche parfaitement saine et la surface du poumon, c'est-à-dire dans les conditions les plus opposées à celles d'une excavation. Mais il nous semble qu'il n'y aurait aucun inconvénient à conserver la pectoriloquie à titre de variété de la bronchophonie, sauf à lui donner le nom de *voix caverneuse*, pour indiquer son origine et son mode de production.        (*Note du traducteur.*)

« L'égophonie simple, dit Laënnec, consiste dans une résonnance particulière de la voix, qui accompagne ou suit l'articulation des mots. Il semble qu'une voix plus aiguë, plus aigre que celle du malade, et en quelque sorte argentine, frémisse à la surface des poumons ; elle paraît être un écho de la voix du malade, plutôt que cette voix elle-même. Rarement elle s'introduit dans le tube du sté-thoscope, et presque jamais elle ne le traverse complé-tement. Elle a d'ailleurs un caractère constant, d'où j'ai cru devoir tirer le nom du phénomène ; elle est tremblo-tante et saccadée comme celle d'une chèvre, et son timbre, d'après la description que nous venons d'en donner, se rapproche également de la voix du même animal.

« Lorsque l'égophonie a lieu dans un point voisin d'un gros tronc bronchique, et surtout vers la racine des pou-mons, elle se joint souvent à une bronchophonie plus ou moins marquée.

« La réunion des deux phénomènes présente des va-riétés nombreuses, et dont on peut se faire une idée exacte en se rappelant les effets que produisent 1° la transmission de la voix à travers un porte-voix métal-lique ou un roseau fêlé ; 2° l'effet d'un jeton placé entre les dents et les lèvres d'un homme qui parle ; 3° le bre-douillement nasal des bateleurs qui font parler le fameux personnage de tréteaux, connu sous le nom de Polichi-nelle.

« Cette dernière comparaison est souvent de la plus parfaite exactitude, surtout chez les hommes à voix un peu grave. Assez ordinairement, chez le même sujet qui présente à la racine des poumons cette réunion des deux phénomènes, on trouve l'égophonie simple vers la partie inférieure du bord externe de l'omoplate.  .

«Le chevrotement qui constitue l'égophonie semble le plus souvent tenir à l'articulation même des mots, quoique la voix qui sort de la bouche du malade n'offre rien de semblable. Mais quelquefois il en est tout à fait distinct, et l'on entend séparément, quoique dans le même instant, la voix résonnante et le résonnement chevrotant et argentin; de manière que ce dernier semble se faire dans un point un peu plus éloigné ou plus rapproché de l'oreille de l'observateur que la résonnance de la voix. Quelquefois même, lorsque le malade parle lentement et par mots entrecoupés, le chevrotement se fait entendre immédiatement après la voix, et non pas avec elle, et ne porte, comme un écho imparfait, que sur la finale des mots. Ces deux dernières nuances du phénomène ne m'ont paru avoir lieu que dans les cas où l'épanchement est peu considérable.

« Pour bien entendre le chevrotement, il faut appliquer fortement le stéthoscope sur la poitrine du malade et poser légèrement l'oreille sur l'instrument. Si l'on appuie fortement cette dernière, le chevrotement diminue de moitié, et l'égophonie se rapproche d'autant de la bronchophonie.

« L'égophonie s'entend toujours dans une certaine étendue, et non pas dans un seul point, comme la pectoriloquie. Le plus souvent, l'égophonie s'entend à la fois dans tout l'espace compris entre le bord interne de l'omoplate et la colonne vertébrale, dans tout le contour de l'angle inférieur de cet os, et dans une zone d'un à trois doigts de largeur, qui se dirige, en suivant la direction des côtes, du milieu de l'omoplate au mamelon.

« Dans un très-petit nombre de cas j'ai trouvé, au début d'une pleurésie, l'égophonie dans toute l'étendue du côté affecté ; deux fois j'ai vérifié par l'autopsie que ce phénomène dépendait de ce que le poumon, adhérant çà et là à la plèvre costale par quelques brides médiocrement nombreuses, n'avait pu être refoulé vers le médiastin, et était par conséquent entouré dans toute son étendue par une couche de sérosité peu épaisse.

« Au reste une bronchophonie aigre, un peu chevrotante ou à timbre fêlé, ne suffit pas pour caractériser la réunion de l'égophonie à la bronchophonie, puisque, comme nous l'avons dit, l'égophonie n'est vraie et sûre comme signe que quand elle consiste dans une résonnance chevrotante, légère et argentine, à la surface du poumon. »

D'après Laënnec, il ne peut y avoir d'égophonie que lorsqu'il y a un épanchement de liquide dans le thorax, c'est-à-dire dans la pleurésie avec épanchement et dans l'hydrothorax, et encore lorsque la quantité de liquide épanché est peu considérable. Il l'a même rencontrée dans des cas où il n'y avait pas plus de trois à quatre onces de sérosité dans la plèvre, et il a constaté que l'égophonie cesse entièrement lorsque l'épanchement pleurétique devient très-abondant, et surtout lorsqu'il le devient assez pour que la poitrine soit évidemment dilatée.

Dans l'opinion de Laënnec, l'égophonie est due à la résonnance naturelle de la voix dans les rameaux bronchiques comprimés et aplatis par le liquide contenu dans la plèvre, résonnance transmise par l'intermède d'une couche mince et tremblotante du liquide épanché, et devenue plus sensible à raison de la compression du tissu pulmonaire, qui le rend plus dense que dans l'état naturel, et par conséquent plus propre à transmettre les sons.

A l'appui de son opinion, Laënnec apporte les considérations suivantes :

« Les points dans lesquels s'observe constamment l'égophonie, c'est-à-dire les environs de l'angle inférieur de l'omoplate et l'espace compris entre le bord interne de cet os et la colonne vertébrale, correspondent aux parties du poumon où se trouvent les rameaux bronchiques les plus volumineux et les plus nombreux, et aux points de la poitrine où le liquide épanché forme à la surface du poumon une couche de peu d'épaisseur, lorsque le malade est assis ou couché sur le dos.

« Si, au contraire, on le fait coucher sur le ventre ou sur le côté opposé au siége de l'épanchement, l'égophonie n'a plus lieu dans le point ordinaire, mais on l'entend dans quelque autre partie ; elle cesse entièrement quand l'épanchement devient assez considérable pour comprimer les bronches elles-mêmes comme le tissu pulmonaire ; elle reparaît quand il diminue, parce que les bronches doivent nécessairement reprendre leur volume avant le parenchyme pulmonaire, à raison de leur plus grande élasticité. »

Laënnec a cherché à déterminer par une expérience directe l'influence que peut avoir l'interposition d'un liquide dans la production du chevrotement qui fait le caractère de l'égophonie. En conséquence, il a appliqué une vessie à demi pleine d'eau sur la région inter-scapulaire d'un jeune homme qui présentait en ce point une bronchophonie naturelle bien marquée : la voix transmise à travers ce liquide lui parut, ainsi qu'à plusieurs personnes qui assistaient à l'expérience, devenir plus aiguë et légèrement tremblotante, quoique d'une manière moins marquée que dans l'égophonie qui coïncide avec un épanchement pleurétique. La même expérience, faite sur le larynx, lui donna le même résultat.

« On sait que le basson et le hautbois doivent leur son chevrotant à la forme de l'anche, qui, faite d'un roseau aminci et comprimé, cède à la moindre pression des lèvres, et frémit par le passage du souffle. Les gros troncs bronchiques ne présentent une forme analogue que dans les cas d'épanchements très-abondants qui ont duré long-temps ; mais, dans tout épanchement pleurétique, les rameaux bronchiques d'un moindre diamètre, et surtout ceux qui sont dépourvus de cartilages, sont nécessairement plus ou moins comprimés. L'arbre bronchique devient alors une sorte d'instrument à vent terminé par une multitude d'*anches*, dans lesquelles la voix frémit en résonnant. La compression du tissu pulmonaire, qui le rend plus dense et, par conséquent, meilleur conducteur du son, et le liquide interposé, meilleur conducteur encore, contribuent à faire parvenir la voix à l'oreille.

« Au reste, l'aplatissement des bronches ne peut être considéré comme la seule cause de l'égophonie. L'étendue dans laquelle elle a lieu, l'espèce de zone que l'on décrit en la suivant autour de la partie inférieure de l'omoplate, et qui s'étend souvent jusqu'aux environs du mamelon, me paraissent démontrer que l'interposition d'une couche de liquide mince et susceptible d'être agitée par les vibrations de la voix, si elle n'est pas tout à fait nécessaire pour la production du phénomène, y contribue au moins beaucoup. On peut remarquer, en outre, que si la simple compression des bronches suffisait pour produire l'égophonie, celle-ci persisterait constamment après le rétrécissement de la poitrine, qui suit la guérison de la pleurésie dans les cas d'épanchements très-abondants. »

D'après Laënnec, l'égophonie n'est donc jamais produite ni par des exsudations liquides dans la plèvre, ni par la pneumonie, ni par des infiltrations tuberculeuses, ni par des excavations creusées dans le poumon. L'égophonie et la bronchophonie se trouvent nécessairement réunies dans les cas de pleuropneumonie, avec exsudation liquide ; et l'un des phénomènes peut être plus marqué que l'autre. La pectoriloquie peut, dans un cas assez rare, prendre quelque chose du caractère frémissant de l'égophonie, c'est celui d'une excavation aplatie, et dont les parois ont une certaine fermeté. Enfin, l'égophonie, la bronchophonie et la pectoriloquie peuvent se trouver réunies, lorsqu'il existe une pleuropneumonie avec abcès du poumon.

Il suit de tout ce qui précède que l'égophonie simple de Laënnec est un son (*Schall*) d'un caractère si particulier, qu'on peut toujours la distinguer facilement de la bronchophonie et de la pectoriloquie ; mais, d'un autre côté, il est absolument impossible de distinguer la modification de la voix qu'il décrit comme résultant de la combinaison de l'égophonie et de la bronchophonie, d'avec la bronchophonie simple, qui tient un peu du caractère chevrotant. Comment, par exemple, distinguer la bronchophonie aigre, un peu chevrotante, et *à timbre fêlé*, qui, par parenthèse, ne représente aucune combinaison de l'égophonie avec la bronchophonie, d'avec la résonnance de la voix telle que celle que fournit un porte-voix métallique, un roseau fêlé, ou de la voix de Polichinelle, toutes comparaisons dont Laënnec s'est servi pour mieux faire comprendre les combinaisons de la bronchophonie et de l'égophonie ?

L'association de la bronchophonie et de l'égophonie

a-t-elle réellement la signification que lui attribue Laënnec? est-elle un signe de pneumonie avec épanchement
séreux dans la plèvre, et surtout ne s'entend-elle jamais
dans la pneumonie qui n'est pas accompagnée d'épanchement pleurétique? Ce sont des questions que Laënnec a résolues par la négative. Autrement il lui eût
fallu admettre l'existence d'une variété de bronchophonie
possédant le caractère chevrotant, et n'étant pas cependant de l'égophonie.

Si, d'accord avec Laënnec, on admet que la bronchophonie et l'égophonie peuvent être réunies sans épanchechement pleurétique, il devient dès lors très-probable qu'il
peut y avoir de l'égophonie sans un épanchement de ce
genre.

Il est d'ailleurs assez remarquable que, au moment où
Laennec professait que l'égophonie ne pouvait exister indépendamment de la présence d'un liquide dans la plèvre,
plusieurs des observateurs qui l'ont suivi dans l'étude de
l'auscultation affirmaient qu'ils avaient observé le même
phénomène dans la pneunomie simple, sans épanchement dans la plèvre. D'après Laënnec, c'étaient toujours
des exemples de bronchophonie prise pour de l'égophonie.
Mais ce que Laënnec appelle égophonie simple ne saurait
être confondu facilement avec la bronchophonie simple,
et dans tous les cas dans lesquels il y a pu avoir confusion, il faut donc de toute nécessité qu'il y ait eu combinaison de l'égophonie et de la bronchophonie; d'où il
suit que cette combinaison peut exister indépendamment
d'un épanchement pleurétique. Or, comme on a observé
un assez grand nombre de cas dans lesquels il y avait une
égophonie simple, sans épanchement pleurétique, il semble peu probable qu'une pareille erreur ait été réelle-

ment commise, et c'est ce qui fait que presque partout l'égophonie n'a pas été considérée, malgré la grande autorité de Laënnec, comme un signe certain de l'existence des épanchements pleurétiques.

M. Williams est, au moins à ce que je crois, le seul auteur qui ait écrit sur l'auscultation, qui adopte entièrement, à cet égard, les opinions de Laënnec. M. Reynaud, un élève de Laënnec, admet au contraire que l'égophonie peut se convertir en bronchophonie, si l'on fait coucher sur le ventre un malade égophone, ou si on l'oblige à se pencher en avant assez fortement pour que le dos soit presque horizontal. La bronchophonie que l'on produit de cette manière est faible lorsque le poumon est sain, forte lorsque cet organe est malade. Dans ce dernier cas, au moment où l'égophonie cesse, on voit apparaître la respiration bronchique et le râle crépitant. M. Reynaud en conclut que l'égophonie n'est autre chose qu'une bronchophonie éloignée, c'est-à-dire une bronchophonie qu'on entend à travers une couche plus ou moins épaisse de liquide.

Cette théorie a été reçue d'une manière favorable en France, et Mériadec Laënnec fait remarquer que les expériences de M. Reynaud nous fournissent un moyen certain de distinguer l'égophonie proprement dite de la bronchophonie, ou plutôt de distinguer un épanchement pleurétique, avec ou sans hépatisation du poumon, de l'hépatisation pulmonaire sans épanchement.

J'ai déjà parlé de l'égophonie de Laënnec, sous le nom de voix frémissante, dans le chapitre relatif au timbre de la voix consonnante. Je me bornerai à répéter ici que j'ai moi-même rencontré l'égophonie simple de Laënnec, aussi bien lorsqu'il y avait un épanchement liquide dans la plèvre que lorsqu'il n'y en avait pas une seule goutte, aussi bien dans la pneumonie que dans les infiltrations tuberculeuses avec ou sans excavations.

J'ai aussi rencontré souvent du liquide dans la plèvre, sans que la voix consonnante ait présenté le caractère frémissant ou chevrotant ; j'ai remarqué encore que dans les épanchements pleurétiques, aussi bien que dans la pneumonie sans épanchement, certains mots ou certaines syllabes offrent le caractère frémissant et chevrotant, tandis que d'autres mots en sont entièrement dépourvus.

Lorsqu'on place une vessie remplie d'eau sur le larynx d'une personne qui parle, on entend la voix à travers cette vessie de la même manière qu'à travers un morceau de foie de même épaisseur que celle-ci. Si l'on répète les expériences auxquelles j'ai fait plusieurs fois allusion déjà, avec des anses d'intestin remplies d'air, ou avec un foie creusé d'un canal et placé sous l'eau, on s'assurera que la voix qui consonne dans l'intestin ne se fera pas entendre à travers la couche d'eau. J'ai souvent remarqué d'ailleurs que le son frémissant se produit accidentellement dans des expériences faites avec des morceaux de foie à l'air libre ou sous l'eau, mais il ne m'a pas été possible de reproduire ces phénomènes à volonté.

Ma propre expérience me conduit donc à refuser d'admettre, avec Laënnec, que l'égophonie soit un signe caractéristique de la présence d'un liquide dans la cavité thoracique; en effet, ce phénomène a été entendu par d'autres comme par moi, dans la région inter-scapulaire, chez des femmes et chez des enfants, dont les poumons étaient parfaitement sains..

S'il est vrai que l'égophonie peut exister indépendamment d'un épanchement pleurétique, il s'ensuit tout naturellement que la théorie de l'égophonie donnée par Laënnec, celle qui explique la production de ce phénomène par les vibrations d'une mince couche de liquide, n'est au moins pas vraie dans tous les cas [1].

Sans prétendre mettre en question l'exactitude des assertions de M. Reynaud, relativement à la conversion de l'égophonie en bronchophonie par les changements de position imprimés au malade, je demande la permission de présenter à ce sujet quelques remarques : M. Reynaud admet, par suite de ses expériences, que lorsqu'un malade est debout, le poumon comprimé ou hépatisé est séparé des parois postérieures du thorax par une couche de liquide ; mais si le malade se couche sur l'abdomen, ou s'incline très-fortement en avant, le poumon se rapproche des parois postérieures, et le liquide se réunit en plus grande quantité dans la partie antérieure du thorax. Or, on sait qu'un poumon privé d'air, par suite d'hépatisation ou de compression, a une pesanteur spécifique plus grande que le liquide épanché dans la plèvre, tandis que, dans l'opinion de M. Reynaud, le poumon devrait surnager le liquide pour se rapprocher de la partie postérieure du thorax, le malade étant couché sur l'abdomen. Dans mon opinion, le poumon privé d'air par compression ou par hépatisation se rapproche de la paroi postérieure du thorax chez un malade couché sur le dos, tandis qu'il doit s'écarter légèrement de cette situation si le malade se lève, et bien plus encore si le malade s'incline

---

[1] C'est ce que j'examinerai un peu plus loin ; pour le moment, je me borne à contester formellement ce fait « que l'égophonie peut exister indépendamment d'un épanchement pleurétique »; bien entendu qu'il s'agit ici de l'égophonie *vraie*, celle qui présente d'une manière évidente les caractères qui lui ont été attribués par Laënnec. *(Note du traducteur.)*

en avant ou se couche sur l'abdomen. J'ai souvent répété les expériences de M. Reynaud, mais je n'ai jamais obtenu les mêmes résultats que lui. Il me paraît probable que ces expériences ont dû être faites chez des malades chez lesquels l'épanchement pleurétique s'était enkysté et ne pouvait pas se déplacer. Des malades affectés d'un épanchement pleurétique non enkysté, c'est-à-dire chez lesquels l'épanchement serait assez abondant pour produire une augmentation de la voix, ne pourraient pas supporter plus de quelques secondes la position du corps nécessaire pour vérifier les assertions de M. Reynaud [1].

Je ne crois pas que l'aplatissement des canaux bronchiques ait quelque chose à voir dans la production de la résonnance frémissante, comme Laënnec l'a supposé. c'est le choc (*Stoss*) d'un corps solide sur un autre corps solide, liquide ou gazeux, qui produit le son frémissant; de simples vibrations de l'air ne sauraient y donner lieu. Les instruments de musique dont le son a un caractère chevrotant sont, ou bien des instruments à anche dans lesquels la languette exerce des chocs sur l'air, ou des in-

[1] Le fait auquel M. Skoda fait allusion est d'une évidence telle, que je m'étonne de le lui voir contester. Sans doute la mobilité de l'égophonie n'existe que dans les premiers temps de la maladie, alors que le liquide n'est pas encore circonscrit par les fausses membranes, et alors surtout que le liquide n'est pas très-abondant; mais enfin cela ne prouve rien contre la vérité du fait lui-même. Quant à ce que dit M. Skoda de l'impossibilité où se trouveraient les malades affectés d'un épanchement pleurétique non enkysté, de garder quelques instants la position indiquée par M. Reynaud, je puis lui affirmer que je n'ai jamais manqué une seule fois, depuis plusieurs années, de répéter l'expérience sur les pleurétiques que j'ai eu à traiter, et que jamais ces malades n'ont paru en souffrir le moins du monde          (*Note du traducteur.*)

struments dans lesquels la languette est remplacée par quelque autre disposition.

Placez un disque de bois, de métal ou d'ivoire dans la bouche, entre les lèvres et les dents, de manière à ce que l'air ne puisse sortir qu'en petite quantité, et vous verrez que tout son produit dans le larynx prend, par suite du contact du disque avec les dents, un caractère chevrotant d'un timbre uniforme, et offrant la ressemblance la plus parfaite avec l'égophonie de Laënnec. C'est à la même cause, c'est-à-dire au choc d'un corps solide sur un autre, qu'il faut rapporter le son frémissant que l'on produit en parlant contre un papier placé sur les dents d'un peigne.

Si l'on parle dans l'extrémité évasée d'un stéthoscope, en ayant soin de fermer complétement l'ouverture avec les lèvres, tout en les appliquant légèrement, on remarquera que presque tous les sons que l'on produit dans le larynx sont accompagnés d'un frémissement d'un timbre uniforme, qui se produit soit entre les lèvres, soit entre les lèvres et le stéthoscope.

La considération de toutes ces circonstances me porte à regarder comme très-vraisemblable que l'égophonie est produite par les chocs d'un corps solide contre un autre corps solide, liquide ou gazeux. Toutefois, ces chocs ne peuvent avoir lieu dans l'intérieur de la poitrine, si la voix ne consonne pas dans quelque espace renfermant de l'air; car, ainsi que nous l'avons vu, ce n'est pas par les parois de la trachée et de tuyaux bronchiques que les vibrations se communiquent du larynx au parenchyme pulmonaire. Il est donc probable que, dans la plupart des cas, les parois des tuyaux bronchiques dans l'intérieur desquels l'air entre en consonnance, réagissent par des

6

chocs sur l'air contenu dans leur intérieur, et donnent par suite naissance au *frémissement*. Il est possible cependant qu'il soit produit parfois par un bouchon de mucus, etc., fermant partiellement l'ouverture d'un tuyau bronchique, et imitant la languette mince qui se trouve dans les instruments à anche.

Mais, quelle que soit, au juste, la manière dont l'égophonie se produise, il n'en est pas moins certain que la présence de trois ou quatre onces de liquide dans la plèvre ne peut jamais y donner lieu. En supposant que l'égophonie n'existe pas dans l'état normal des organes respiratoires, et nous avons vu qu'on la retrouve dans quelques cas rares chez des femmes et chez des enfants maigres, il faudra, pour la produire, la présence dans la plèvre d'une quantité de liquide assez considérable pour comprimer et priver entièrement d'air une portion de poumon dans laquelle se trouve un tuyau bronchique cartilagineux [1].

[1] Cette assertion est complétement inexacte et en désaccord avec l'observation de tous les médecins. La présence de l'égophonie est liée à des épanchements d'une abondance médiocre, et c'est avec raison que Laënnec a dit que la réapparition de l'égophonie, dans des cas où elle a disparu après un certain temps, est un indice de l'absorption d'une partie du liquide épanché. Déjà Laënnec avait fait la remarque que, dans l'opération de l'empyème, l'égophonie devient beaucoup plus manifeste après l'écoulement d'une partie du liquide épanché. J'ai constaté le même fait dans toutes les opérations de thoracentèse que j'ai vu pratiquer ou que j'ai pratiquées moi-même. J'ajouterai, relativement au point contesté d'une manière si absolue par M. Skoda, que j'ai eu l'occasion dans ces derniers temps de pratiquer la thoracentèse chez un malade affecté de pleurésie chronique, avec maladie organique du cœur, chez lequel il existait une égophonie des mieux caractérisées, et que je n'ai retiré que trois ou quatre onces au plus de liquide séreux, sans fausses membranes. Chez ce malade, la matité n'était pas absolue

M. Raciborski a donné l'explication suivante de l'égophonie : «Si, dans le cas d'un épanchement pleurétique, le
liquide, en quantité insuffisante pour comprimer complétement la couche vésiculaire, ne fait qu'appliquer plus
exactement la plèvre contre les parois des vésicules, de
manière à former avec ces parois une membrane plus ou
moins tendue, appliquée aux extrémités des conduits
aérifères, le retentissement de la voix offrira un caractère
très-remarquable. C'est un son saccadé ou un bredouillement semblable à la voix d'un *Polichinelle*, ou au bruit
d'un *mirliton*. Enfin, on l'a comparé au bêlement d'une
chèvre, d'où lui vient le nom d'*égophonie*. »

Je suis convaincu que l'égophonie ne se produit pas de
cette manière, parce que la voix thoracique ne peut augmenter en force et en clarté que lorsqu'une portion notable du poumon est entièrement privée d'air ; bien plus,
c'est une erreur de dire que la plèvre est appliquée plus
exactement contre les cellules aériennes, et qu'elle est
plus tendue par la présence d'une petite quantité de liquide. Les cellules aériennes ne résistent pas à la compression ; elles s'étendent sous l'influence de la pression
atmosphérique, à mesure que le thorax se dilate, et se
contractent dès qu'elles sont comprimées par un corps
quelconque occupant la cavité du thorax. Plus le poumon
est distendu par l'air, plus la plèvre pulmonaire est tendue, et, par suite, pressée plus étroitement contre les pa-

et la respiration s'entendait profondément, de sorte que je sup-
posais qu'il ne devait pas y avoir beaucoup de liquide épanché ;
j'étais loin, toutefois, de supposer que l'épanchement fût aussi
peu abondant. J'ajouterai cependant que l'égophonie a persisté,
quoique moins intense, après l'évacuation du liquide. Le malade
a parfaitement guéri. Je publierai plus tard, dans tous ses détails,
ce fait intéressant.                    (*Note du traducteur*.)

rois des cellules aériennes. Lorsque les cellules sont diminuées de volume, la plèvre se plisse. On ne peut donc
dire qu'elle exerce une forte pression sur la substance du
poumon, que lorsque la totalité de l'air a été chassée des
cellules aériennes [1].

[1] On lit dans les *Recherches cliniques sur l'auscultation*, de
M. Fournet : « Cependant l'égophonie existe, on ne saurait en
douter ; et dans un certain nombre de cas, ce caractère coïncide
avec un épanchement pleurétique et sert à le faire reconnaître ; mais
on peut établir en principe général qu'elle ne peut donner au diagnostic un caractère de certitude qu'autant qu'elle est bornée à
l'un des côtés de la poitrine, qu'elle est bien nettement caractérisée,
qu'elle ne coïncide point avec le caractère chevrotant de la voix
auscultée à distance, qu'elle n'est point sujette dans son existence
ou dans ses degrés aux mêmes variations que le malade peut imprimer à sa voix, qu'elle suit les déplacements que le liquide peut
éprouver dans les changements de position auxquels on soumet le
malade. Ce dernier caractère est le meilleur dont on puisse se servir
pour distinguer la bronchophonie d'avec l'égophonie ; en effet, le siége
de la bronchophonie reste le même, quelles que soient les attitudes
diverses que prenne le malade. Enfin, l'égophonie n'a de véritable
valeur comme signe d'épanchement pleurétique qu'autant qu'elle
coïncide avec d'autres phénomènes, soit locaux, soit généraux, qui
de leur côté, autorisent la pensée d'un épanchement dans la plèvre.»
Dans un mémoire publié en 1842, dans l'*Examinateur médical,*
M. H. Roger, après avoir fait mention de mon *Traité de percussion
et d'auscultation*, et après avoir fait connaître mes idées relativement
à la cause de l'augmentation de résonnance de la voix thoracique,
s'exprime ainsi : « Le docteur Skoda n'admet que deux modifications de la résonnance de la voix, ce sont la bronchophonie qui est
forte ou faible, et un bourdonnement indistinct qui n'a pas pour le
diagnostic de valeur précise. Il ne voit pas la nécessité d'admettre
ni la pectoriloquie, ni l'égophonie de Laënnec ; ou du moins, si elles
existent comme variétés de la bronchophonie, elles ne lui semblent
pas mériter une dénomination spéciale. Cette réforme est certainement commode, en ce qu'elle simplifierait l'étude de l'auscultation, mais elle prive le diagnostic de ressources précieuses ; et si,
en effet, il est des cas nombreux de cavernes pulmonaires et d'é-
panchements pleurétiques où manquent la voix caverneuse et
l'égophonie ; si, d'autre part, certaines modifications, même normales, de la voix peuvent parfois simuler ces deux variétés du re-

### § 6. *Division de la voix thoracique, d'après l'auteur.*

Je crois avoir prouvé que la pectoriloquie et la bronchophonie de Laënnec ne sont qu'un seul et même phénomène, et que son égophonie est un son (*Schall*) qui s'entend parfois en même temps que la voix consonnante et qui n'a, par conséquent, aucune connexion nécessaire avec la présence d'un liquide dans la plèvre, non plus qu'une valeur spéciale, en tant que signe.

Je distingue les modifications suivantes de la voix thoracique :

1° La voix avec ébranlement simultané dans l'oreille ; la voix qui traverse complétement le stéthoscope : *bronchophonie forte*, qui peut être claire ou sourde.

2° La voix sans ébranlement dans l'oreille ou avec un ébranlement à peine sensible ; la voix qui traverse imparfaitement le stéthoscope : *bronchophonie faible* ;

3° Le *bourdonnement* (*Summen*) *indistinct*, sans ébranlement dans l'oreille, ou avec ébranlement à peine sensible ;

4° La *résonnance amphorique* et *l'écho métallique de la voix*. Je parlerai dans un article à part de ces derniers phénomènes.

tentissement vocal, dans d'autres circonstances les phénomènes morbides sont si tranchés, qu'ils ont une valeur séméiotique très-grande, surtout si l'on fait attention à la région du thorax où ils sont produits. Une égophonie marquée est un signe à peu près certain d'épanchement pleurétique, de même que la voix caverneuse perçue au sommet de la poitrine annonce, neuf fois sur dix, une excavation tuberculeuse, et que la variété que nous avons appelée *voix caverneuse éteinte* (*V.* Barth et Roger, *loc. cit.*, p. 185) est un signe presque infaillible de cavernes tuberculeuses. »

Ces arguments me semblent plutôt favorables que contraires aux opinions que je professe relativement à la pectoriloquie et à l'égophonie.　　　　　　　　　　　　　　(*Note de l'auteur.*)

6.

### 1° BRONCHOPHONIE FORTE.

#### A. Bronchophonie forte et claire.

Dans ce cas, la voix thoracique peut être aussi forte, plus forte, et même un peu plus faible que la voix laryngée, et l'on entend en même temps distinctement l'articulation des mots. Ce phénomène indique, au niveau du point où on l'entend, la présence d'une induration pulmonaire fort étendue. Cette induration peut ou bien se trouver immédiatement en contact avec les parois, ou bien en être séparée par une couche du parenchyme pulmonaire contenant de l'air, ou par des exsudations solides ou liquides dans la plèvre, pourvu cependant que ces corps intermédiaires n'aient pas une épaisseur trop considérable. Un simple épanchement liquide dans la plèvre ne donne lieu à une bronchophonie forte et claire que dans la moitié supérieure de la région inter-scapulaire.

Lorsqu'on entend une bronchophonie forte et claire dans d'autres parties du thorax, il faut en conclure l'existence de quelqu'un des états pathologiques suivants : une pneumonie avancée ou une pleuro-pneumonie ; une hépatisation avec épanchement pleurétique peu abondant ou même sans épanchement ; une infiltration tuberculeuse ; une apoplexie pulmonaire fort étendue ; un épaississement des tuyaux bronchiques avec atrophie complète du tissu pulmonaire ; ou un œdème pulmonaire porté très-loin avec épanchement coexistant, en vertu duquel le poumon œdémateux a été complétement privé d'air. De ces différents états morbides, l'hépatisation et l'infiltration tuberculeuse sont ceux qui donnent lieu le plus fréquemment à une bronchophonie forte et claire ; l'apoplexie pulmonaire est rarement assez étendue pour la produire. L'épaississement des tuyaux bronchiques, joint à l'atrophie du tissu pulmonaire, est une cause un peu plus fréquente, mais encore assez rare, comparativement à la pneumonie et à l'infiltration tuberculeuse.

Dans les cas d'œdème pulmonaire, lorsque des portions considérables du poumon ont été privées d'air par un épanchement pleurétique coexistant ou par toute autre cause, la bronchophonie est faible et non forte.

Le fait seul de l'existence d'une bronchophonie forte et claire n'est pas suffisant pour nous permettre de décider s'il existe ou non des excavations ou des dilatations bronchiques dans un poumon qui est hépatisé ou qui s'est induré à la suite d'une hépatisation, ou qui est infiltré de matière tuberculeuse. Mais comme nous savons, d'une part, que les abcès sont très-rares dans la pneumonie, et, d'autre part, que les vomiques manquent rarement dans les infiltrations tuberculeuses, nous ne courrons pas souvent le risque de nous tromper en annonçant dans la phthisie pulmonaire l'existence d'excavations dans les points où la voix s'entend avec le plus de force, tandis que nous ne devons jamais conclure du retentissement de la voix thoracique, quelque intense qu'il soit, l'existence d'un abcès dans le poumon.

### B. Bronchophonie forte et obscure.

La voix produit un ébranlement dans l'intérieur de l'oreille, mais on n'entend pas l'articulation des mots, et, par conséquent, on ne peut pas comprendre la personne qui parle.

Chez les personnes avancées en âge, on observe parfois, à l'état normal, une bronchophonie forte et obscure entre les moitiés supérieures des omoplates et la colonne

vertébrale, mais pas dans d'autres points. Partout ailleurs, elle aurait la même signification que la bronchophonie forte et claire.

2º BRONCHOPHONIE FAIBLE.

Pour qu'on puisse donner ce nom à la résonnance de la
voix thoracique, il faut que celle-ci soit entendue comme
voix, et non comme bourdonnement, par conséquent,
claire et accompagnée d'ébranlement dans l'oreille : dans
cette variété de bronchophonie, on entend l'articulation
des mots et, par suite, on comprend ce que dit la personne qui parle. La bronchophonie faible peut indiquer
la présence d'un épanchement pleurétique abondant ou
d'un hydrothorax, en outre des conditions morbides qui
ont été indiquées à propos de la bronchophonie forte.
A l'aide des signes fournis par la percussion, nous
pouvons quelquefois déterminer à laquelle de ces deux
causes, épanchement pleurétique ou solidification d'une
portion du poumon, il faut rapporter la bronchophonie
faible. Pour que le liquide seul produise une augmentation de la voix consonnante, il doit être assez abondant
pour qu'une portion de poumon, contenant une bronche
pourvue de cartilages, devienne complétement vide d'air.
La percussion doit donner, par conséquent, un son complétement sourd tout autour d'un lobe pulmonaire et dans
une étendue répondant au moins à la moitié de la hauteur
d'un poumon. Si, par conséquent, dans les points où la
bronchophonie est faible, le son de percussion n'est pas
complétement sourd, ou si la matité n'occupe pas l'étendue qui vient d'être indiquée, on peut en conclure avec
certitude que la bronchophonie n'est pas causée seule-

ment par un épanchement de liquide dans la plèvre, mais aussi par une solidification du parenchyme pulmonaire.

Si, en même temps qu'existe la bronchophonie faible, le son est complétement sourd dans une bien plus grande étendue que celle indiquée plus haut, il est impossible de déterminer, sans l'aide d'autres signes, si la bronchophonie est la conséquence d'un épanchement pleurétique ou d'une solidification pulmonaire. On a dit qu'on pouvait faire cesser le doute en faisant changer le malade de position. J'ai souvent examiné des malades affectés d'épanchements récents ou anciens, en leur faisant prendre des positions différentes, et je n'ai jamais observé aucun signe qui pût servir à résoudre la question.

Toutes les fois qu'il m'a été impossible de reconnaître par la percussion ou par le caractère de la voix thoracique si le phénomène observé dépendait d'un épanchement pleurétique ou d'une solidification pulmonaire, j'ai cherché à le faire autant que je l'ai pu avec les autres signes d'auscultation, et surtout en déterminant la position des organes voisins.

Si, par exemple, l'épanchement est considérable, ce qui doit nécessairement avoir lieu dans le cas où la matité est fort étendue, les organes voisins sont chassés de la position qu'ils occupent normalement ; tandis que lorsque le poumon est hépatisé ou infiltré de tubercules, sans épanchement dans le thorax, les organes restent tous dans leur position normale. Si, par exemple, l'impulsion du cœur se fait sentir vers le scrobicule du cœur, et s'il y a une matité complète à la région du cœur et dans le côté gauche de la poitrine, nous pouvons affirmer qu'il existe une grande quantité de liquide dans la plèvre gauche.

Forte ou faible, la bronchophonie se convertit imper-

ceptiblement en un bourdonnement indistinct, accompagné ou non d'ébranlement dans l'oreille. Il est impossible de tirer aucune ligne de démarcation entre ces trois
degrés de résonnance de la voix ; les variétés extrêmes
sont faciles à reconnaître, mais les intermédiaires passent
imperceptiblement de l'une à l'autre.

On ne saurait donc tirer aucune conclusion de la résonnance de la voix seule, excepté lorsqu'elle se présente
avec les caractères d'une bronchophonie non douteuse.
Si la voix n'est ni assez forte ni assez claire pour permettre de tirer des conclusions positives, nous pouvons
cependant arriver à des résultats assez satisfaisants, en
comparant la résonnance de la voix sur différents points
du thorax, en particulier dans les points correspondants
des deux côtés. Mais il est toujours bon de prendre en
considération tous les signes que peuvent nous fournir
l'auscultation et la percussion, avant de porter aucune
conclusion définitive.

Cette précaution est tout particulièrement nécessaire
quand on procède à l'examen des régions inter-scapu-
laires et sous-claviculaires.

On ne peut non plus tirer aucune conclusion de la
bronchophonie que l'on entend dans la région inter-scapulaire, parce qu'on l'observe souvent dans la condition normale des organes respirateurs. Lorsque les
poumons sont sains, la voix thoracique ne s'entend nulle
part aussi forte et aussi claire qu'au niveau du larynx ;
par conséquent, toutes les fois que la voix consonnante présente un degré semblable de force et de clarté, en quelque
endroit que ce soit, même à la région inter-scapulaire,
c'est un signe d'une solidification pulmonaire ou d'un
épanchement abondant. Si la voix thoracique ne se fait

entendre que comme un chuchotement clair, c'est-à-dire
comme un bruit expiratoire articulé, on peut être certain
qu'il existe quelque maladie des organes respiratoires [1].

Les autres degrés de bronchophonie faible que l'on perçoit dans la région inter-claviculaire et sous-scapulaire ne
fournissent par eux-mêmes aucun résultat pratique ; il
faut toujours établir une comparaison entre les sons que
l'on entend dans les points homologues des deux côtés du
thorax, relativement à la force et à la clarté de la voix
consonnante, et, pour éviter les erreurs, il faut consulter
tous les autres signes que donnent l'auscultation et la
percussion.

### 5° BOURDONNEMENT INDISTINCT SANS ÉBRANLEMENT DANS L'OREILLE, OU AVEC ÉBRANLEMENT A PEINE SENSIBLE.

Aucune signification précise n'appartient à la présence
de ce bourdonnement, pas plus qu'à l'absence complète
de résonnance. Ce bourdonnement s'observe en effet
non - seulement dans les conditions physiologiques de
l'appareil respiratoire, mais encore dans toute espèce
d'altérations pathologiques ; et cela est facile à comprendre, puisque la bronchophonie ne se lie pas à un seul
état du poumon, mais à plusieurs états fort différents de
cet organe. Ainsi, par exemple, un poumon peut être so-

---

[1] Laënnec a considéré le chuchotement clair comme une variété
de bronchophonie ; il en est de même de MM. Barth et Roger, et de
M. Fournet. Le chuchotement clair, lorsqu'il n'est pas accompagné
de résonnance amphorique ou du tintement métallique, n'est pas
plus un signe de la présence d'une excavation que tout autre son
vocal. Il a la même signification que la bronchophonie faible. Je ne
doute pas que l'on reconnaisse dans le chuchotement clair le phénomène décrit par M. Fournet (*ouvr. cité*, t. I, p. 159.)

(*Note de l'auteur.*)

lidifié dans une grande étendue, sans qu'il y ait de bronchophonie, si les bronches de la partie solidifiée sont remplies de mucus et ne contiennent pas d'air [1].

## REMARQUES DU TRADUCTEUR.

L'ordre suivi par Laënnec dans l'étude des phénomènes fournis
par l'auscultation des organes respiratoires est tellement consacré
par l'usage et si conforme, d'ailleurs, à l'importance relative de
ces mêmes phénomènes, que l'on ne peut se défendre d'un peu
d'étonnement en voyant M. Skoda débuter par l'exposition des
phénomènes que peut fournir la voix thoracique, et rejeter, en
quelque sorte sur le second plan, les phénomènes d'auscultation
proprement dits, ceux qui se lient à l'accomplissement des actes
respiratoires. Mais, à peine a-t-on lu quelques pages de ce chapitre remarquable, que l'on pénètre le motif de cette infraction à
l'usage et à la logique. C'est que M. Skoda tenait à exposer dès
l'abord cette théorie de la consonnance, dont les applications à
l'auscultation ont été si fécondes entre ses mains, et qui lui a

[1] D'après Hourman, si l'observateur parle en auscultant un malade, il entendra de la pectoriloquie au niveau des excavations, de la
bronchophonie au niveau des portions hépatisées du poumon, et
de l'égophonie au niveau des épanchements. Cette expérience est
facile à répéter, et l'on s'assurera que l'on entend constamment de
la bronchophonie, que le poumon soit sain ou malade d'une manière
quelconque. La prétendue *autophonie* est donc sans aucune valeur.
*(Note de l'auteur.)*

Sans attacher une grande valeur à l'*autophonie*, je crois que c'est
être un peu sévère que de lui refuser toute espèce d'importance.
D'abord, il n'est pas exact qu'on entende constamment de la bronchophonie, que le poumon soit sain ou malade, lorsqu'on parle en
tenant son oreille appliquée sur la poitrine. La vérité est que l'autophonie est bien autrement forte du côté et au niveau des parois
malades, que du côté sain, dans les cas de pneumonie et d'induration
pulmonaire en général, ainsi que dans la pleurésie. Mais, d'un autre côté, il est certain que l'autophonie ne fournit aucun signe distinctif de ces différents états morbides. *(Note du traducteur.)*

permis, comme on l'a vu et comme on le verra bien mieux un peu plus loin, de donner l'explication de nombre de particularités restées inexpliquées jusqu'à lui.

« Les variations dans la force et dans la clarté de la voix thoracique ne peuvent s'expliquer par des différences dans la conductibilité du son dont jouit le parenchyme pulmonaire, sain ou malade.—Ces variations s'expliquent par les lois de la consonnance. » Telles sont les deux propositions que l'on rencontre au début de ce chapitre. L'énumération des conditions pathologiques qui produisent une augmentation dans la force et dans la clarté de la voix thoracique, le récit détaillé d'expériences destinées à éclairer les causes de ces variations dans la force et dans la clarté de la voix, concourent évidemment au même but : expliquer le renforcement de la voix par la consonnance de l'air dans les tuyaux bronchiques.

Certes, on peut reprocher à M. Skoda d'exclure de toute participation à la production de la bronchophonie la trachée et les tuyaux bronchiques d'une part, le tissu pulmonaire induré de l'autre, et j'ai relevé dans mes notes ce que les assertions du savant médecin de Vienne avaient de trop absolu et de trop exclusif, comme j'ai cru devoir rejeter les expériences, plus spécieuses que solides, sur lesquelles M. Skoda a voulu baser sa théorie. Toujours est-il, cependant, que la théorie de la consonnance est encore celle qui rend le mieux compte des phénomènes observés, et surtout des variations dont ces phénomènes sont susceptibles.

La théorie de la consonnance, appliquée à l'explication de la bronchophonie, a néanmoins soulevé des objections qu'il est bon de faire connaître et dont il convient d'apprécier la valeur. « La théorie de la consonnance, dit M. Walshe (*ouvr. cité*), ne me paraît pas lever toute difficulté, surtout en ce qui touche le renforcement de la voix dans le thorax, où plutôt elle va au delà ; car, en premier lieu, l'air renfermé dans un espace clos ne consonne pas avec tous les sons qui se produisent à son orifice, mais seulement avec la note fondamentale de cet espace, ou avec quelques autres notes qui se trouvent dans une relation harmonique fixe avec cette note fondamentale. Or, lorsqu'il

existe une bronchophonie très-marquée, on l'entend, ainsi que
je m'en suis assuré, avec toutes les notes de la gamme, mieux
cependant avec les notes basses. En second lieu, les corps ne consonnent qu'à l'unisson, ou dans une certaine harmonie fixe avec le
son primitif. Or, le ton de la voix bronchophonique s'éloigne sans
régularité aucune du ton de la voix laryngée, avec laquelle elle
coexiste. De plus, il est douteux que la consonnance puisse se
produire dans un système de tubes ramifiés, tels que les bronches.
Enfin, l'exclusion des parois de la trachée et des bronches de
toute participation à la production du phénomène est en désaccord à la fois avec la théorie et avec l'expérience. »

Sans doute, tous les sons ne résonnent pas avec une égale
force dans un espace donné, et l'expérience qui consiste à parler
dans une carafe vide en fournit aisément la preuve ; mais il n'en
est pas moins vrai que dans cette expérience toutes les paroles,
tous les sons sont renforcés, les uns plus, les autres moins. Or,
il en est de même pour la bronchophonie, quoi qu'en dise
M. Walshe : certains sons, certains mots retentissent plus fortement que d'autres, mais le retentissement est augmenté pour
tous. Quant à l'identité ou à la non-identité de ton entre la voix
laryngée et la voix thoracique, j'ai examiné avec soin cette
question, en plaçant le stéthoscope sur le larynx d'abord, puis
sur la portion de la poitrine au niveau de laquelle se produisait
la bronchophonie, et il m'est arrivé le plus souvent de constater
une identité parfaite. Dans certains cas, cependant, le ton m'a
paru plus grave sur le thorax ; mais ne pourrait-on pas expliquer
ces différences dans la tonalité par la part plus ou moins considérable que prennent les tuyaux aériens et le tissu pulmonaire
induré à la propagation et au renforcement de la voix laryngée ?...

Bronchophonie forte ou faible (la première subdivisée en
claire ou sourde), bourdonnement indistinct, résonnance amphorique et écho métallique de la voix, telles sont les seules modifications de la voix thoracique admises par M. Skoda. Autrement
dit, tout se réduit pour M. Skoda à la bronchophonie, à la résonnance amphorique et à l'écho métallique ; car on ne comprend
pas trop ce qu'est ce *bourdonnement indistinct*, assez distinct

pour qu'on puisse le différencier de la bronchophonie, et dont les caractères sont cependant assez peu tranchés pour lui ôter toute signification. C'est, du reste, le pendant de ces bruits et râles *indéterminés*, que nous retrouverons un peu plus loin. Mais dans cette réforme radicale disparaissent deux des phénomènes si patiemment et si minutieusement décrits par Laënnec, la *pectoriloquie* et l'*égophonie*. Nous avons reconnu plus haut combien était fondée la critique dirigée par M. Skoda contre la pectoriloquie, qui ne peut être considérée que comme une variété de la bronchophonie; mais en est-il de même de l'égophonie? Faut-il rayer de nos livres classiques tout ce qui a été écrit sur ce phénomène, sur son mode de production et sur sa valeur séméiologique? Telle est la question importante qu'il nous reste à examiner.

Toute l'argumentation de M. Skoda se réduit évidemment à ceci : « L'égophonie ne s'entend pas que dans le cas d'épanchement pleurétique; on peut l'entendre dans de tout autres conditions, dans la pneumonie et l'infiltration tuberculeuse, avec ou sans excavations, et même chez des femmes et chez des enfants dont le poumon est à l'état normal. C'est donc un phénomène sans aucune valeur séméiologique. » Laënnec avait appuyé son opinion relative à la nécessité de la présence d'un liquide pour la production de l'égophonie, sur une expérience faite avec une vessie à demi pleine d'eau, appliquée sur le larynx d'un homme qui parle. M. Skoda dit avoir obtenu les mêmes résultats en appliquant sur le larynx un morceau de foie. A l'appui de l'opinion de Laënnec, M. Reynaud avait apporté l'expérience qui consiste à faire varier le siége de l'égophonie avec les changements de position imprimés au malade. M. Skoda conteste l'exactitude et même la possibilité de cette observation. Enfin, Laënnec regardait l'égophonie comme due à la résonnance naturelle de la voix dans les rameaux bronchiques comprimés et aplatis par le liquide contenu dans la plèvre, résonnance transmise par l'intermède d'une couche mince et tremblotante du liquide épanché, et devenue plus sensible à raison de la compression du tissu pulmonaire qui le rend plus dense que dans l'état naturel; et par conséquent plus propre à transmettre les sons. Pour M. Skoda, « le frémissement de la voix est dû aux chocs d'un corps solide sur un. autre corps solide, liquide ou gazeux. Toutefois, ces chocs ne peuvent avoir lieu dans l'intérieur de la poitrine si la voix ne consonne pas dans quelque espace renfermant de l'air. Or, comme ce n'est pas par les parois de la trachée et des tuyaux bronchiques que les vibrations se communiquent du larynx au parenchyme pulmonaire, il est donc probable que, dans la plupart des cas, les parois des tuyaux bronchiques dans l'intérieur desquels l'air entre en consonnance réagissent par des chocs sur l'air contenu dans leur intérieur. Il est possible cependant que le frémissement soit produit parfois par un bouchon de mucus, etc., fermant partiellement l'ouverture d'un tuyau bronchique et imitant la languette mince qui se trouve dans les instruments à anches. »

C'est donc une question de fait qui domine ici toutes les autres. Peut-on entendre, oui ou non, de l'égophonie pure et franche au niveau des points hépatisés ou indurés? Nous n'hésitons pas à répondre, avec tous les auteurs, par la négative : *sans épanchement liquide dans la plèvre, pas d'égophonie.* Il est bien vrai que, dans certaines circonstances, la voix peut offrir des caractéres de résonnance qui la rapprochent plus ou moins de l'égophonie. Mais est-il bien philosophique de nier la réalité d'un phénomène par cela que certaines conditions peuvent le simuler plus ou moins parfaitement? Autant vaudrait, comme l'a dit M. Walshe, nier l'existence d'un liquide particulier, du pus, par exemple, parce que certaines combinaisons d'épithélium, de sels et de mucus ne peuvent en être distinguées à l'œil nu.

Ce qui a probablement induit M. Skoda en erreur, c'est qu'il a confondu avec la véritable égophonie le frémissement particulier qui accompagne naturellement la voix chez quelques personnes, frémissement qui se trouve naturellement augmenté dans le cas d'induration du tissu pulmonaire. C'est chez les sujets avancés en âge, et en particulier chez les femmes que ce frémissement de la voix se montre le plus fréquemment, ainsi que M. Grisolle et M. Walshe en ont fait la remarque. Mais pour éviter toute erreur dans les cas de ce genre, il suffit d'ausculter comparativement la voix d'un côté et de l'autre; on reconnaît alors que la voix est frémissante du côté sain comme du côté malade.

La question de fait est donc jugée contre M. Skoda; mais, le

fût-elle en sa faveur, l'explication qu'il a donnée de ce phénomène serait-elle acceptable ? Que signifient ces réactions des
tuyaux bronchiques sur l'air consonnant qui y est contenu ! Mais
s'il en était ainsi, l'égophonie devrait être le phénomène le plus
commun du monde, et la bronchophonie devrait toujours être
égophonique. Quant à ce bouchon de mucus, auquel M. Skoda
fait jouer le rôle d'une anche, c'est encore là une hypothèse
inadmissible, car alors il devrait y avoir constamment de l'égophonie dans la bronchite ; le murmure respiratoire et les râles
devraient être aussi égophoniques dans cette affection.

L'explication de Laënnec, celle qui fait intervenir la couche
mince et tremblotante du liquide pour la production de l'égophonie, reste donc encore la plus acceptable ; car l'explication
donnée par M. Reynaud, à savoir que l'égophonie n'est que
de la bronchophonie éloignée, ne rend nullement raison du caractère spécial et caractéristique de l'égophonie, du frémissement,
du chevrotement de la voix. Mais voici une explication de l'é-
gophonie que nous sommes étonné de ne voir citer nulle part,
bien qu'elle ait été consignée depuis plus de quinze ans par
M. Woillez, dans ses *Recherches pratiques sur l'inspection et la
mensuration de la poitrine*.

« Aucun auteur, dit ce médecin, n'a tenu compte, dans l'explication du phénomène de l'égophonie, du fait de la tendance au vide
qui existe dans la plèvre ; et cependant aucune circonstance n'est
plus propre à expliquer la présence de ce signe, qui ne saurait
exister sans l'interposition d'une couche de liquide entre le poumon et les parois thoraciques dans le point où il se produit. Pour
qu'il y ait égophonie, en effet, il faut, selon nous, 1° que la voix
du sujet fasse vibrer le poumon au niveau de l'épanchement ;
2° que la tendance au vide existe au moins en partie dans la plèvre
affectée ; 3° que le liquide épanché forme supérieurement une
couche mince en obéissant à cette tendance au vide, ce qui ne
peut manquer d'arriver si l'épanchement est médiocre chez un
sujet sain. Plus la voix retentit dans le poumon, plus l'égophonie
est sensible ; c'est ce qui explique pourquoi elle siége de préfé-
rence au niveau de l'angle inférieur de l'omoplate, c'est-à-dire
de la racine du poumon où la voix retentit normalement plus

qu'ailleurs. Par une raison semblable, ce signe est plus prononcé lorsqu'il existe de la bronchophonie dans la partie correspondante du poumon... Laënnec a comparé l'égophonie à l'effet d'un jeton placé entre les dents et les lèvres d'un homme qui parle. Cette comparaison, très-juste quant au bruit produit, l'est aussi plus qu'on ne pense, si l'on a égard aux causes physiques qui agissent de part et d'autre. Une couche de liquide, quelque mince qu'elle fût, ne pourrait vibrer convenablement pour produire l'égophonie, si elle était comprimée entre le poumon et les parois de la poitrine, de même que le jeton ne modifie en rien le son de la voix, s'il est pressé entre les lèvres et les dents. Pour qu'il frémisse contre celles-ci durant la production des sons vocaux, il faut que les lèvres, légèrement apposées sur lui, ne s'opposent pas aux vibrations qu'il éprouve. Ce qui se passe dans le thorax, là où se produit l'égophonie, est tout à fait analogue : le liquide obéissant à la tendance au vide à sa partie supérieure, cette portion supérieure peut facilement vibrer dans la voix ; car le poumon, loin de la comprimer, tend incessamment à s'en éloigner. »

Cette explication laisse sans doute à désirer, comme celle de Laënnec, dont elle n'est qu'une modification ; mais qu'on accepte ou qu'on rejette ces explications plus ou moins ingénieuses, il reste un fait acquis à la science et à la pratique, c'est l'existence de l'égophonie comme phénomène spécial et caractéristique des épanchements pleurétiques peu et moyennement abondants. C'est donc à tort que M. Skoda a rejeté l'égophonie du nombre des modifications de la voix, et elle doit y prendre place au même titre que la bronchophonie et que la résonnance amphorique et l'écho métallique.

### II. Bruits produits par l'entrée et par la sortie de l'air pendant l'inspiration et pendant l'expiration.

Ces bruits comprennent les bruits respiratoires, les diverses espèces de râles, les bruits de ronflement, de sifflement (*Schnurren*, *Pfeifen*). Les véritables bruits respiratoires se font entendre lorsque l'air ne rencontre, dans son passage à travers les voies aériennes, ni des liquides ni des endroits rétrécis. Les râles, les bruits de ronflement, de sifflement, etc., sont produits par la présence des liquides dans les voies aériennes, par un épaississement de la muqueuse bronchique, par un rétrécissement partiel ou par une compression des tuyaux bronchiques, etc.

## A. BRUIT RESPIRATOIRE.

On sait que l'air produit un bruit particulier dans la bouche et dans le nez pendant la respiration ; en plaçant le stéthoscope sur la trachée et sur le larynx, on entend aussi un bruit qui accompagne l'inspiration et l'expiration ; nous sommes donc autorisé à conclure que pendant la respiration il se produit des bruits dans toute l'étendue des voies aériennes.

Il est facile de comprendre que le bruit que l'on entend, en appliquant l'oreille sur le thorax, est celui qui se passe dans les parties du poumon situées immédiatement au-dessous du point exploré, et, comme il n'existe que des cellules aériennes et de très-petites ramifications bronchiques à la surface du poumon, il s'ensuit que le bruit qu'on entend dans ce point provient surtout de ces cellules et de ces petites ramifications bronchiques. Mais tout bruit se propage à distance en raison de son intensité, et, par suite, on doit admettre *à priori* que les bruits qui ont leur point de départ dans des parties plus éloignées, dans les parties centrales du poumon, dans les gros tuyaux bronchiques, etc., même dans le larynx et dans la trachée, peuvent se faire entendre dans tous les points de la poitrine, indépendamment du bruit des cellules aériennes et de petites ramifications bronchiques des parties pulmonaires les plus voisines.

Si ces faits sont exacts, il s'ensuit que le bruit respiratoire que nous entendons dans une partie quelconque du thorax ne pourra nous fournir le moyen de juger de la condition du parenchyme pulmonaire sous-jacent que si nous avons quelque moyen de distinguer un bruit rapproché d'un bruit éloigné, le bruit des cellules aériennes, et le bruit des gros tuyaux bronchiques, de la trachée et du larynx. La chose ne paraît pas d'abord bien difficile, puisque nous sommes habitués à juger de la distance des sons ; mais l'auscultation nous apprend qu'elle n'est pas aussi facile qu'on serait tenté de le croire au premier abord. Pour que notre jugement soit exact à cet égard, il faut en effet que les sons ne traversent pas un autre milieu que l'air et ne quittent pas la ligne droite.

L'expérience démontre de la manière la plus positive qu'on peut entendre un bruit respiratoire éloigné dans un point quelconque du thorax [1] ; ainsi, par exemple, on entend souvent un bruit respiratoire très-fort dans des points du thorax, au-dessous desquels se trouve une portion considérable de poumon hépatisé, c'est-à-dire de poumon dans lequel il ne pénètre pas d'air. Il se présente donc ici une première question : Comment distinguer un bruit respiratoire rapproché et un bruit respiratoire éloigné, le bruit des cellules aériennes et des petites ramifications bronchiques et le bruit des gros tuyaux bronchiques, de la trachée et des bronches ?

Pour répondre à cette question, il faut : 1° isoler ces bruits, les analyser séparément et fixer les caractères dis-

---

[1] Il n'y a pas de doute à cet égard, bien que le docteur Phillip affirme le contraire. M. Fournet, dans le premier volume de son ouvrage, p. 359, signale les changements qu'éprouvent les bruits respiratoires lorsqu'on les entend à distance de leur point d'origine.

(*Note de l'auteur.*)

tinctifs qui appartiennent à chacun d'eux ; 2° s'assurer des altérations qu'ils peuvent éprouver dans leur propagation à distance ; 3° déterminer les cas dans lesquels les bruits du larynx, de la trachée et des bronches peuvent augmenter par la consonnance dans les tuyaux bronchiques ou dans des excavations, et montrer comment on peut trouver la différence entre les bruits consonnants de la trachée, etc., et les bruits qui ne sont pas augmentés par la consonnance.

Le bruit respiratoire du larynx et de la trachée peut être entendu séparément pendant la vie; on peut aussi isoler le bruit qui appartient aux grosses bronches, en détachant un de ces canaux de la trachée et des poumons et en le faisant traverser par de l'air. Le bruit respiratoire des cellules aériennes et des petites ramifications bronchiques ne peut être imité sur le cadavre, à cause de la présence constante de liquides dans les voies aériennes après la mort ; aussi l'insufflation produit-elle toujours des râles.

On arrive à la connaissance du bruit respiratoire des cellules aériennes et des petites bronches en auscultant le bruit respiratoire du thorax chez beaucoup d'individus. On sait, par exemple, que, règle générale, le bruit respiratoire est beaucoup plus distinct et plus fort chez les enfants que chez les adultes, bien qu'il n'y ait aucune différence dans l'intensité du bruit laryngé. Et cependant, chez le premier individu venu, le bruit respiratoire du thorax peut augmenter d'intensité par différentes causes , peut même égaler le bruit respiratoire des enfants, alors que le bruit du larynx ne présente aucune modification. Force est donc de conclure que le bruit respiratoire des enfants représente de la manière la plus distincte et la plus exacte le bruit respiratoire des cellules aériennes et des petites ramifications bronchiques.

Ici se présente une seconde question : A l'aide de quels signes pouvons-nous distinguer le bruit respiratoire du larynx, celui de la trachée et des grosses bronches, et le bruit respiratoire des cellules aériennes et des petites ramifications bronchiques ?

### § 1. *Détermination des différences entre les bruits respiratoires.*

Les différents bruits respiratoires peuvent être imités en aspirant ou en expirant de l'air par la bouche. On remarquera que, dans cette imitation, nous plaçons toujours les lèvres et la langue dans la position convenable pour la conversion d'un bruit laryngé inarticulé en un bruit articulé ; bref, tout bruit est produit par l'union d'une consonne et d'une voyelle, le bruit ne se formant pas dans le larynx, mais dans la bouche seule. Cette position de la bouche, qui est nécessaire pour la prononciation d'une consonne et d'une voyelle particulières, donne toujours naissance au même bruit. Aussi pouvons-nous établir exactement la distinction entre les différents bruits respiratoires, par cela que nous pouvons les imiter avec la bouche, et déterminer la position des lèvres et de la langue, nécessaire pour la production d'un de ces bruits par l'indication d'une consonne et d'une voyelle [1].

---

[1] Je sais qu'on ne peut se faire une idée juste de l'auscultation sans la pratiquer ; mais toute personne qui voudra se donner la peine d'analyser ces bruits séparément, se les gravera plus facilement dans la mémoire et arrivera à une connaissance plus précise de leurs particularités. Les bruits respiratoires sont susceptibles d'être imités très-exactement avec la bouche, et qui les étudiera, en essayant de les imiter, se convaincra bientôt de l'exactitude de ce

Les différences qui se produisent dans les bruits, par le changement des voyelles, sont analogues aux différences qui existent dans le ton des bruits laryngés, et des sons en général. Aussi je ne vois pas d'inconvénient à parler des différents tons des bruits, et à les déterminer par la voyelle nécessaire à leur production. Le ton le plus élevé est représenté par la lettre *i*; le moins élevé par la lettre *u* (*ou*).

### A. Caractère des bruits respiratoires du larynx, de la trachée et des grosses bronches.

En cherchant à imiter ces bruits, on remarquera que, dans chacun d'eux, la consonne reste la même, la voyelle seule change, et de ce changement dépend toute la différence qu'ils présentent. La consonne qui répond à ces bruits est le *ch* guttural (le $\chi$ des Grecs), ou tient le milieu entre l'*h* aspirée et le *ch* ($\chi$). Les bruits laryngé, trachéal, et bronchique peuvent être imités en refoulant l'air contre la voûte palatine; c'est ce que nous faisons involontairement lorsque la respiration devient haletante. L'élévation diatonique du bruit dépend de la largeur de

que j'avance, et trouvera de plus qu'il n'est pas inutile de comprendre clairement les distinctions que j'ai établies.

(*Note de l'auteur.*)

Cette note renferme la condamnation implicite de toutes ces imitations avec la bouche des bruits naturels qui se passent dans les divers points des voies aériennes. Qu'on engage des élèves à tenir compte des différences que présentent les bruits respiratoires du larynx, de la trachée, des grosses bronches et des cellules aériennes, rien de mieux; mais ils en sauront certainement plus après un quart d'heure consacré à l'examen de ces divers bruits sur le vivant, qu'après avoir lu ce qui précède et même après avoir répété toutes ces prétendues imitations, qui rappellent un peu la scène du *Bourgeois gentilhomme.*]                (*Note du traducteur.*)

l'ouverture à travers laquelle passe l'air ; alors le *ch* ($\chi$) se montre combiné à des voyelles différentes. Règle générale, le bruit laryngé est plus élevé dans l'échelle diatonique que le bruit respiratoire des poumons.

### B. Caractère du bruit respiratoire des cellules aériennes et des petites ramifications bronchiques.

On peut imiter ce bruit en resserrant l'ouverture de la bouche, et en humant l'air. La consonne de ce bruit est le *v* ou le *b*. Toutefois, ce caractère se rapporte seulement au bruit de l'inspiration ; car, dans l'état normal des organes respiratoires, l'expiration ne produit que peu ou point de bruit dans les cellules aériennes et les petites ramifications bronchiques ; le bruit auquel elle donne lieu diffère du bruit de l'inspiration, et ressemble plutôt à une expiration très-douce (*Hauchen*) ou à un souffle (*Blasen*). On ne peut l'imiter avec la bouche que dans l'expiration ; la consonne qu'elle représente est placée entre *f* et *h* aspirée.

### § 2. *Changements que les bruits respiratoires éprouvent en se propageant à distance.*

Les bruits respiratoires ne présentent les caractères que nous venons de leur assigner que lorsqu'on les écoute de près ; à une certaine distance, leurs caractères peuvent devenir indistincts, alors même que le bruit peut être encore entendu avec assez de force. Tous les bruits, tous les sons, perdent plus ou moins de leur caractère essentiel par leur propagation à distance. Le roulement d'une voiture est facile à distinguer du tic-tac d'un moulin, du bruit d'une chute d'eau, du gémissement du vent, lorsque nous sommes au voisinage de l'endroit où ces bruits se produisent ; mais lorsque nous en sommes à une certaine distance, ces bruits deviennent presque tous pareils, et on n'est plus en état de déterminer quelle est la véritable cause du bruit.

La manière suivant laquelle le bruit respiratoire laryngé se fait entendre sur le thorax, à travers le parenchyme pulmonaire sain, peut être reconnue par l'expérience suivante : une personne bien portante suspend sa respiration, et tandis que l'observateur applique son oreille sur le thorax, une autre personne introduit, aussi profondément que cela est possible, un tube dans la gorge de la personne qui est soumise à l'expérience, et souffle dans ce tube. Il en résulte dans le pharynx un fort bruit, qui ressemble au bruit respiratoire laryngé, et qui, par suite de son intensité et de son voisinage du larynx, traverse le parenchyme pulmonaire aussi nettement que le bruit laryngé naturel [1].

Pendant l'expérience, on peut entendre, surtout dans la région inter-scapulaire, un bruit qui ne ressemble pas au bruit laryngé ordinaire ; il est grave, et difficile à imiter avec la bouche, parce que sa consonne est difficile à déterminer. On approche le plus de ce bruit, en prononçant pendant l'expiration la consonne *f*.

Il arrive parfois, lorsqu'un épanchement pleurétique a assez fortement comprimé un poumon entier pour l'aplatir et le priver complétement d'air, que l'on entend encore un bruit respiratoire dans le côté affecté, particulièrement

---

[1] Que prouve une pareille expérience et quelle parité établir entre le bruit respiratoire laryngé normal et un souffle que l'on produit artificiellement dans la gorge de la personne dont on ausculte la poitrine ?...                    (*Note du traducteur.*)

dans l'espace compris entre l'omoplate et la colonne vertébrale et sous les clavicules. Ce bruit doit avoir, de toute
nécessité, son origine dans la trachée ou dans un des
gros tuyaux bronchiques; nous avons donc moyen de
juger quels changements le bruit trachéal éprouve à son
passage à travers une quantité considérable de liquide.
Il devient grave et ne ressemble plus au bruit trachéal
ordinaire; si on veut l'imiter avec la bouche, c'est la consonne *f* prononcée pendant l'expiration qui le représente
le mieux.

Nous pouvons juger du caractère qu'offre le bruit respiratoire des cellules aériennes et des petites ramifications bronchiques dans l'éloignement, en auscultant les
parties du thorax derrrière lesquelles il n'y a pas de poumon, ainsi qu'on peut s'en assurer par la percussion, et
dont le poumon n'est cependant pas assez éloigné pour
nous empêcher d'en entendre le bruit. De cette manière,
nous pouvons nous assurer qu'à distance le bruit perd
son caractère aspiratif, et se convertit en quelque chose
qui tient le milieu entre une expiration très-douce (*Hauchen*) et un souffle, dont l'imitation est très-difficile et
que l'on ne saurait mieux représenter que par la consonne *f* prononcée pendant l'expiration.

Chez beaucoup d'individus parfaitement sains, le bruit
inspiratoire s'entend à peine, ou en tout cas, n'offre aucun des caractères que nous lui avons rapportés, bien que
l'air pénètre certainement dans les cellules aériennes des
poumons. Le bruit inspiratoire ressemble au bruit éloigné des cellules aériennes ou de la trachée, mais n'a rien
du caractère aspiratif (*schlürfen*) ou haletant (*keuchen*),
et ne peut être par conséquent rapporté à l'un ou à l'autre
de ces bruits.

*§ 2. Conditions en vertu desquelles il se produit dans les poumons une augmentation par consonnance des bruits laryngé, trachéal et bronchique ; et différence qui existe entre le bruit trachéal consonnant et le bruit trachéal non consonnant, tel qu'on l'entend sur le thorax.*

S'il est vrai que la voix thoracique augmente par consonnance dans certaines conditions pathologiques des organes respiratoires, et par conséquent qu'elle est plus distincte sur le thorax, on ne peut douter non plus que les bruits respiratoires laryngé, trachéal et bronchique peuvent également être renforcés par consonnance dans la poitrine, et se faire entendre avec plus de force et de clarté que d'ordinaire à la surface du thorax. Il est évident que les conditions doivent être les mêmes pour les bruits respiratoires que pour la voix. Je ne puis donc que renvoyer à ce que j'ai dit ailleurs.

La distinction s'établit d'elle-même entre les bruits respiratoires consonnants et les bruits non consonnants, simplement conduits par propagation, si l'on veut bien considérer la différence qui existe entre la voix consonnante et la voix non consonnante. Si les conditions nécessaires à la consonnance sont réunies, la voix s'entend comme voix sur le thorax, autrement, ce n'est qu'un bourdonnement. De la même manière, le bruit laryngé consonnant s'entend comme bruit laryngé sur le thorax, excepté dans le cas de larges excavations ou de pneumo-thorax, alors que la résonnance amphorique ou le tintement métallique sont associés avec ce bruit ; le bruit laryngé non consonnant offre les caractères qui ont été décrits plus haut.

### § 4. *Division des bruits respiratoires*, d'après Laënnec.

1° Bruit respiratoire pulmonaire, ou respiration vésiculaire.

2° Bruit respiratoire bronchique.

3° Respiration caverneuse.

4° Respiration soufflante et souffle voilé.

#### 1° RESPIRATION VÉSICULAIRE DE LAENNEC.

La respiration vésiculaire, d'après Laënnec, consiste en un murmure léger, mais extrêmement distinct, qu'on entend pendant l'inspiration et l'expiration, et qui indique la pénétration de l'air dans le tissu pulmonaire et son expulsion. Les bruits qui se produisent, pendant l'inspiration et l'expiration, dans le larynx, la trachée-artère et les gros troncs bronchiques ne se font entendre, d'après lui, que dans l'espace inter-scapulaire et derrière le sternum, et encore sont-ils presque entièrement masqués par le murmure vésiculaire. Laënnec n'établit aucune distinction entre le bruit inspiratoire et le bruit expiratoire ; il paraît regarder comme bruit respiratoire normal, tout bruit thoracique qui n'est ni bronchique, ni caverneux, ni soufflant, ni amphorique, ni vésiculaire.

Je crois les opinions de Laënnec inexactes, par les raisons que j'ai développées plus haut, et, par suite, la signification que Laënnec attache au bruit vésiculaire ne saurait être vraie dans tous les cas :

« Lorsque l'on entend distinctement et avec une force à peu près égale la respiration dans tous les points de la poitrine, on peut assurer qu'il n'existe ni épanchement dans la plèvre, ni engorgement d'une nature quelconque dans le tissu pulmonaire. Lorsqu'au contraire on trouve que la respiration ne s'entend pas dans une certaine étendue, on peut assurer que la partie correspondante du poumon est devenue imperméable à l'air par une cause quelconque. Ce signe est aussi caractérisé et aussi facile à distinguer que l'existence ou l'absence du son donné par la percussion, suivant la méthode d'Avenbrugger, et il indique absolument la même chose. Si l'on en excepte quelques cas particuliers dans lesquels la comparaison des deux méthodes devient la source de signes tout à fait pathognomoniques, l'absence de son coïncide toujours avec celle de la respiration.

« L'auscultation a, comme nous le verrons, l'avantage d'indiquer d'une manière plus fidèle les différences d'intensité des diverses espèces d'engorgements pulmonaires. Elle a l'inconvénient de demander un peu plus de temps, mais son emploi exige moins de soins et d'attention que celui de la percussion, et elle peut être employée dans tous les cas, et dans ceux mêmes où la méthode d'Avenbrugger ne donne aucun résultat. »

Or, je suis convaincu que le murmure respiratoire peut se faire entendre avec autant de force et de clarté dans toute l'étendue du thorax, même lorsque des portions considérables du poumon sont engorgées et congestionnées, et qu'il peut être fort dans un point, faible et indistinct dans un autre, sans qu'il existe aucune altération appréciable des poumons [1]. Je ne puis donc pas

---

[1] Il est impossible d'admettre avec **M.** Skoda que le murmure respiratoire puisse se faire entendre avec autant de force et de clarté dans toute l'étendue du thorax, *même lorsque des portions considérables du poumon sont engorgées et congestionnées.* À plus forte raison, ne peut-on pas admettre que le murmure respiratoire puisse être fort dans un point, faible et distinct dans un autre, *sans qu'il*

admettre que l'auscultation fournisse des indications plus sûres que la percussion relativement aux différents degrés de la congestion pulmonaire, et je crois qu'il est indispensable de prendre en considération, dans tous les cas, les signes fournis par la percussion et les symptômes généraux, aussi bien que les indications fournies par l'auscultation.

2° RESPIRATION BRONCHIQUE DE LAENNEC.

Laënnec désigne sous ce nom le bruit que l'inspiration et l'expiration font entendre dans le larynx, la trachée-artère et les gros troncs bronchiques situés à la racine des poumons, ainsi que dans les petites ramifications bronchiques. Dans l'état normal cependant, on n'entend pas le murmure des petites ramifications bronchiques, mélangé qu'il est à la respiration vésiculaire. Aussi la respiration bronchique s'entend-elle surtout dans le voisinage du larynx, et parfois même sur presque toute la surface du cou. Chez quelques sujets, le bruit respiratoire, écouté sous le sternum et à la racine du poumon, c'est-à-dire dans la région inter-scapulaire, et surtout au voisinage de l'angle supérieur interne de l'omoplate, présente encore quelque chose du caractère bronchique, surtout chez les sujets très-maigres ; mais il est moins facile de le distinguer, parce que l'on entend en même temps la respiration pulmonaire, et que ces deux bruits, fort analogues, se confondent.

Quand le tissu pulmonaire est endurci ou condensé

<hr>

*existe aucune altération appréciable des poumons.* Des propositions aussi étranges devraient être appuyées sur quelque chose de plus qu'une simple assertion, et, pour notre part, nous les croyons entièrement en désaccord avec les faits bien observés.

(Note du traducteur.)

par une cause quelconque, comme un épanchement pleurétique, un engorgement péripneumonique ou hémoptoïque intense, lorsque le bruit respiratoire pulmonaire
a disparu ou notablement diminué, on entend souvent
distinctement la respiration bronchique, non-seulement
dans les gros troncs bronchiques, mais dans des rameaux
d'un assez petit diamètre.

Laënnec explique de la manière suivante la manifes-
tation de la respiration bronchique : « Les raisons de
la respiration bronchique, dit Laënnec, me paraissent
assez faciles à donner. En effet, lorsque la compression
ou l'engorgement du tissu pulmonaire empêche la pénétration de l'air dans ses vésicules, la respiration bronchique est la seule qui ait lieu. Elle est d'autant plus
bruyante et facile à entendre que le tissu du poumon,
rendu plus dense, en devient meilleur conducteur du son.

« Dans ces conditions anormales du poumon, la respiration bronchique s'entend très-distinctement à la racine
des bronches et au sommet de l'organe, parce que c'est
à la racine que les rameaux bronchiques ont leur plus
grand diamètre, et au sommet que ces rameaux sont le
plus sujets à se dilater. »

Les opinions de Laënnec relativement à la cause de la
respiration bronchique ne me paraissent pas exactes. La
respiration bronchique s'entend souvent avec une grande
force dans des cas où le tissu pulmonaire est comprimé
ou complétement hépatisé, de manière à ce que l'air
ne puisse y pénétrer. Or, d'après les idées de Laënnec,
il faudrait un fort courant d'air pour produire la respiration bronchique. L'air pénètre dans le poumon, pendant
l'inspiration, avec d'autant plus de force et de rapidité
que la puissance d'expansion de l'organe est plus grande,

et il est chassé, pendant l'expiration, avec d'autant plus
de force que le poumon se contracte mieux ou est comprimé plus fortement; moins une partie du poumon
se dilate dans l'inspiration et se contracte dans l'expiration, et moindres sont l'entrée et la sortie de l'air dans
les tuyaux bronchiques; lorsque le poumon est complétement comprimé ou hépatisé, cette circulation de l'air
est réduite presque à zéro. Comme il ne se produit aucun
changement dans le volume d'un poumon hépatisé pendant la respiration, il ne faut donc pas parler de l'entrée
ou de la sortie de l'air dans cette partie du poumon[1]. La
légère contraction que les tuyaux bronchiques éprouvent
pendant l'expiration, par suite de la compression des
parois thoraciques sur le poumon hépatisé, et l'expansion également légère qui se fait pendant l'inspiration,
doivent permettre, on peut le penser, le renouvellement
de l'air, mais jamais aucun courant susceptible de donner
lieu à ces bruits intenses, sous forme desquels se manifeste la respiration bronchique dans le thorax[2].

[1] Tout cela est purement arbitraire et hypothétique. Quoi qu'en
dise M. Skoda, si la respiration bronchique continue à se faire entendre, alors que le tissu pulmonaire est comprimé ou complète-
ment hépatisé, c'est que l'air pénètre et circule dans les tuyaux
bronchiques. Si cette pénétration et circulation de l'air se trouve
interrompue par le fait d'une circonstance quelconque, la respiration
bronchique ne s'entend plus. C'est même ce qui explique comment,
dans certains cas de pneumonie chronique, avec induration du tissu
pulmonaire, les signes physiques font complétement défaut. M. Skoda
fait ici la part trop grande à la *consonnance*, qui ne produit pas à
elle seule la respiration bronchique, mais qui ajoute beaucoup à son
intensité.                                         (*Note du traducteur.*)

[2] MM. Barth et Roger et M. Fournet donnent tous la même explication de la respiration bronchique que Laënnec, mais ils ajoutent
que le tissu pulmonaire, augmenté de densité, consonne et renforce
le son.                                            (*Note de l'auteur.*)

Par les mêmes raisons, je ne saurais adopter l'explication que M. Andral donne de la respiration bronchique. « Lorsqu'il y a quelque obstacle à la pénétration de l'air dans les cellules aériennes, dit-il, la pression de l'air est augmentée dans les tuyaux bronchiques, et par suite il se produit dans leur intérieur un murmure plus fort. » Dans mon opinion, la respiration bronchique doit s'expliquer par les lois de la consonnance. Si une excavation pulmonaire qui n'est pas trop vaste ou des tuyaux bronchiques qui traversent le parenchyme pulmonaire, possèdent des parois assez solides pour réfléchir le son, le bruit respiratoire du larynx, de la trachée et des bronches entrera en consonnance avec l'air contenu dans ces excavations ou dans ces tuyaux hronchiques.

### 3º RESPIRATION CAVERNEUSE DE LAËNNEC.

Par ce nom, Laënnec entend le bruit que l'inspiration et l'expiration déterminent dans une excavation formée au milieu du tissu pulmonaire, soit par des tubercules ramollis, soit par l'effet de la gangrène ou d'un abcès péripneumonique. « Ce bruit respiratoire a le même caractère que celui de la respiration bronchique ; mais on sent évidemment que l'air pénètre dans une cavité plus vaste que ne l'est celle des rameaux bronchiques ; et, lorsqu'il peut exister quelques doutes à cet égard, d'autres phénomènes, donnés par la résonnance de la voix ou de la toux, lèvent promptement toute incertitude. »

Il serait impossible, d'après une description pareille, d'établir une distinction entre la respiration bronchique et la respiration caverneuse [1]. L'expérience de tous les

[1] La preuve que la distinction est possible, c'est qu'elle se fait tous les jours au lit du malade. Il est vrai qu'il est très-difficile,

jours nous montre, en effet, que diverses espèces de bruits sont produits par la pénétration de l'air dans un espace large et limité. De ces bruits, ceux auxquels Laënnec a donné le nom d'écho amphorique et de tintement métallique, sont les seuls que l'on puisse considérer comme signes caractéristiques d'une excavation. Telle ne paraît cependant pas avoir été l'opinion de Laënnec ; car il parle, dans un autre endroit, de l'écho amphorique, comme pouvant se faire entendre pendant la respiration, ainsi que de sa signification.

Si Laënnec eût pu saisir quelque signe distinctif constant entre la respiration bronchique et la respiration caverneuse, il aurait certainement cherché à donner une idée de cette dernière, en la comparant avec quelque bruit connu, et il n'eût pas donné, comme caractère de la respiration caverneuse, ce qui ne saurait servir à la caractériser, à savoir, par exemple, que l'air pénètre dans une cavité plus vaste que ne l'est celle des rameaux bronchiques. Mais, ce qui manque précisément, c'est la détermination de la particularité à l'aide de laquelle on peut reconnaître que l'air pénètre dans un espace plus vaste.

Une excavation pulmonaire ne donne pas toujours le

pour ne pas dire impossible, de rendre par des mots les sensations qu'on éprouve. Cependant la respiration caverneuse donne, comme Laënnec l'a dit avec grande justesse, la sensation de la pénétration de l'air dans une cavité plus vaste que ne l'est celle des rameaux bronchiques. Quant à la particularité à l'aide de laquelle on peut reconnaître que l'air pénètre dans un espace plus vaste, on en saura plus à cet égard après l'examen de quelques malades tuberculeux, que par la lecture de tous les traités d'auscultation. M. Skoda a donc tort de se refuser à admettre la respiration caverneuse ; mais il a bien plus tort encore lorsqu'il déclare ne considérer comme signes caractéristiques d'une excavation que l'écho amphorique et le tintement métallique. A ce titre, on aurait bien rarement l'occasion de diagnostiquer la présence des excavations. (*Note du traducteur.*)

même bruit ; il y a des variétés, suivant les dimensions de l'excavation, le nombre et le diamètre des canaux bronchiques qui s'ouvrent dans son intérieur, et les conditions de ses parois. Le bruit est encore plus ou moins distinct, suivant que la cavité est plus ou moins éloignée des parois thoraciques. Quelques excavations ont des parois tellement solides et tellement dures, que tout changement dans leurs dimensions, pendant la respiration, diminution ou agrandissement, ne peut être que très-léger, souvent même tout à fait impossible. Par conséquent, il n'entre pas d'air dans leur intérieur pendant l'inspiration, et il n'en sort pas pendant l'expiration ; cependant, si elles contiennent de l'air et si elles communiquent avec les tuyaux bronchiques, on y entend, en général, pendant la respiration, un bruit qui est encore assez fort, et qui est un effet de la consonnance. L'air qui se trouve contenu dans l'excavation entre en vibration à l'unisson avec l'air contenu dans le tuyau bronchique le plus voisin qui communique avec elle, et dans lequel un bruit est produit par le passage de l'air pendant la respiration. Le bruit ainsi excité dans une excavation par la consonnance doit, par conséquent, être bronchique, excepté lorsque l'excavation est assez vaste pour donner naissance à l'écho amphorique ou au tintement métallique.

Quelques excavations, dont les parois sont solides, mais cependant susceptibles d'être diminuées par la compression, reçoivent, dans l'inspiration, de l'air qu'elles expulsent dans l'expiration. En vertu des lois de la consonnance, on pourra entendre dans ces cavités le bruit respiratoire des tuyaux bronchiques les plus rapprochés, et même des tuyaux bronchiques éloignés, et en même temps aura lieu le bruit causé par l'entrée et la sortie de l'air de l'excavation, pourvu cependant que les changements soient suffisants dans les dimensions de la cavité. Le bruit produit par la consonnance est toujours ou bronchique ou amphorique; celui excité par l'entrée et la sortie de l'air ne peut pas offrir d'autre caractère, par suite de la solidité des parois de l'excavation, à moins qu'il ne soit converti accidentellement en bruit de ronflement, de sifflement, en sibilance, par l'étroitesse de l'ouverture par laquelle le tuyau bronchique s'ouvre dans l'excavation.

Il n'y a que peu ou point de consonnance dans les excavations dont les parois sont seulement membraneuses[1] et auxquelles affleure immédiatement du tissu pulmonaire contenant de l'air; par conséquent, pas de souffle bronchique, ni d'écho amphorique, ni de tintement métallique. L'air qui entre dans ces excavations et qui en sort, produit, pourvu que la communication soit assez large, un bruit faible, qui ne ressemble pas au murmure vésiculaire, mais qui tient le milieu entre l'expiration douce et le souffle; si la communication est étroite, ou

[1] J'ai eu l'occasion de pratiquer, il y a quelques mois, l'autopsie d'une femme tuberculeuse, chez laquelle j'avais constaté pendant la vie du gargouillement et du souffle presque amphorique sous la clavicule droite. Je ne fus pas peu surpris, en examinant le poumon, de trouver la moitié supérieure du lobe supérieur droit affaissée; effectivement, à ce niveau, le parenchyme pulmonaire avait complétement disparu, et l'excavation, qui eût pu loger un gros œuf de dinde, était formée par des parois exclusivement membraneuses. Inférieurement, l'excavation reposait sur du tissu infiltré de matière tuberculeuse. On voit ce qu'il faut penser de cette assertion, que les excavations qui ont des parois membraneuses donnent un bruit faible, à moins, cependant, que M. Skoda ne regarde l'induration de la base de l'excavation comme suffisante pour produire la consonnance. *(Note du traducteur.)*

entend des bruits de ronflement, de sifflement, de sibilance. Si l'excavation est vaste et l'ouverture de communication étroite, et, en particulier, s'il y a plusieurs excavations, on entend, lorsqu'il y a de la dyspnée, une sibilance très-forte pendant l'inspiration, suivie d'un ou plusieurs claquements à la fin de l'inspiration, bruit qui rappelle celui que l'on produit en déployant brusquement une feuille de papier, et que nous étudierons plus tard sous le nom de râle crépitant sec à grosses bulles.

#### 4° Respiration soufflante de Laennec.

Laënnec a désigné sous le nom de respiration soufflante le murmure respiratoire qui donne à l'oreille de l'observateur une sensation telle que l'air paraît être attiré de l'oreille dans l'inspiration, et que dans l'expiration il semble à celui-ci qu'on lui souffle dans l'oreille. Ce bruit accompagne, suivant Laënnec, la respiration bronchique ou caverneuse et ne se montre que dans les cas dans lesquels les tuyaux bronchiques ou une caverne se trouvent rapprochés des parois thoraciques. La respiration vésiculaire peut donner lieu à une illusion semblable, lorsque le bruit inspiratoire et le bruit expiratoire sont assez forts. La respiration bronchique ne devient soufflante qu'en augmentant d'intensité.

Mais le degré d'intensité du bruit respiratoire ne dépend pas seulement de la distance des parois thoraciques à laquelle se trouve le tuyau bronchique ou l'excavation où se produit ce bruit; il dépend aussi de la rapidité et de l'étendue des mouvements respiratoires et de la consonnance plus ou moins complète, etc. La respiration bronchique soufflante n'indique pas toujours la présence d'une excavation située près des parois thoraciques ou d'une bronche très-superficielle.

Laënnec parle d'une autre modification de la respiration soufflante, sous le nom de *souffle voilé*. « Il semble alors que chaque vibration de la voix, de la toux ou de la respiration agite une sorte de voile mobile, interposé entre une excavation pulmonaire et l'oreille de l'observateur. Ce phénomène se rencontre : 1° dans les excavations tuberculeuses dont les parois, très-minces en quelques points, sont en même temps souples et sans adhérence, ou à peu près, avec celles de la poitrine. 2° Il se remarque également lorsque les parois d'un abcès péripneumonique sont dans un état d'induration inflammatoire inégale, et présentent encore dans quelques points l'état d'engouement. 3° Il est surtout commun dans les cas de bronchophonie donnée par les gros troncs bronchiques et due à la péripneumonie, lorsque quelque partie du trajet de la bronche affectée est entourée par un tissu pulmonaire encore sain ou à l'état d'engouement léger, placé entre elle et l'oreille de l'observateur. 4° La dilatation des bronches et la pleurésie sont quelquefois accompagnées du même phénomène dans des circonstances analogues, c'est-à-dire lorsque la cavité dans laquelle se fait la résonnance de la respiration, de la voix ou de la toux, a quelques points de ses parois beaucoup moins denses que le reste.

« Il ne faut pas confondre ce phénomène avec le râle muqueux à grosses bulles qui l'accompagne quelquefois. Au reste, la distinction est facile à faire, pour peu que l'on ait l'habitude de l'auscultation. »

Il est impossible de comprendre au juste quel est le bruit que Laënnec a voulu désigner sous le nom de souffle voilé, parce que dans la description qu'il en donne il ne fait aucune comparaison avec un bruit connu. Dans les ouvrages sur l'auscultation qui ont vu le jour depuis celui de Laënnec, à peine s'il est fait mention du souffle voilé. Pour ma part, je n'ai jamais rencontré de bruit respiratoire qui fût constamment associé aux conditions que Laënnec considère comme nécessaires à la production du souffle voilé, et qui ne s'observât dans aucun autre cas. Je pense que, sous le nom de souffle voilé, Laënnec a voulu représenter le phénomène que l'on observe lorsque le bruit respiratoire est indistinct au commencement de l'inspiration, puis devient tout à coup bronchique intense, et par conséquent souffle bronchique, le bruit d'expiration étant d'un autre côté fortement bronchique à son commencement et indistinct à sa terminaison.

Cette modification de la respiration bronchique indique seulement ceci : qu'au commencement de l'inspiration et à la fin de l'expiration, la communication est interrompue en partie ou complétement entre les autres bronches et le tuyau bronchique ou l'excavation d'où provient la respiration bronchique, et qu'elle se rétablit de nouveau pendant l'inspiration.

### § 5. *Division des bruits respiratoires, d'après l'auteur.*

Je considère la respiration bronchique et caverneuse de Laënnec comme un seul et même bruit, sa respiration soufflante comme une respiration bronchique forte, et son souffle voilé, comme une modification sans importance de la respiration bronchique. Je suis convaincu, en outre, que l'on entend dans la poitrine des bruits respiratoires que l'on ne peut regarder ni comme bruits vésiculaires, ni comme respiration bronchique.

Voici la division que je propose pour les bruits respiratoires :

1° Bruit respiratoire pulmonaire ou respiration vésiculaire (Andral).

2° Respiration bronchique.

3° Echo amphorique et tintement métallique, se produisant pendant la respiration (j'en parlerai plus bas).

4° Bruits respiratoires indéterminés (*unbestimmte*)[1].

[1] M. Phillip, qui se rallie à l'opinion de M. Fournet, dit : « Le tintement métallique, l'écho amphorique, la respiration caverneuse, bronchique, soufflante, le murmure respiratoire résonnant et le murmure respiratoire clair, peuvent se ranger tous sous un même type, le bruit métallique. Dans plusieurs maladies, dans la phthisie, par exemple, nous les voyons se succéder régulièrement les uns aux autres, depuis le premier jusqu'au dernier. Il n'y a pas de changement dans la nature, dans l'essence du bruit, mais simplement une conversion graduelle d'une variété dans une autre. »

Mais quelle est l'essence de ce bruit? J'ai peine à croire que, après réflexion, quelqu'un puisse adopter cette description vague de M. Fournet. Que peut-on gagner à dire avec M. Fournet que le tintement métallique, la respiration caverneuse et la respiration bronchique, etc., ne sont pas des bruits isolés, mais seulement des degrés d'un même bruit? La question est toujours celle-ci : Quelle est la signification de ce bruit particulier? Sous ce rapport, l'écho amphorique et le tintement métallique doivent être séparés de toutes les variétés de la respiration bronchique. Si le passage graduel d'un bruit à un autre pouvait justifier leur classement sous un même type, on pourrait dire que tous les bruits doivent être rassemblés dans la même classe; car ils passent tous graduellement de l'un à l'autre.

Mais M. Fournet, malgré ce qu'il affirme relativement à la similitude de type de ces bruits, ne va pas jusqu'à confondre la respiration caverneuse et la respiration bronchique. « Ce n'est pas, dit-il, que lors de l'absence des caractères caverneux et amphoriques, on doive conclure nécessairement à la non-existence de cavernes; car il arrive quelquefois que, dans certaines dispositions anatomiques des parties malades, le caractère bronchique au deuxième ou troisième degré, qui se passe dans une partie rapprochée de l'oreille, obscurcit ou même efface tout à fait le caractère caverneux à un

### A. Respiration vésiculaire.

Je réserve le nom de respiration vésiculaire au murmure que l'on entend pendant l'inspiration, et qui ressemble au bruit que l'on produit en humant l'air entre les lèvres. Je ne donne pas ce nom aux bruits inspiratoires qui n'offrent pas nettement ce caractère, lors même qu'ils se manifestent chez un homme parfaitement sain. Je suis convaincu qu'un murmure respiratoire qui offre le caractère que je viens de décrire ne peut être produit que par la pénétration de l'air dans les cellules aériennes des poumons. Le bruit expiratoire n'a aucun rapport avec la respiration vésiculaire; il peut être fort ou faible, manquer même entièrement, sans que cela ait la moindre influence sur le jugement que nous portons relativement à la présence ou à l'absence de la respiration vésiculaire.

Comme Laënnec, j'explique le bruit de la respiration vésiculaire par le frottement de l'air contre les parois des petits tuyaux bronchiques et des vésicules aériennes, dont il doit surmonter la contractilité. Ce qui fait que le bruit inspiratoire des cellules aériennes est beaucoup plus fort que l'expiratoire, c'est que l'air, lorsqu'il pénètre dans leur intérieur, rencontre une résistance qui résulte de leur contractilité, tandis qu'il n'en rencontre aucune à l'état normal, lors de sa sortie. Les choses sont bien diffé-

faible degré qui se produit dans les parties centrales du poumon (*Recherches cliniques sur l'auscultation*, t. II, p. 519).

MM. Barth et Roger adoptent entièrement les opinions de Laënnec relativement à la signification des bruits respiratoires. Je crois que je m'éloigne un peu de l'opinion généralement reçue, en représentant la respiration bronchique et la respiration caverneuse comme identiques. (*Note de l'auteur.*)

rentes pour les gros tuyaux bronchiques, et particulièrement pour le larynx et la trachée : ici, l'air ne rencontre
aucun obstacle pendant l'inspiration, il y est, au contraire,
raréfié ; [mais pendant l'expiration, l'air chassé d'un espace plus vaste, les cellules aériennes, dans un espace
plus petit, les grosses bronches et le larynx principalement, se trouve comprimé ; aussi le bruit expiratoire du
larynx, de la trachée et des grosses bronches est-il, règle générale, plus fort que leur bruit inspiratoire.

Ce fait seul suffit presque à faire justice de la théorie
proposée par M. Beau, relativement à la cause de la respiration vésiculaire. Voici en quoi consiste cette théorie :
le bruit produit par le choc de l'air inspiré et expiré contre le voile du palais et contre les parties voisines se propage dans toute la longueur de la colonne d'air qui remplit l'arbre bronchique. Je crois avoir déjà montré que
le bruit respiratoire du voile du palais, du larynx, de la
trachée et des grosses bronches ne prend jamais dans le
thorax le caractère de la respiration vésiculaire, lorsque
les poumons sont sains ; dans certains états pathologiques de ces organes, ce bruit ressemble quelquefois à la
respiration bronchique. M. Beau me paraît avoir été conduit à l'explication qu'il a donnée du murmure respiratoire
par l'observation de la respiration bronchique entendue
sur le thorax.

La présence du murmure vésiculaire dans un point
quelconque du thorax indique la pénétration de l'air dans
les vésicules aériennes de cette portion du poumon sous-
jacente au point sur lequel on pratique l'auscultation. Son
existence exclut par conséquent celle de toute condition
anormale, de nature à empêcher la pénétration de l'air
dans les cellules aériennes, telles, par exemple, que la

compression de ces vésicules par des exsudations ou des tumeurs dans la plèvre, par augmentation de volume du cœur, etc. ; l'infiltration du parenchyme pulmonaire par de la lymphe plastique ou de la matière tuberculeuse, par du sang, de la sérosité, etc. ; l'atrophie des cellules aériennes et l'oblitération des tuyaux bronchiques par du mucus et du sang, ou par le gonflement de la membrane muqueuse.

Des tubercules isolés, quelque abondants qu'ils puissent être, ne s'opposent pas nécessairement à la production de la respiration vésiculaire ; il en est de même de l'inflammation bornée à quelques lobules (*hépatisation lobulaire*). Le murmure vésiculaire s'observe, en effet, assez souvent dans le cours de ces altérations pathologiques des poumons [1].

La respiration vésiculaire est d'autant plus forte que la contractilité des cellules aériennes oppose plus d'obstacles à la pénétration de l'air dans leur intérieur et que l'inspiration est plus rapide et plus étendue. La force de la respiration vésiculaire est également modifiée par les différentes conditions de la membrane interne des cellules aériennes et des petites ramifications bronchiques ; toujours elle devient plus forte en prenant de la rudesse.

[1] Voilà encore une de ces assertions dont l'exagération est par trop évidente. Sans doute, la présence de quelques tubercules isolés, l'inflammation pulmonaire bornée à quelques lobules ne s'opposent pas nécessairement à la production de la respiration vésiculaire. Mais dire que, dans le cas de tubercules isolés, *quelque abondants qu'ils puissent être*, on entend le murmure vésiculaire ; soutenir, comme le fait un peu plus loin M. Skoda, que ce développement peut ne déterminer aucune altération quelconque dans le bruit respiratoire, c'est ce que n'admettront jamais les personnes un peu versées dans la connaissance de l'auscultation.

(Note du traducteur.)

Cette rudesse annonce un léger degré de gonflement de la membrane muqueuse des plus petits tuyaux bronchiques et des cellules aériennes [1].

La respiration vésiculaire passe par gradations au bruit respiratoire indéterminé, et la respiration vésiculaire rude se transforme à son tour en bruit de sifflement, de sibilance et de ronflement.

La respiration vésiculaire a presque toujours un ton plus grave que le bruit respiratoire laryngé. Quelquefois cependant elle peut avoir un ton plus aigu qu'à l'ordinaire, mais rarement aussi aigu que le bruit respiratoire laryngé, au sommet du poumon, chez les vieillards, et dans des cas d'œdème pulmonaire, ou lorsque des tubercules isolés sont disséminés en assez grande abondance dans le parenchyme pulmonaire; dans quelques cas rares, elle peut même offrir un ton aussi aigu que le bruit laryngé. Une respiration vésiculaire aussi aiguë est très-voisine du bruit de sifflement.

La respiration vésiculaire peut exister presque sans

---

[1] M. Fournet traite des caractères des bruits respiratoires sous les titres suivants : 1° Caractère propre ou distinctif ; 2° caractère dur ou moelleux ; 3° caractère sec ou humide ; 4° timbre ; 5° ton ; 6° intensité ; 7° durée ; 8° rhythme. Mais je crois que c'est le timbre des bruits respiratoires qui est souvent pour cet auteur le caractère essentiel. En effet, M. Fournet s'exprime ainsi : « Le caractère propre de la grande classe des altérations de timbre consiste dans cette impression auditive que l'on a rendue par le nom de métallique. » Ce qui revient à dire que le timbre métallique forme le caractère essentiel de certaines classes de bruits. Le caractère de dureté est mieux désigné par le mot *rudesse*. Le murmure vésiculaire normal est doux et moelleux, tout à fait différent par conséquent du bruit respiratoire rude. Le mot *humide* ne convient pas non plus au murmure respiratoire; on ne peut pas dire : respiration *humide*, respiration *sèche*; l'idée d'humidité ne s'applique qu'aux râles.

(Note de l'auteur.)

aucun bruit expiratoire, ou bien ce bruit peut exister; dans ce dernier cas, sa force varie considérablement, et il arrive quelquefois que l'expiration est plus forte que l'inspiration. La présence d'un bruit expiratoire indique toujours l'existence dans les canaux bronchiques de quelque obstacle à la sortie de l'air. Cet obstacle n'est autre, dans la plupart des cas, qu'un gonflement de la membrane muqueuse de ces canaux. A quelques exceptions près, le bruit expiratoire est d'un ton plus grave que le bruit d'inspiration vésiculaire, et cette gravité est en raison de la distance à laquelle se trouve de la surface du poumon le tuyau bronchique dans lequel se produit cette expiration. Sa tonalité n'approche cependant de celle de la respiration vésiculaire que dans les cas dans lesquels le courant d'air rencontre un obstacle dans les plus petits tuyaux bronchiques.

M. Fournet a recherché avec soin le rapport de l'expiration à l'inspiration, et il a exprimé leur force et leur durée respectives par des chiffres. D'après lui, le bruit de l'inspiration, c'est-à-dire le murmure vésiculaire peut être représenté à l'état normal par le chiffre 10, et celui de l'expiration par le chiffre 2; en d'autres termes, la force et la durée de ce dernier sont à la force et à la durée du premier comme 1 à 5.

Dans des circonstances anormales, l'inspiration peut descendre de 10 à 0; l'expiration peut en même temps descendre dans la même proportion, ou ne présenter aucun changement, ou bien s'élever jusqu'au chiffre 20. L'intensité du bruit inspiratoire peut aussi augmenter, tandis que le bruit expiratoire conserve la même force et la même durée, ou augmente à son tour. Enfin, le bruit inspiratoire et le bruit expiratoire peuvent augmenter ou diminuer d'intensité, tandis que la durée de ces deux bruits reste sans changement, augmente ou diminue dans diverses proportions. Leur durée peut aussi s'éloigner de la moyenne normale, sans que leur intensité ait subi d'altération.

M. Fournet attache une très-grande importance, au point de vue du diagnostic, à l'augmentation d'intensité du bruit expiratoire, coïncidant avec une diminution d'intensité du bruit inspiratoire, ces changements anormaux s'observant uniquement dans le cas d'emphysème et de tuberculisation pulmonaire. Ces variations dans l'intensité de l'inspiration et de l'expiration se montrent encore, mais à un bien moindre degré, dans l'induration pulmonaire, quelle qu'en soit la cause, dans le catarrhe pulmonaire aigu et dans la pleurésie avec épanchement médiocrement abondant. Dans mon opinion, cependant, l'augmentation du bruit expiratoire, pourvu qu'elle n'aille pas jusqu'à lui donner le caractère bronchique, ou tout autre caractère anormal, n'indique rien autre chose que la présence d'un obstacle à la sortie de l'air hors des tuyaux bronchiques.

Dans quelques cas rares, le développement rapide et aigu de tubercules isolés ne détermine aucune altération quelconque dans le bruit respiratoire ; le plus généralement, cependant, il existe quelque signe de catarrhe. La formation lente des tubercules, par points isolés, ne donne aucun signe de sa présence, ou seulement quelques signes de catarrhe ou de pleurésie.

On n'observe pas toujours non plus un allongement marqué de l'expiration avec raccourcissement de l'inspiration, dans le cas de développement chronique de tubercules, à moins qu'il n'y ait une masse tuberculéuse considérable, ou des excavations dans les poumons. Toutes les fois que le tissu pulmonaire est condensé dans une grande étendue par quelque cause que ce soit, on retrouve l'expiration prolongée et le raccourcissement du bruit inspiratoire. Dans ces cas, cependant, le bruit expiratoire doit souvent son augmentation d'intensité à la consonnance, et il arrive fréquemment qu'un bruit expiratoire indistinct est converti, par une inspiration profonde, en respiration bronchique, et se trouve ainsi fréquemment associé à la bronchophonie. L'intensité d'un pareil bruit expiratoire indique quelquefois qu'il passera prochainement au bruit de ronflement, ou bien qu'il est lui-même un bruit de ronflement faible.

Les bruits qui accompagnent l'emphysème pulmonaire varient beaucoup, suivant l'étendue de la maladie et le degré de catarrhe qui l'accompagne. Le bruit expiratoire est très-faible, lorsque les tuyaux bronchiques ne contiennent pas de mucus et ne sont pas tuméfiés ; mais il devient bruyant et prolongé, si la membrane muqueuse est épaissie, ou si les tuyaux bronchiques sont rétrécis dans quelque point, peut-être par contraction. D'une manière générale, on peut dire que le bruit cesse d'être un murmure respiratoire proprement dit et se convertit en un bruit de ronflement, de sifflement ou de sibilance ; bref, l'emphysème pulmonaire donne à l'auscultation les mêmes signes que le catarrhe.

### 2° RESPIRATION BRONCHIQUE.

Un bruit respiratoire ne peut être appelé bronchique que s'il offre le caractère d'un bruit laryngé ou trachéal ; la seule différence est dans la tonalité. On peut imiter la respiration bronchique en soufflant dans un tube; mais pour l'imiter avec la bouche, il faut placer la langue comme pour former la consonne *ch* gutturale ( le $\chi$ des Grecs) et aspirer et expirer l'air tour à tour. La respiration bronchique que l'on entend dans le thorax peut être plus aiguë, plus forte, plus grave ou plus faible que le bruit laryngé ; ou elle peut avoir la même force et la même tonalité. La raison de cette variabilité de caractères se trouve dans ces circonstances, que la respiration bronchique n'est pas toujours un bruit respiratoire laryngé consonnant, mais provient souvent de la partie inférieure de la trachée, ou d'une des bronches, ou même d'une des principales divisions bronchiques. Ces différents degrés de force et d'élévation diatonique de la respiration bronchique que l'on entend dans le thorax, ne nous offrent aucune indication spéciale, d'autant plus que ces modifications ne reconnaissent pas une seule cause, mais plusieurs à la fois.

Les différents degrés de force et d'élévation diatonique des bruits respiratoires du larynx, de la trachée et des bronches, qui dépendent en partie de la rapidité et de l'étendue des mouvements respiratoires, en partie des conditions dans lesquelles se trouve la membrane interne des voies aériennes et de la consonnance plus ou moins parfaite des bruits dans le poumon malade (consonnance qui se produit de la manière indiquée plus haut), ces différents degrés, disons-nous, produisent des changements dans la force et la tonalité de la respiration bronchique que l'on entend dans le thorax.

La respiration bronchique est généralement plus forte dans le thorax pendant l'expiration que pendant l'inspiration ; ce qui tient à l'intensité relativement plus grande des bruits expiratoires dans la trachée, le larynx et les bronches, par rapport aux bruits inspiratoires dans ces mêmes organes. Mais il y a des exceptions à cette règle, car le bruit inspiratoire peut être le plus fort ou exister seul [1], ou le bruit expiratoire se faire entendre seul, ou l'inspiration peut commencer par un bruit vésiculaire indistinct, et passer ensuite au caractère bronchique.

Ces modifications sont toutes accidentelles; elles sont causées, en très-grande partie, par l'interruption de la communication de l'air dans les bronches, interruption causée par la présence du mucus, du sang, etc., et elles peuvent varier de minute en minute [2].

La respiration bronchique fournit les mêmes indications que la bronchophonie faible, et je renvoie par conséquent le lecteur à ce que j'ai déjà dit à ce sujet [3]. Elle

[1] « Jamais je n'ai vu le caractère bronchique normal ou morbide exister pendant l'inspiration seulement », dit **M. Fournet** (p. 58).— Cette assertion est inexacte. (*Note de l'auteur.*)

[2] « Du reste, ce phénomène, la respiration bronchique, font remarquer MM. Barth et Roger (p. 83), est continu, permanent et n'est point sujet à des intermittences. » Je conteste formellement cette assertion. La respiration bronchique paraît et disparaît, et peut être remplacée par d'autres bruits, etc. (*Note de l'auteur.*)

[3] MM. Barth et Roger affirment encore (p. 88) que la respiration bronchique se montre très-rarement lorsqu'il existe un épanchement seulement, sans induration du parenchyme pulmonaire; elle se montre, disent-ils, d'abord et parfois au commencement d'une pleurésie, lorsque l'épanchement est peu abondant et la respiration forte, et en second lieu dans les cas où l'épanchement est répandu également à la surface du poumon, qui se trouve adhérent çà et là aux parois thoraciques. Excepté dans ces cas, la respiration bronchique indique invariablement une induration du tissu pulmonaire. Il n'est pas douteux que la respiration bronchique s'entend très-fréquemment dans le cas d'hépatisation et d'infiltration tuberculeuse du poumon; mais on l'entend aussi lorsqu'il n'existe que de l'épanchement, et non-seulement dans les circonstances indiquées

ne se montre pas cependant, comme la bronchophonie faible, dans l'état normal des organes respiratoires. On peut l'entendre de temps en temps chez des personnes bien portantes, vers les premières vertèbres dorsales, et, dans le cas de grande dyspnée, entre les épaules et quelquefois sur toute autre partie du thorax, sans qu'il y ait d'altération de structure dans la portion correspondante du parenchyme pulmonaire. Cette anomalie peut s'expliquer par cette circonstance, que lorsque le bruit respiratoire des gros tuyaux bronchiques est intense à son origine, il peut s'entendre comme respiration bronchique dans le thorax, sans être renforcé par la consonnance.

La respiration bronchique peut se transformer graduellement en bruit respiratoire indéterminé, en écho amphorique, en tintement métallique, en bruit de ronflement, de sifflement, de sibilance consonnants.

### 3º BRUIT RESPIRATOIRE INDÉTERMINÉ (*umbestimmte*).

Sous ce nom, je comprends tous les bruits respiratoires entendus sur le thorax, qui n'offrent le caractère ni du murmure vésiculaire, ni de la respiration bronchique, qui ne sont pas accompagnés d'écho amphorique ni de tintement métallique, qui ne sont représentés enfin par aucun des autres bruits que je décrirai bientôt et qui dépendent de la respiration, tels que les bruits de sifflement, de sibilance, de ronflement, ou le bruit de frottement pleural.

par MM. Barth et Roger, mais encore dans tous les cas dans lesquels existent les conditions nécessaires à la production de la consonnance. Il n'est pas plus exact de dire que l'on peut distinguer la respiration bronchique causée par un épanchement de celle à laquelle donne lieu l'hépatisation pulmonaire.

(Note de l'auteur.)

Le bruit respiratoire des cellules aériennes est quelquefois si peu marqué, qu'on ne peut le distinguer en aucune manière du bruit qui se passe dans les tuyaux bronchiques plus profonds, ou même dans le larynx, et qui se propage, sans l'intermédiaire de la consonnance et à travers le parenchyme pulmonaire, jusqu'aux parois thoraciques. Un râle faible et éloigné peut aussi se faire entendre sur le thorax, comme bruit respiratoire indéterminé des cellules aériennes. Il est impossible de distinguer, dans un cas donné, la véritable cause d'un bruit de ce genre, parce que plusieurs causes peuvent concourir à le produire. Impossible de le rapporter avec quelque certitude soit à l'entrée de l'air dans les cellules aériennes, soit au passage de l'air dans les gros tuyaux bronchiques, soit à un râle faible et éloigné, par cela même que l'on sait qu'il peut dépendre de l'une ou de l'autre de ces causes, ou même de plusieurs de ces causes réunies.

Il y a plus, le bruit des gros tuyaux bronchiques peut, sans consonnance et sans posséder pour cela le caractère de la respiration bronchique, s'entendre assez distinctement sur le thorax pour qu'on puisse affirmer qu'il ne se passe pas dans les cellules aériennes ; et cependant il nous est impossible de dire si l'air pénètre ou non dans les cellules, car l'une ou l'autre alternative est possible. On ne saurait donc tirer aucune conclusion d'un bruit de ce genre, relativement à l'état du parenchyme pulmonaire. Le bruit expiratoire, pourvu qu'il ne soit ni bronchique, ni amphorique, ne nous fournit non plus aucune indication relativement à l'état du poumon.

J'englobe, sous le nom de bruits indéterminés, tous les bruits respiratoires, sans exception, qui ne peuvent nous fournir aucun renseignement sur l'état du parenchyme pulmonaire; toute subdivision me paraît sans utilité.

Un bruit respiratoire indéterminé, lorsqu'il est fort, indique un obstacle au passage de l'air dans quelque tuyau bronchique; sa force et son élévation diatonique nous permettent de juger assez exactement du diamètre du tuyau bronchique intéressé. Le bruit respiratoire indéterminé se transforme graduellement en bruits de sifflement, de sibilance, de ronflement, et en râles.

Je me suis attaché à décrire minutieusement les caractères des bruits respiratoires; car, dans mon opinion, la distinction n'est pas très-difficile à établir entre ces bruits, pourvu que rien n'indique la transformation d'un de ces bruits en un autre. À mesure que l'observateur acquiert plus de pratique et plus de délicatesse de l'oreille, il apprécie plus aisément ces bruits de transition. Ce qu'il y a de plus sûr cependant, c'est de regarder tous les bruits respiratoires qui n'ont pas de caractère distinct, comme bruits indéterminés, et de ne tirer aucune conclusion de leur présence, sans prendre en considération tous les autres signes et sans les coordonner avec la valeur possible des bruits respiratoires. A l'aide de cette méthode, un observateur, même médiocrement exercé à l'auscultation, court rarement le risque de se tromper gravement[1].

---

[1] M. Fournet donne, t. I, p. 82, la description d'un bruit respiratoire particulier. « On apprécie très-bien par l'auscultation, à la sensation reçue par l'oreille, si l'air pénètre bien avant dans le tissu pulmonaire et à quel degré se fait l'expansion de ce tissu. Si un épanchement pleurétique considérable comprime le poumon, on sent en quelque sorte que l'air, après avoir pénétré un peu dans l'arbre bronchique, ne peut pas aller plus loin; on sent qu'alors il lutte un instant contre l'obstacle qui s'oppose à la dilatation des

## REMARQUES DU TRADUCTEUR.

« Je considère les respirations bronchique et caverneuse de Laënnec comme un seul et même bruit, sa respiration soufflante comme une respiration bronchique forte, et son souffle voilé comme une modification sans importance de la respiration bronchique. Je suis convaincu, en outre, que l'on entend dans la poitrine des bruits respiratoires que l'on ne peut regarder ni comme bruits vésiculaires, ni comme respiration bronchique. » Ainsi s'exprime M. Skoda, avant de faire connaître la classification des bruits respiratoires qu'il adopte, classification qui réduit à quatre les phénomènes fournis par l'auscultation de la respiration.

Tout le monde étant d'accord aujourd'hui pour faire rentrer dans la respiration bronchique la respiration soufflante et le souffle voilé de Laënnec, il s'ensuit que la respiration caverneuse est la seule des modifications généralement admises du bruit respiratoire, qui soit rejetée par M. Skoda. Je me suis déjà expliqué à cet égard dans une note, en maintenant, contrairement à l'assertion de M. Skoda, la possibilité d'établir une distinction entre la respiration bronchique et la respiration caverneuse, par la sensation particulière que cette dernière donne à l'oreille. J'ajouterai que, après mûr examen, je considère la respiration ou le souffle caverneux comme étant, de tous les phénomènes dits caverneux, celui qui trompe le moins ; de sorte

vésicules, et que, ne pouvant pénétrer dans celles-ci, il fait exécuter au tissu pulmonaire comprimé une sorte de dilatation en masse, qui s'accompagne d'un petit bruit tout particulier. Il n'est pas de mot qui puisse rendre exactement cette sensation ; il faut l'avoir éprouvée ; mais il importe beaucoup d'en marquer le degré, afin de savoir où l'on en est de la marche de la maladie, etc. »

Cette assertion que l'air lutte un instant contre un obstacle, et que, ne pouvant vaincre sa résistance, il dilate en masse le tissu pulmonaire, n'a pas besoin de réfutation. L'air ne pénètre que lorsqu'il se fait un vide, et il ne peut lutter contre des obstacles, à moins qu'il n'existe un vide au delà de ceux-ci. Je ne sais rien du bruit particulier décrit par M. Fournet, mais il m'est impossible d'adopter une opinion aussi hypothétique.                 (*Note de l'auteur.*)

que, tout en partageant l'opinion de M. Skoda relativement au peu de valeur de la pectoriloquie et du râle caverneux, par exemple, j'en attache au contraire beaucoup à la respiration caverneuse, au souffle caverneux bien caractérisé. Mais dans la classification des modifications du bruit respiratoire, M. Skoda a donné une place spéciale à des bruits respiratoires que l'on ne peut regarder ni comme bruits vésiculaires, ni comme respiration bronchique, et qu'il a désignés sous le nom de *bruits indéterminés*. Déjà, à propos des modifications des phénomènes fournis par la résonnance de la voix, nous avons vu M. Skoda admettre ce qu'il appelle un bourdonnement *indistinct*, et, plus loin, nous retrouverons des râles *indéterminés*, etc. Examinons rapidement, une fois pour toutes, l'utilité d'une pareille distinction.

Ce qui a probablement engagé M. Skoda à établir parmi certains phénomènes d'auscultation une classe dite *indéterminée* ou *indistincte*, c'est que ces phénomènes ne se présentent pas toujours avec des caractères bien tranchés, et surtout qu'ils sont susceptibles de se fondre les uns dans les autres par des nuances insensibles. Comme il est très-rare que les phénomènes observés au lit du malade correspondent à la description-type donnée par les auteurs, il s'ensuit qu'il faut toujours une assez grande expérience pour y rattacher avec sûreté ceux qui s'en éloignent à divers degrés ; et même, passé un certain point, on court le risque de commettre une erreur en se prononçant.

Prévenir les élèves de la possibilité de pareilles erreurs, les mettre en garde contre un jugement précipité ou prématuré, tel est certainement le devoir des auteurs qui écrivent sur l'auscultation ; et, il faut bien le reconnaître, la plupart des auteurs modernes pèchent par le défaut contraire ; car trop souvent ils accordent à l'auscultation une autorité et une prééminence qu'elle est loin de posséder partout et toujours. Mais ce n'était certainement pas une raison pour faire une classe spéciale des phénomènes de ce genre ; car, de deux choses l'une, ou ces phénomènes ont des caractères particuliers qui les distinguent de tous les autres, ou bien ils ne sont que des degrés très-affaiblis et très-effacés des phénomènes-types ; dans le premier cas, ils sont déterminés et distincts, alors il faut les prendre en considération ; dans le second, ils n'existent réellement pas pour l'observateur, et encore moins devait-on en tenir compte dans une bonne classification. N'est-ce pas d'ailleurs une chose bien remarquable de voir M. Skoda, lui qui reproche si souvent à Laënnec de ne pas rattacher aux phénomènes qu'il décrit des caractères positifs, créer de toutes pièces une classe de phénomènes avec des caractères purement négatifs ?...

Toutes les remarques précédentes ne doivent cependant pas faire perdre de vue ce que le chapitre précédent renferme de bon et d'utile. La distinction entre les bruits respiratoires du larynx, de la trachée et des grosses bronches, et le bruit respiratoire des cellules aériennes et des petites ramifications bronchiques, rendue plus tranchée et plus nette par l'étude, un peu trop minutieuse et détaillée peut-être, des caractères qui appartiennent à chacun d'eux, les modifications que ces bruits subissent en se propageant à distance, les conditions dans lesquelles ils peuvent devenir consonnants, tels sont les points généraux abordés par M. Skoda, et dans lesquels on reconnaît toujours, même au milieu de quelques erreurs, l'esprit scrutateur, fin et ingénieux, de ce médecin.

C'est surtout dans les faits de détail que M. Skoda est remarquable; et, parmi ces faits, l'un des plus intéressants à signaler est certainement l'application de la théorie de la consonnance à l'explication de la respiration bronchique. Non pas que j'adopte exclusivement sur ce point les opinions de M. Skoda, mais, ainsi que je l'ai constaté dans certains cas, il peut y avoir une identité tellement parfaite entre le bruit expiratoire laryngien entendu en dehors de la glotte et le souffle bronchique expiratoire perçu au niveau de la portion du poumon hépatisée, sous le rapport de la force, du ton et du timbre, qu'il est impossible de nier la consonnance. Dans d'autres cas, au contraire, le souffle est faible et d'un ton différent, et la toux ne lui donne pas une plus grande force; de sorte que la respiration bronchique ne peut plus être rattachée à ce phénomène, et qu'il faut bien admettre que cette altération du bruit respiratoire peut être due au bruit produit par la circulation de l'air dans les tuyaux bronchiques et au renforcement de ce bruit par le tissu pulmonaire induré. Dans d'autres

cas encore, et plus communs peut-être, la respiration bronchique
est plus intense et d'un ton plus élevé que le bruit laryngien,
preuve que la consonnance, si elle est pour quelque chose dans
la production de ce phénomène, n'en est pas certainement la
seule cause.

C'est en vain que M. Skoda répond à cette objection en disant que
« la raison de cette variabilité se trouve dans ces circonstances que
la respiration bronchique n'est pas toujours un bruit respiratoire
laryngé consonnant, mais provient souvent de la partie inférieure
de la trachée ou d'une des bronches, ou même d'une des principales divisions bronchiques. » Ainsi que M. Walshe l'a fait remarquer (*ouvr. cité*), c'est là une distinction purement artificielle
et qui ne s'appuie pas sur les faits cliniques. Il y a plus, ajoute
avec raison M. Walshe, ces variations dans le ton de la respiration
pneumonique métallique jugent irrévocablement la question, les
bruits consonnants devant toujours ou bien être du même ton,
ou bien donner un ton en relation certaine et définie avec le ton
primitif.

### B. Râles.

#### § 1. *Causes des râles et leurs variétés.*

Les râles qu'on entend pendant la respiration sont,
pour la plupart, causés par le passage de l'air à travers
des liquides, tels que du mucus, du sang, de la sérosité, etc., qui se trouvent accidentellement dans les
tuyaux bronchiques ou dans des excavations pulmonaires.
Une espèce de râle peut être aussi produite par des corps
solides, par exemple, par un repli de membrane muqueuse, lorsque ces corps obstruent en partie le passage
de l'air et peuvent être mis en vibration par celui-ci. Un
râle particulier se produit également lorsqu'un courant
d'air passe dans un poumon susceptible d'être distendu,
mais qui a perdu sa puissance contractile.

Les bruits de la respiration peuvent ou bien être complétement masqués par des râles, ou bien se faire entendre en même temps que ces derniers.

Les râles rappellent les bruits que produisent le bouillonnement de l'eau ou de la graisse, l'explosion de bulles à la surface des liquides en fermentation, le craquement fin des petites bulles qui s'élèvent à la surface de l'eau qui commence à bouillir ou de la graisse que l'on fait griller, la décrépitation du sel sur des charbons ardents, le bruit que produit le bois sec que l'on casse, le craquement de la neige ou du cuir, etc.; ils peuvent être associés à l'écho amphorique et au tintement métallique. Les caractères des râles varient beaucoup; mais, à quelques exceptions près, ils indiquent la présence de liquides dans les tuyaux bronchiques ou dans des cavernes.

La plupart des râles prennent le caractère des bruits qui se produisent lorsque des bulles de liquide éclatent; quelques-uns cependant ressemblent au craquement du cuir, etc. Les premiers sont appelés *râles humides*, les seconds *râles secs*; mais on ne peut tirer aucune ligne de démarcation entre eux; ils se transforment graduellement les uns dans les autres. Quant à savoir s'il est possible, à l'aide des caractères des râles, de déterminer la nature et la quantité de liquide qui y donne lieu, de dire en quel endroit se trouve le liquide, dans les cellules aériennes, dans les grosses ou dans les petites bronches, ou dans les excavations, et quelle est la condition du parenchyme pulmonaire; à toutes ces questions, il est impossible de répondre jusqu'à ce qu'on ait déterminé toutes les variétés que ces râles présentent et les causes de leurs différences.

Les bruits qui sont dus à la rupture des bulles d'un liquide varient avec le volume de ces bulles. Les râles humides sont formés par des bulles grosses, petites ou très-fines. Dans le craquement de cuir et de neige, dans le craquement de bois, les intervalles des bruits varient en durée, et c'est ainsi qu'on a appelé les râles secs, râles à grosses bulles, à petites bulles, à bulles très-fines, de manière à indiquer l'étendue des intervalles de ces craquements.

Qu'ils soient secs ou humides, quel que soit le volume des bulles qui les constituent, les râles peuvent être rares ou abondants, forts ou faibles, clairs ou sourds; ils peuvent aussi varier de ton et offrir un écho amphorique ou métallique.

a. Râles humides et secs.

Il est probable que le caractère humide ou sec d'un râle dépend de la viscosité du liquide qui se trouve dans les tuyaux bronchiques ou dans les excavations. Les corps solides ne peuvent produire que des râles secs, comme il a été dit plus haut. Lorsque nous parlons de râles secs, nous voulons dire ceci : suivant toutes probabilités, le liquide qui y donne lieu est plus visqueux que celui qui produit les râles humides.

b. Volume des bulles.

Les gros tuyaux bronchiques et les excavations peuvent seuls donner lieu à des râles à grosses bulles; toutefois il peut y avoir de petites bulles, tant dans les petites que dans les grosses bronches et dans les excavations. Le volume des bulles, dans les gros tuyaux bronchiques et dans les excavations, dépend de la quantité et

de la qualité des liquides qu'ils contiennent, et de la rapidité du courant d'air ; mais, quoiqu'on puisse entendre
dans les gros tuyaux bronchiques et dans les excavations
de petites et même de très-fines bulles, cependant de
grosses bulles sont toujours mêlées à celles-ci ; les râles
ne sont jamais composés de bulles uniformes. Un râle à
bulles fines et égales ne peut se produire que dans les
plus petits tuyaux bronchiques et dans les cellules aériennes ; il indique par conséquent la présence d'un liquide, mucus, sang ou sérosité, dans les tuyaux et dans
les cellules aériennes ; et en démontrant la pénétration
de l'air dans ces cellules, il exclut l'idée de la présence
de quelqu'une de ces altérations pathologiques qui rendent impossible la pénétration de l'air dans les cellules
aériennes. Ce râle a donc, par rapport au parenchyme
pulmonaire, la même signification que le murmure vésiculaire.

### c. **Quantité des râles.**

La quantité des râles dépend de la quantité de liquide,
de la présence de celui-ci dans un grand nombre de tuyaux
bronchiques et de la force de la respiration. Si l'on n'entend que quelques râles ou quelques bulles isolées, et si
en même temps on entend le bruit respiratoire vésiculaire
ou bronchique, on peut être certain qu'il y a peu de liquide dans les voies aériennes, pourvu qu'il n'existe pas
dans les poumons des excavations dans l'intérieur desquelles le courant d'air ne touche pas au liquide. Des
râles abondants sans bruit respiratoire, ou entendus en
combinaison avec un bruit respiratoire indéterminé indiquent, en général, que beaucoup de tuyaux bronchiques
sont remplis de mucus, de sang, de sérosité, etc. Il est bon

de faire remarquer ici que les râles peuvent se faire entendre soit pendant l'inspiration et l'expiration à la fois, soit
dans l'inspiration ou dans l'expiration seulement. Cette
différence est tout à fait accidentelle ; les râles à bulles fines et égales sont les seuls qu'on entende pendant un
certain temps dans l'inspiration seulement et qui continuent après que le malade a toussé.

### *d.* **Force des râles.**

Tantôt les râles sont tellement forts qu'on peut les entendre en s'approchant de la bouche du malade ou à travers les parois thoraciques, sans appliquer l'oreille ou le
stéthoscope sur la poitrine ; tantôt, au contraire, ils sont
tellement faibles qu'il faut autant d'attention pour les observer que pour saisir le bruit respiratoire faible. La différence dans la force des râles dépend principalement de
l'étendue et de la rapidité des mouvements respiratoires.

Le râle des mourants peut être classé parmi les râles
les plus forts ; on l'entend à travers la bouche et il se
produit en très-grande partie dans le larynx, dans la trachée et dans les deux divisions bronchiques ; mais il existe
en même temps des râles dans les bronches. Les râles
qui se produisent dans une excavation pulmonaire superficielle peuvent être quelquefois entendus à travers les
parois du thorax, sans qu'on ait besoin d'appliquer l'o-
reille sur la poitrine, et cela sans que la respiration soit ni
rapide ni forte. Dans ces cas, les râles s'entendent en
général à travers la bouche du malade, bien qu'il n'en
existe ni dans le larynx ni dans la trachée. Les râles intenses qui se produisent dans le larynx ou dans la trachée
peuvent être entendus dans tout le thorax et mettre, par
suite, obstacle à l'observation de tous les autres signes

que la respiration pourrait offrir à l'auscultation. L'auscultation du cœur et des troncs artériéls thoraciques peut être aussi rendue tout à fait impossible par la présence de ces râles.

### e. Clarté ou netteté des râles.

Il est souvent très-difficile de déterminer quel est exactement le point où se produisent les râles qu'on entend dans la poitrine. En effet, les sons dans le thorax traversent d'autres milieux que l'air, et ils ne se propagent pas toujours en ligne droite. Nous devons chercher à déterminer leurs points d'origine, en tenant note, autant que possible, de leur clarté et de leur netteté.

Un râle éloigné n'est jamais aussi clair qu'un râle qui se produit dans le voisinage du point où l'on pratique l'examen; mais un râle fort et éloigné peut être plus clair qu'un râle rapproché et faible; par suite, les râles qui se produisent dans le larynx, dans la trachée ou dans l'une ou l'autre des divisions bronchiques peuvent consonner dans le thorax, de la même manière que la voix ou le bruit respiratoire consonnent dans les états morbides du tissu pulmonaire, auxquels nous avons déjà fait allusion; et ces râles deviennent ainsi susceptibles d'être entendus à travers le thorax, quoique leur origine soit dans le larynx.

Les râles à bulles fines et égales, s'ils sont clairs, doivent de toute nécessité se produire immédiatement au niveau du point où on les ausculte; par conséquent, les cellules aériennes doivent être perméables à l'air dans ce point, et le poumon ne pas contenir d'excavations, ou au moins ne pas en contenir d'une certaine grandeur.

Les râles à bulles inégales ou à grosses bulles peuvent

se produire dans des excavations situées près de la surface
du poumon ; ou bien lorsqu'il y a de la dyspnée, ils peuvent provenir d'excavations éloignées ou des gros tuyaux
bronchiques ; ou bien ce peuvent être des râles consonnants, produits probablement par une respiration faible
dans la trachée.

Les râles sourds se produisent à une distance des parois thoraciques qu'il n'est pas possible de préciser ; ils
peuvent avoir leur origine dans le larynx, la trachée, les
tuyaux bronchiques, les cellules aériennes ou des excavations.

### *f.* **Ton des râles.**

Je détermine le ton d'un râle de la même manière que
pour le bruit respiratoire, c'est-à-dire au moyen de la
voyelle qu'il faut employer pour imiter avec la bouche ce
râle ou un bruit respiratoire du même ton.

Le ton d'un râle correspond principalement à celui du
bruit respiratoire qu'il remplace ou qu'il accompagne. Les
râles laryngé et trachéal sont, règle générale, plus élevés
que les râles du parenchyme pulmonaire ou vésiculaire, parce que le bruit laryngé est en général plus élevé
que la respiration vésiculaire. Mais il y a des exceptions à
cette règle en ce qui touche les bruits respiratoires, et
de bien plus nombreuses encore relativement aux râles,
leur ton étant très-fortement affecté par la quantité du liquide qui les produit. D'un ton aigu ou d'un ton grave,
un râle produit dans les grosses bronches perd toujours
quelque chose à la transmission, et d'autant plus de son
élévation qu'il était primitivement plus faible ou plus éloigné des parois du thorax. Il faut faire une exception pour
les cas dans lesquels l'intensité de ces râles est augmen-

tée par la consonnance à l'intérieur de la cavité thoracique.

Les râles aigus qui se produisent dans les grosses bronches paraissent également aigus sur le thorax, lorsqu'ils
sont consonnants ; s'ils atteignent les parois thoraciques
par simple propagation, ils deviennent plus graves. Les
râles à grosses bulles ou à bulles inégales ne sont aigus
sur le thorax que lorsqu'il existe des conditions nécessaires pour la consonnance ou lorsqu'il y a des excavations
au voisinage des parois thoraciques ; dans ce dernier cas
cependant, règle générale, on n'entend pas de râles aigus,
à moins que les sons ne soient réfléchis par les parois
de l'excavation.

Les râles thoraciques aigus à grosses bulles indiquent
en général la même condition du tissu pulmonaire que la
bronchophonie et la respiration bronchique ; c'est, la plupart du temps, un signe d'hépatisation ou d'infiltration
tuberculeuse du poumon, et on les rencontre plus fréquemment dans ces affections que dans l'épanchement
pleurétique ; mais pour la plus grande exactitude du diagnostic, il est toujours bon de prendre en considération les
résultats de la percussion et les symptômes généraux, en
même temps que la bronchophonie.

Un râle sourd et grave indique la présence de mucus,
de sang, de sérosité, etc., dans les tuyaux bronchiques
ou dans des excavations, mais il ne fournit aucun ensei-
gnement relativement à la condition du tissu pulmonaire.
Un râle à grosses bulles, grave, clair, ou bien arrive de
parties éloignées à la surface, en vertu de la consonnance, ou bien se produit immédiatement au-dessous
de la surface du poumon, soit dans des excavations superficielles, soit dans des tuyaux bronchiques dilatés. La

percussion nous permet, en général, de décider si ce râle est formé superficiellement, s'il est consonnant ou non.

### § 2. *Division des râles, d'après Laënnec.*

Laënnec a compris sous le nom de râles les bruits de ronflement et de sifflement. On peut, dit-il, en distinguer cinq espèces principales :

1° Le râle crépitant humide ou crépitation ;

2° Le râle muqueux ou gargouillement ;

3° Le râle sonore sec ou ronflement ;

4° Le râle sibilant sec ou sifflement ;

5° Le râle crépitant sec à grosses bulles ou craquement.

Pour moi, sous le nom de râles, je ne comprends que ces bruits qui donnent l'idée de bulles qui crèvent ou qui rappellent le craquement du bois sec (*Prasseln*); je parlerai donc à part des râles sonores secs et des râles sibilants secs de Laënnec.

#### a. Râle crépitant humide de Laënnec.

Cette espèce de râle est, au dire de Laënnec, une des plus importantes à connaître ; je rapporterai par conséquent textuellement la description qu'il en donne : « Le râle crépitant humide est un bruit qui se passe évidemment dans le tissu pulmonaire. On peut le comparer à celui que produit du sel que l'on fait décrépiter dans une bassine, à celui que donne une vessie sèche que l'on insuffle, ou, mieux encore, à celui que fait entendre le bruit d'un poumon sain et gonflé d'air que l'on presse entre les doigts ; il est seulement un peu plus fort que ce dernier ; et, outre la crépitation, il porte avec lui une sensation d'humidité bien marquée. On sent évidemment que les cellules pulmonaires contiennent un liquide à peu près aussi ténu que de l'eau et qui n'empêche pas l'air d'y pénétrer. Les bulles dont il se forme paraissent extrêmement petites. Cette espèce de râle, au reste, une des plus importantes à connaître, est très-facile à distinguer, et il suffit de l'avoir entendu une fois pour ne pouvoir plus s'y tromper. Il est le signe pathognomonique de la péripneumonie au premier degré ; il cesse de se faire entendre dès que le poumon a pris la densité hépatique, et reparaît lorsque la résolution se fait. On l'observe également dans l'œdème du poumon et quelquefois dans l'hémoptysie. Dans ces deux derniers cas, les bulles formées par le déplacement de l'air paraissent ordinairement un peu plus grosses et plus humides que dans le râle crépitant de la péripneumonie ; je désigne cette variété sous le nom de *râle sous-crépitant.* »

Des efforts ont été faits, depuis, dans le but d'établir une distinction entre le râle crépitant et le râle sous-crépitant. Dance croyait que ces deux râles diffèrent l'un de l'autre, en ce que le râle crépitant ne s'entend que dans l'inspiration et ne disparaît pas après l'expectoration, tandis que le râle sous-crépitant s'entend pendant l'inspiration et l'expiration, et disparaît après l'expectoration.

Il est très-vrai que le râle crépitant de Laënnec ne se fait entendre quelquefois que dans l'inspiration seulement et ne disparaît pas après l'expectoration ; mais cela ne peut servir à le caractériser comme signe pathognomonique de la pneumonie. M. Andral, M. Cruveilhier, M. Chomel, etc., ont rapporté des faits nombreux, desquels il résulte que le râle crépitant de Laënnec ne peut être regardé comme un signe de cette affection, et qu'on ne peut, en réalité, tirer de ligne de démarcation entre les râles crépitant, sous-crépitant et muqueux[1]. Cependant l'opi-

[1] **M.** Skoda exagère beaucoup l'opinion professée par MM. Andral, Cruveilhier et Chomel, relativement à la signification du râle crépitant. Pour tous ces professeurs, le râle crépitant *bien caractérisé* est, au contraire, un signe pathognomonique de la présence d'une pneumonie, ce qui ne veut pas dire qu'on ne puisse entendre, dans quelques autres circonstances, un râle qui se rapproche beaucoup du râle crépitant et qui peut laisser quelque hésitation à l'observateur. « Quant au véritable râle crépitant de la pneumonie, me disait dernièrement **M.** le professeur Andral, ce râle présente quelque chose de si caractéristique, quoique assez difficile à définir, qu'une oreille exercée ne saurait se tromper à son égard.» C'est donc bien à tort que **M.** Skoda conteste que ce râle puisse fournir des renseignements sur l'espèce particulière de maladie qui y donne lieu. Mais une assertion plus étrange encore, c'est que **M.** Skoda ajoute : « Non-seulement je n'ai pas rencontré constamment cette crépitation dans la pneumonie ; mais, si je m'en tiens strictement à la description que Laënnec a donnée, je ne l'ai pas souvent observée. » La réfutation de cette assertion se trouve dans tous les ouvrages de pathologie moderne, et en particulier dans la *Clinique médicale* de **M.** Andral, dans les traités de médecine de MM. Bouillaud, Piorry, Requin, etc., dans le *Compendium de médecine* de MM. Monneret et Fleury, le *Guide du médecin praticien* de **M.** Valleix, etc., etc. Dans son remarquable *Traité de la pneumonie*, **M.** le professeur Grisolle s'est occupé de cette question, et voici les résultats auxquels il a été conduit par l'observation des faits : « On pourrait établir, dit-il, comme une sorte de loi pathologique que, lorsque la pneumonie se révèle par quelque signe stéthoscopique, la crépitation est le phénomène le plus constant... Je n'ai vu jusqu'à présent que quatre pneumonies dans lesquelles il est certain pour moi que le râle crépitant n'a eu lieu à aucune époque de la maladie ; chez dix autres malades, la crépitation a paru manquer au début de l'affection ; elle n'est survenue que consécutivement à la respiration tubaire ou bronchique.» S'il m'était permis d'ajouter à ce qui précède le résultat de ma faible expérience, je dirais que, sur plus de cinquante pneumonies, je n'en ai trouvé qu'une seule dans laquelle le râle crépitant ait paru manquer entièrement. Dans quelques cas également, le râle crépitant, et surtout

nion de Laënnec, relativement à la grande valeur du râle crépitant comme signe, règne encore en médecine, et la plupart des auteurs ont bien soin d'établir une distinction très-tranchée entre ce râle et tous les autres.

Pour moi, je considère le râle crépitant de Laënnec, le râle à bulles fines et égales, comme indiquant à la fois la présence de liquides dans les petits tuyaux bronchiques et dans les cellules aériennes, et la pénétration de l'air dans les cellules; mais il ne nous fournit aucun renseignement sur l'espèce particulière de maladie qui a donné lieu à cette production de liquides; et c'est là ce qu'il faut demander à d'autres phénomènes. J'ajouterai que non-seulement je n'ai pas rencontré constamment cette crépitation dans la pneumonie; mais, si je m'en tiens strictement à la description que Laënnec a donnée, je ne l'ai pas souvent observée.

### b. Râle muqueux de Laënnec.

Ce râle se divise en *râle muqueux* proprement dit, ou, comme l'appelle M. Andral, *râle bronchique humide*, et en *râle caverneux*. Laënnec distingue le râle muqueux du râle crépitant par la grosseur et le volume inégal des bulles qui le composent, et le râle caverneux du râle muqueux à ce que les bulles du premier sont plus abondantes et plus grosses que celles du second, et à cette circonstance qu'on l'entend dans un espace circonscrit, où la toux et la respiration caverneuse, ainsi que la pectoriloquie, se font aussi entendre ordinairement.

On peut voir, par cette description du râle caverneux,

le râle crépitant de retour, n'offraient pas tous les caractères de la description donnée par Laënnec et se rapprochaient du râle sous-crépitant. (*Note du traducteur.*)

que ce râle ne vaut pas mieux comme signe de l'existence
d'une excavation que la pectoriloquie et que la respiration caverneuse. Le volume et l'abondance des bulles dépendent de la quantité et de la qualité du liquide qui se
trouve dans les tuyaux bronchiques ou dans les excavations, et de l'intensité du courant d'air. La limitation d'un
râle à un espace circonscrit est un signe très-incertain.
Si des excavations occupaient la totalité du poumon,
comment reconnaîtrait-on le caractère caverneux des
râles tels que Laënnec les a décrits? et comment distinguer
les râles abondants qui se développent quelquefois dans
des tuyaux bronchiques larges et superficiels d'avec les
râles caverneux.?[1]

Je suis convaincu qu'il est impossible d'établir aucune
différence entre les râles bronchiques et caverneux, sauf
lorsque ces derniers sont associés à l'écho amphorique
ou au tintement métallique. Les râles caverneux, comme
les râles bronchiques, sont formés de bulles grosses et
petites, peuvent être humides et secs, abondants et rares, clairs et obscurs, graves et aigus, et peuvent consonner comme les râles bronchiques. Des excavations

---

[1] C'est avec raison que M. Skoda insiste sur la difficulté d'établir
une différence entre le râle bronchique et le râle caverneux. Les
râles bronchiques peuvent certainement offrir les mêmes caractères que les râles caverneux ; mais si un râle à grosses bulles
s'accompagne d'une résonnance très-forte et comme *caverneuse* de
la voix, si l'on entend de temps en temps au même niveau un bruit
respiratoire qui donne la sensation de la pénétration de l'air dans
un espace plus vaste que ne l'est celui des bronches normales, on
pourra admettre l'existence d'une excavation pulmonaire ou d'une
dilatation bronchique. Cela prouve que le râle caverneux doit être
conservé, au moins comme variété du râle muqueux, au même titre
que la voix caverneuse par rapport à la bronchophonie.

(Note du traducteur.)

pulmonaires et des tuyaux bronchiques peuvent rester pendant un certain temps remplis de liquide, sans donner lieu à des râles ; il ne se produit de râle dans les excavations que lorsque celles-ci peuvent se dilater et se rétracter pendant la respiration, et que lorsque le passage à l'entrée ou à la sortie de l'air n'est pas entièrement obstrué.

### c. Râle crépitant sec à grosses bulles de Laënnec
#### ( Craquemnet [1] ).

D'après Laënnec, ce râle est tout à fait analogue au bruit d'une vessie sèche que l'on insuffle, et ce phénomène est le signe pathognomonique de l'emphysème pulmonaire et de l'emphysème inter-lobulaire du poumon. On ne l'observe que dans les cas dans lesquels les cellules aériennes d'une portion du poumon sont considérablement dilatées, au point d'avoir la grosseur d'un pois ou d'une fève, et communiquent avec les tuyaux bronchiques. On ne le retrouve dans aucun autre cas d'emphysème pulmonaire. Il peut se produire encore dans des tuyaux bronchiques dilatés et sacciformes et dans des excavations pulmonaires ayant des parois membraneuses et communiquant avec les tuyaux bronchiques par des ouvertures médiocres.

Le craquement de Laënnec a été attribué au déchire-

[1] Personne, depuis Laënnec, ne paraît avoir entendu ce râle, et la plupart des auteurs l'ont rayé de la liste des phénomènes d'auscultation. Je ne saurais me rallier sur ce point à l'opinion générale ; car pour moi ce râle existe réellement. Toutefois, qui ne l'a pas entendu ou qui n'a pu le différencier, ne perd pas grand'chose.

( Note de l'auteur. )

J'avais cru longtemps que le râle crépitant sec, à grosses bulles, de Laënnéc, n'existait pas ; mais je l'ai entendu depuis, d'une

ment du tissu pulmonaire ; mais je crois que nous devons renoncer à l'idée de reconnaître le bruit produit par la rupture des cellules aériennes. Ma propre conviction, c'est que le craquement est produit par la tension, au moment de l'inspiration, des parois des cellules aériennes, des tuyaux bronchiques et des excavations, parois qui ne se contractent pas pendant l'expiration, mais restent affaissées.

Cet affaissement, ou, pour parler plus exactement, cette compression des cellules aériennes, des tuyaux bronchiques dilatés et des excavations n'est possible que lorsque, par suite de quelque obstruction des tuyaux bronchiques ou de la perte de contractilité dans une grande étendue du poumon, résultant d'adhérence de ce poumon avec la plèvre costale, etc., la portion encore contractile du poumon est insuffisante pour remplir la cavité du thorax pendant l'inspiration ; la portion non contractile doit par conséquent éprouver des changements dans son volume, par les mouvements respiratoires.

manière très-évidente, dans la plupart des opérations de thoracentèse que j'ai pratiquées ou vu pratiquer, pourvu, cependant, que l'air ne pénétrât pas dans la cavité thoracique. C'est donc dans ces dernières circonstances qu'il faut surtout l'étudier ; et cette étude est d'autant plus facile que ce râle continue quelquefois à se faire entendre pendant plusieurs jours après la ponction. Il est très-probable que le mécanisme auquel M. Skoda en rapporte la production est véritablement fondé, et, par conséquent, que ce râle tient à la perte de contractilité du poumon, qui a été dilaté par la pression atmosphérique intra - thoracique et qui ne peut encore suivre exactement les mouvements respiratoires.

(Note du traducteur.)

### § 3. *Division des râles, d'après M. Fournet* [1].

Les principales distinctions établies entre les râles par M. Fournet reposent sur la notion du siége ou de l'origine des râles :

1° *Râles intra-vésiculaires* ;

2° *Râles extra-vésiculaires* ;

3° *Râles bronchiques* ;

4° *Râles trachéaux* ;

5° *Râles laryngés* ;

6° *Râles bucco-pharyngiens.*

Les *râles extra-vésiculaires* comprennent les variétés suivantes :

1° *Râle humide à bulles continues de la congestion sanguine* ;

2° *Râle sous-crépitant de l'œdème pulmonaire* ;

---

[1] MM. Barth et Roger adoptent la division des râles proposée par Laënnec ; seulement ils donnent au râle muqueux le nom de *râle sous-crépitant*. D'après M. le professeur Chomel, le râle caverneux présenterait certains caractères spéciaux, à l'aide desquels l'observateur pourrait décider s'il se produit dans une excavation pulmonaire ou dans un épanchement pleurétique limité, communiquant avec les bronches. « Le gargouillement (râle caverneux) est limité et fixe ; il se présente ordinairement au sommet du thorax ; son intensité décroît progressivement dans toutes les directions, à mesure qu'on s'éloigne du centre de l'excavation ; tandis que dans le cas d'épanchements pleurétiques, il se produit vers la base du poumon un gargouillement à grosses bulles qui se propage de bas en haut, suivant la direction que les bulles affectent en traversant le liquide. » Mais ne peut-on pas se demander : que deviennent les bulles d'air qui traversent le liquide à chaque inspiration ?

Je renvoie ce que j'ai à dire de cette hypothèse du passage des bulles d'air, au moment où je parlerai du tintement métallique. Dans mon opinion, M. Chomel a mal interprété les faits ; aucune des distinctions qu'il a voulu établir n'existe réellement.

(Note de l'auteur.)

3° *Râle sous-crépitant du catarrhe pulmonaire aigu, capillaire;*

4° *Râle sous-crépitant ou crépitant de retour de la pneumonie;*

5° *Râle crépitant primitif de la pneumonie.*

Ces râles sont classés suivant leur degré de sécheresse ou d'humidité, mais dans un ordre décroissant d'humidité, de telle sorte que les premiers sont les plus humides et les derniers les plus secs des râles vésiculaires.

Sous le nom de *râles intra-vésiculaires*, M. Fournet range :

1° *Le râle ou bruit de froissement pulmonaire ;*

2° *Le râle de craquement sec ;*

3° *Le râle de craquement humide ;*

4° *Le râle cavernuleux ou muqueux à timbre clair;*

5° *Le râle caverneux humide ou de gargouillement et le râle caverneux sec.*

Les deux premiers râles sont produits en dehors des vésicules par le froissement du tissu pulmonaire contre des corps durs qui s'y trouvent déposés; les deux derniers se passent dans des excavations. La troisième variété se fait entendre vers le moment où les parties indurées commencent à se ramollir.

Les *râles bronchiques bulleux* sont :

1° *Le râle de gargouillement dans les cas de dilatation considérable des bronches ;*

2° *Le râle muqueux à grosses bulles ;*

3° *Le râle muqueux à bulles moyennes ;*

4° *Le râle muqueux à petites bulles.*

Les râles bulleux fins des tuyaux bronchiques s'entendent à la fois pendant l'inspiration et l'expiration;

les râles vésiculaires, pendant l'inspiration seulement.

Ces mots râles trachéaux, laryngés, indiquent suffisamment ce qu'on doit entendre par là. Quant au *râle bucco-pharyngien*, il implique l'idée d'une crépitation fine que l'on entend en approchant l'oreille de la bouche d'un malade dont les voies aériennes contiennent un liquide quelconque.

M. Fournet dit avoir constaté pendant l'inspiration le râle muqueux à grosses bulles, et dit l'avoir entendu deux fois dans l'infiltration purulente du poumon. Il ajoute à cette remarque qu'une observation ultérieure prouvera peut-être que ce râle est le signe du passage de la pneumonie du second au troisième degré.

Je n'ai pas d'autres remarques à présenter relativement au râle vésiculaire de M. Fournet que celles que j'ai déjà faites à propos du râle crépitant de Laënnec. Je ne nie pas l'existence des variétés de râles décrites par M. Fournet ; je crois, au contraire, qu'on pourrait leur en ajouter d'autres ; mais j'affirme, et mon opinion est partagée par beaucoup de personnes très-versées dans l'auscultation, qu'il n'y a pas de râle distinct, spécial à la congestion sanguine des poumons, à la pneumonie, à l'œdème pulmonaire, au catarrhe, etc.[1]. A mon avis, rien n'est moins fondé qu'une classification des râles d'après la nature ou les périodes de la maladie.

[1] Qu'il n'y ait pas de râle caractéristique de la congestion sanguine des poumons et de l'œdème pulmonaire, rien de mieux. Mais contester l'existence d'un râle spécial à la pneumonie et au catarrhe pulmonaire, voilà ce que ne pourront admettre les praticiens. Râle crépitant pour la pneumonie, râles sous-crépitant et muqueux pour le catarrhe, tels sont les signes qu'on utilise tous les jours pour le diagnostic au lit du malade, et qui ne trompent pas plus que l'écho amphorique et le tintement métallique, quand ils se montrent avec leurs caractères nettement tranchés. (*Note du traducteur.*)

Relativement au *bruit de froissement pulmonaire*, M. Fournet s'exprime ainsi : « Le caractère général de ce bruit est de donner à l'oreille la sensation d'un froissement. Cette sensation est si particulière qu'on la reconnaît toujours facilement à ce caractère général. Il semble que l'œil, subissant les mêmes impressions que l'oreille, voit le tissu pulmonaire luttant avec effort et avec bruit contre l'obstacle qui gêne son expansion.

« Le bruit de froissement pulmonaire peut présenter des formes et des degrés divers : 1° à son plus haut degré, c'est un bruit de cuir neuf, qui ne diffère du bruit de cuir neuf de la péricardite qu'en ce que son timbre a quelque chose de plus aigu ; 2° à un degré moins élevé, c'est une sorte de bruit plaintif, gémissant, à intonations variées, suivant l'état d'oppresion du malade, suivant la force et la rapidité de la respiration ; 3° enfin, à son troisième degré, qui est le plus faible et le plus fréquemment observé, il rappelle tout simplement le bruit léger, rapide et sec que l'on obtient en soufflant sur du papier sec et très-fin. »

Ainsi, sous le nom de froissement pulmonaire, se trouvent comprises plusieurs variétés de bruits, qui ont tous pour caractère commun de donner à la personne qui les ausculte l'impression que le parenchyme pulmonaire lutte avec effort et avec bruit contre l'obstacle qui gêne son expansion. Pour moi, je n'ai jamais observé ce bruit de lutte, et je m'abstiendrai par conséquent de toute réflexion à son égard jusqu'à ce que son existence ait été clairement démontrée. D'après M. Fournet, on ne l'observerait que dans la première période de la phthisie, en particulier pendant le développement aigu des tubercules miliaires. Ce serait, suivant lui, un signe important de la phthisie pulmonaire à sa première période. Je décrirai plus bas les phénomènes que j'ai observés moi-même dans la tuberculisation miliaire, en parlant de la tuberculisation des poumons.

Le craquement est un râle sec, et il indique la présence d'un liquide probablement visqueux dans quelqu'un des tuyaux bronchiques ou dans une excavation. Ce râle sec alterne avec les râles humides, etc., non-seulement dans la tuberculisation pulmonaire, mais encore dans toutes les conditions du poumon, dans lesquelles il existe un liquide dans les tuyaux bronchiques. Il est limité à un espace circonscrit, et, par cela même, il appelle l'attention, surtout dans la phthisie. Lorsqu'il existe dans cette maladie, sa signification est la même que celle des râles humides, et je ne vois, par conséquent, aucune raison pour en traiter à part comme d'un symptôme spécial, et séparément des autres râles.

Le râle des petites excavations, *râle cavernuleux ou muqueux à timbre clair*, est celui auquel je donne le nom de consonnant. Bien qu'on l'observe fréquemment dans certaines périodes de la phthisie, ainsi que la remarque en a été faite par M. Hirtz et par M. Fournet, il n'a pas la signification que ces observateurs ont voulu lui attribuer. Il n'est pas caractéristique des petites excavations, mais bien d'une infiltration tuberculeuse ou pneumonique, etc., du parenchyme pulmonaire.

Relativement aux râles caverneux humides et secs, ainsi qu'au râle bulleux des tuyaux bronchiques, je renvoie le lecteur à ce que j'ai dit à propos du râle muqueux de Laënnec. Je considère comme tout à fait arbitraire et ne reposant ni sur l'observation ni sur la théorie la distinction que l'on a voulu établir entre les râles bronchiques à bulles fines et les râles vésiculaires, à savoir que les premiers s'entendent pendant l'inspiration et l'expiration, tandis que les derniers ne s'entendent que pendant l'inspiration seulement.

En terminant, je ferai remarquer et j'affirme qu'il n'y a pas de râles qui indiquent d'une manière spéciale le passage de la pneumonie de la seconde à la troisième période ; cette dernière période de la maladie peut être accompagnée d'une grande variété de râles ou se terminer sans donner naissance à aucune espèce de râles.

### § 4. *Division des râles, d'après l'auteur.*

Je divise les râles, comme je l'ai fait pour la voix et pour la respiration, mais seulement en ce que cette division peut avoir d'utilité pratique, et je les classe comme suit :

1° Râle vésiculaire ;

2° Râle consonnant ;

3° Râle crépitant sec à grosses bulles ou *craquement* (ce râle a été déjà décrit) ;

4° Râles indéterminés ;

5° Râles accompagnés d'une résonnance amphorique et d'un tintement métallique (je parlerai de ces deux phénomènes un peu plus loin).

### a. Râle vésiculaire.

Sous ce nom je comprends, en cela d'accord avec Laënnec et M. Andral, le râle qui se passe dans les plus petits tuyaux bronchiques et dans les cellules aériennes ; c'est la petitesse et l'égalité de ces bulles qui nous font reconnaître le siége de ce râle. Le râle vésiculaire indique la présence du mucus, du sang ou de la sérosité, etc., dans les petites ramifications des bronches et dans les cellules aériennes, et la pénétration de l'air dans ces cellules ; il exclut, par conséquent, l'idée de l'existence de quelqu'une de ces conditions anormales qui s'opposent à l'entrée de l'air. Pour qu'on puisse en tirer quelque conclusion, relativement à la condition de la portion du poumon la plus rapprochée, il faut que ce râle soit entendu très-distinctement.

### b. Râle consonnant.

Ce râle est clair et d'un ton élevé, formé de bulles inégales et accompagné d'une résonnance qui n'est ni amphorique ni métallique. Ainsi que je l'ai montré, il est impossible qu'il se produise dans la poitrine un râle clair et d'un ton élevé, sans qu'il existe les conditions nécessaires à la production de la consonnance. Le râle consonnant a donc la même signification que la respiration bronchique et que la bronchophonie. En général, il indique la présence soit d'une pneumonie, soit d'une infiltration tuberculeuse ; on l'observe rarement dans le cours des épanchements pleurétiques.

### c. Râles indéterminés.

Je rassemble sous ce chef tous les râles qui ne sont ni vésiculaires ni consonnants, et qui ne sont accompagnés ni de résonnance amphorique, ni de tintement métallique; ils n'offrent aucune indication spéciale, relativement à la condition du tissu pulmonaire ; ils indiquent, par conséquent, la présence de liquides dans les bronches. Quant aux renseignements qu'ils peuvent nous fournir sur la quantité et la qualité des liquides contenus dans les tubes aériens, aussi bien que relativement à la situation occu-

10.

pée par ces liquides, nous en avons déjà parlé à propos
des différentes variétés de râles.

### C. Bruits de ronflement, de sifflement, de sibilance [1].

Ainsi que je l'ai déjà fait remarquer, Laënnec a compris ces bruits parmi les râles. Le passage de l'air à travers les tuyaux aériens, qui présentent sur certains points
un rétrécissement, donne lieu à une grande variété de
bruits, généralement connus sous le nom de bruits de
ronflement, de sifflement, de sibilance ( *Schnurren, Pfei-*
*fen, Zischen,* etc. ). Leur intensité et l'ébranlement qu'ils
communiquent en même temps à l'oreille nous permettent de juger, mais seulement approximativement, des dimensions des tuyaux bronchiques dans lesquels ces bruits
se produisent. Les bruits de ronflement se passent le plus
généralement dans de gros tuyaux bronchiques, le sifflement dans des tuyaux bronchiques d'un moindre diamètre,
et la sibilance dans les plus petites ramifications des tubes
aériens ; mais il y a de nombreuses exceptions à ces règles. On ne peut juger du voisinage ou de l'éloignement
du point d'origine des bruits de ronflement ou de sifflement par le degré de netteté avec lequel on les entend.
Ces bruits s'observent souvent avec une égale force dans
une grande étendue ou même dans la totalité du thorax,
et l'observateur peut quelquefois les entendre sans mettre l'oreille en contact avec la poitrine, et même à une
assez grande distance de celle-ci.

---

[1] Cette distinction établie par **M.** Skoda entre les râles proprement dits et les bruits de ronflement, de sifflement, etc., est pleinement fondée ; et l'on s'étonne que Laënnec et les auteurs qui l'ont
suivi aient réuni dans une même catégorie des phénomènes aussi
différents dans leur mode de production et dans leur signification
symptomatologique.                      (*Note du traducteur.*)

Les bruits de ronflement, de sifflement et de sibilance peuvent se produire aussi bien quand le tissu pulmonaire est sain que lorsqu'il est malade : ils ne peuvent donc pas nous éclairer sur les conditions dans lesquelles se trouve le parenchyme pulmonaire, sauf lorsqu'ils sont consonnants. Ils peuvent être consonnants, en effet, de la même manière que la voix, que la respiration, que les râles. Tous ceux qui connaissent bien la respiration bronchique n'auront pas de peine à déterminer si les bruits en question sont consonnants ou non consonnants ; ils sont accompagnés d'une résonnance qui ressemble à celle de la voix bronchique, et ils fournissent, relativement à la condition du tissu pulmonaire, les mêmes indications que la respiration bronchique, que la bronchophonie, etc. Les bruits de ronflement, de sifflement, et peut-être aussi la sibilance, peuvent s'accompagner d'écho amphorique et du tintement métallique. Le bruit de ronflement passe quelquefois au caractère crépitant sec.

## REMARQUES DU TRADUCTEUR.

L'ordre parfait suivi par M. Skoda dans l'étude générale des râles, qu'il considère successivement sous le rapport de leur humidité, de leur sécheresse, du volume des bulles qui les constituent, de leur quantité, de leur force, de leur clarté et de leur ton, fait ressortir davantage les lacunes et les défauts de la division qu'il a adoptée pour l'étude des diverses espèces de râles en particulier. Râle vésiculaire, râle consonnant, râle crépitant sec à grosses bulles, râles indéterminés, râles accompagnés d'une résonnance amphorique et d'un tintement métallique, voilà à quoi se réduit, pour M. Skoda, le groupe des râles. Ainsi se trouvent rayés d'un trait de plume et le râle sous-crépitant, et le râle muqueux, et le râle caverneux. Mais, avant d'examiner les raisons qui ont conduit M. Skoda à opérer un retranchement aussi profond, nous avons à nous demander ce qu'est ce râle consonnant, placé sur le second plan à côté du râle vésiculaire, ce que sont les râles indéterminés.

Rien de plus vague que la description du râle consonnant. « Ce râle, dit M. Skoda, est clair et d'un ton élevé, formé de bulles inégales et accompagné d'une résonnance qui n'est ni amphorique ni métallique.» Que les râles clairs et d'un ton élevé soient, en général, des râles consonnants, la chose est possible. Mais pourquoi les râles moins aigus et même graves, pourquoi des râles à bulles égales ne pourraient-ils pas être consonnants ? Le phénomène de la consonnance est un phénomène général qui s'observe pour tous les sons indistinctement, pourvu que les parois de la cavité et l'air qui y est contenu se trouvent dans les conditions favorables à sa production. Mais ce qui est plus étrange encore, ce sont les râles *indéterminés*. Ici, en effet, ce ne sont plus, comme nous l'avons vu ailleurs, des phénomènes sans signification précise, sans utilité réelle pour le diagnostic. « Je rassemble sous ce chef, dit M. Skoda, tous les râles qui n'offrent aucune indication spéciale *relativement aux conditions du tissu pulmonaire*; ils indiquent, par conséquent, *la présence de liquides dans les bronches.* » Ainsi donc, ces râles *indéterminés*, eu égard au poumon, sont bien *déterminés* par rapport aux bronches. Seulement M. Skoda leur conteste la possibilité de fournir des renseignements sur la quantité et la qualité des liquides contenus dans les tubes aériens, aussi bien que relativement à la situation occupée par ces liquides, et ceci nous amène naturellement à examiner les raisons sur lesquelles M. Skoda s'est basé pour effacer les râles bronchiques et caverneux du groupe des phénomènes d'auscultation.

C'est au râle sous-crépitant, comme au premier anneau de la chaîne des râles extra-vésiculaires, que M. Skoda s'attaque d'abord. La distinction que Dance a voulu établir entre le râle crépitant et le râle sous-crépitant, d'après la coïncidence du premier avec l'inspiration seulement, et du second avec les deux temps de la respiration, d'après la persistance du premier après la toux, et d'après la disparition du second après ce phénomène, ne paraît pas, et avec raison, suffisante à M. Skoda. Mais le râle sous-crépitant a d'autres caractères qui le rendent parfaitement reconnaissable. C'est un râle humide, à bulles d'un volume médiocre, ne survenant presque jamais par bouffées, rarement par suite avec une grande rapidité ; les bulles sont peu nombreuses et dissemblables ; elles se succèdent d'une manière plus ou moins irrégulière. Sans doute, la signification de ce râle n'est pas univoque, car elle se rapporte plus particulièrement, et suivant son siége, à la bronchite capillaire, à la tuberculisation, ou bien à l'œdème du poumon. Ce n'en est pas moins un phénomène susceptible d'éclairer beaucoup le diagnostic.

On comprend qu'il peut y avoir de la difficulté dans certains cas à distinguer le râle crépitant du râle sous-crépitant ; mais on se demande comment au moins le râle muqueux n'a pas trouvé grâce devant M. Skoda. Quoi de mieux caractérisé que ce râle, composé de bulles d'un certain volume, mais toujours plus grosses que celles du râle sous-crépitant, variables en nombre et de dimensions inégales, irrégulières dans leur reproduction, donnant la sensation de la présence d'un liquide ; râle modifié par la toux et par l'expectoration et coexistant avec les mouvements respiratoires ! Eh bien ! M. Skoda se contente, à cet égard, d'établir que la distinction est, dans certains cas, à peu près impossible entre le râle muqueux et le râle caverneux ; chose si bien reconnue par tous les observateurs, que M. Andral a divisé le râle muqueux en râle bronchique humide et en râle caverneux. Il n'en est pas moins vrai, cependant, que si l'on entend en même temps qu'un râle de ce génre la toux et la respiration caverneuses, avec ou sans la pectoriloquie, on peut affirmer presque avec certitude qu'il existe une excavation pulmonaire ou une dilatation bronchique. D'où nous concluons que les râles bronchique, sous-crépitant et muqueux doivent être conservés au même titre que le râle vésiculaire ou crépitant, et que le râle caverneux doit être admis également, sinon comme degré le plus élevé, au moins comme variété des râles bronchiques humides.

### III. Echo ou bourdonnement amphorique et tintement métallique.

On peut imiter ces deux phénomènes en parlant dans une cruche ; on entend ainsi, en outre de la voix, un bourdonnement particulier auquel Laënnec a donné le nom d'écho amphorique. La voix est réfléchie, avec renforcement ; mais ce n'est que lorsqu'elle est très-élevée que le renforcement est considérable. Le bourdonnement qui accompagne la voix n'a pas toujours le même ton que celle-ci ; il peut conserver sa tonalité, bien que celle de la voix soit altérée.

Indépendamment de ce bourdonnement, on entend aussi parfois un écho métallique, ressemblant au son harmonique que rend une corde de guitare. Cet écho, lorsqu'il accompagne la voix, représente exactement le tintement métallique de Laënnec[1]. Lorsqu'une per-

---

[1] M. Skoda confond ici deux choses fort distinctes et dont la distinction est cependant fort importante, la *respiration amphorique* et le *tintement métallique :* la *respiration amphorique*, qui est un véritable retentissement, un écho, un bourdonnement métallique de la respiration, et le *tintement métallique*, qui est un bruit *court*, semblable, suivant la comparaison si juste de Laënnec, au bruit que produit une épingle qui tombe dans un vase métallique ou une goutte d'eau tombant à la surface d'un liquide renfermé dans un vase ou toute autre cavité à peu près close. Quelque force que l'on donne à sa voix en parlant dans une amphore, on ne produit jamais de tintement métallique : il en est de même en parlant dans une chambre voûtée. M. Skoda ajoute encore à la confusion en disant que le tintement métallique est à la résonnance amphorique ce qu'est le son harmonique aigu d'une corde de piano à un son harmonique grave rendu par la même corde. Il est bien vrai que dans certains cas le tintement métallique rappelle par sa pureté et par son timbre les plus beaux sons harmoniques ; mais la respiration amphorique, lors même qu'elle offre le même timbre que le tintement métallique, en diffère toujours par ce fait qu'elle est un écho du bruit respiratoire et se prolonge comme lui, tandis que le tintement métallique, toujours très-

sonne parle assez fort et avec une élévation particulière de la voix dans une chambre, particulièrement si elle est voûtée, on entend souvent comme une espèce d'écho métallique. Tout le monde peut s'assurer, soit en produisant un écho métallique dans une chambre, soit en parlant dans une cruche, que l'écho amphorique et le tintement métallique sont des phénomènes qui dépendent de conditions physiques semblables, et que le tintement métallique est à la résonnance amphorique ce qu'est le son harmonique aigu d'une corde de guitare à un son harmonique grave rendu par la même corde.

L'écho amphorique, le tintement métallique, ne peuvent se produire dans des tubes qui ne sont pas très-larges. Ces données suffisent pour faire comprendre que ces phénomènes réclament, pour leur développement dans le thorax, la présence d'un large espace renfermant de l'air et dont les parois soient susceptibles de réfléchir le son. C'est ce que vient démontrer également l'observation clinique, car ces phénomènes ne se produisent que dans le pneumothorax et dans des excavations pulmonaires assez vastes.

Laënnec croyait que pour la production de ces bruits il fallait la présence simultanée de l'air et d'un liquide dans une cavité ; pour moi, je ne regarde pas la présence d'un liquide comme nécessaire. Ces deux phénomènes se produisent également bien dans une cruche, qu'elle contienne un liquide ou qu'elle soit entièrement vide ; et certainement la présence d'un liquide n'est pas utile pour produire un écho métallique dans une chambre. Si l'on parle dans un stéthoscope placé sur un estomac rempli d'air, on entend le tintement métallique et l'écho am-

court, peut, ou bien n'exister qu'une seule fois ou bien se répéter plusieurs fois pendant l'acte respiratoire.     (*Note du traducteur.*)

phorique résonnant dans l'estomac, et cela a lieu, que l'estomac soit en partie rempli de liquide ou qu'il n'en contienne pas une seule goutte.

Laënnec croyait encore que ces phénomènes ne pouvaient être produits que lorsqu'il existait une communication entre un tuyau bronchique et la cavité pleurale remplie d'air, ou une excavation; mais il arrive très-rarement, dans le cas de pneumothorax, que la communication reste libre entre la plèvre et les bronches[1]; et cependant on ne rencontre pas souvent de pneumothorax dans lequel on n'entende quelquefois ces deux signes. Dans l'expérience citée plus haut, celle faite avec l'estomac, le tintement métallique se produit sans aucune communication entre l'air renfermé dans l'estomac et l'air contenu dans le stéthoscope. Cette expérience nous montre comment la voix formée dans le larynx excite les vibrations de l'air qui se trouve dans la plèvre. Si, par exemple, la voix consonne dans un tuyau bronchique qui n'est séparé de l'air contenu dans la plèvre que par une couche mince de tissu pulmonaire, le son se propagera de la bronche dans l'air contenu dans la plèvre avec une force suffisante pour y exciter des vibrations consonnantes.

[1] Cette assertion est en contradiction formelle avec les faits bien observés, et l'oblitération de l'ouverture fistuleuse est, au contraire, un fait extrêmement rare. C'est à tort également que M. Skoda soutient, un peu plus loin, dans une note, qu'après la perforation, la communication entre l'air épanché dans la plèvre et celui contenu dans la trachée se trouve interrompue en quelques minutes, et que, dans l'expiration, il ne peut pas refluer d'air dans le poumon, parce que la fistule se trouve fermée par la pression exercée par l'air sur la surface du poumon. Cela ne m'empêche pas, comme on le verra plus loin, de reconnaître avec M. Skoda que, dans certains cas exceptionnels, l'écho amphorique et surtout le tintement métallique peuvent se produire, indépendamment d'une perforation pulmonaire. *(Note du traducteur.)*

Les cavernes pulmonaires, si elles sont assez vastes, communiquent toujours avec les tuyaux bronchiques. Quant à savoir quelles sont, au minimum, les dimensions d'une cavité pulmonaire ou pleurale, dans laquelle puissent se produire l'écho amphorique et le tintement métallique, c'est ce qu'il m'est impossible de dire [1].

Si l'on entend l'écho amphorique et le tintement métallique dans le pneumothorax, pendant la respiration, bien que, ainsi que cela a été dit plus haut, il y ait rarement communication entre l'air de la plèvre et l'air des tuyaux bronchiques, c'est que le bruit respiratoire laryngé ou trachéal consonne dans une bronche, séparée de la cavité pleurale par une couche mince de tissu pulmonaire seulement [2].

L'écho amphorique et le tintement métallique sont produits dans les excavations pulmonaires par l'entrée et par la sortie de l'air. Le passage de l'écho amphorique au tintement métallique s'observe surtout dans la respi-

---

[1] Rien ne serait plus facile que de déterminer rigoureusement ce minimum, qui doit varier d'ailleurs suivant la nature des parois de la cavité. Mais on peut dire très-approximativement qu'une caverne dans laquelle on entend le tintement métallique de la respiration amphorique représente au moins un cube de 6 centimètres de côté.

*(Note du traducteur.)*

[2] Dans un mémoire publié en octobre 1844, dans les *Œst. Jarbüch.*, sur l'écho amphorique et le tintement métallique qu'on entend dans les cavités situées dans le thorax, Kolisko a confirmé mon opinion que ces bruits peuvent se produire lorsqu'il n'y a aucune communication entre l'air contenu dans la plèvre et l'air de la trachée, et qu'ils peuvent être excités par des bruits produits primitivement dans quelque tuyau bronchique voisin, ou par des bruits renforcés par consonnance, et il a rapporté un fait dans lequel une seule caverne tuberculeuse, susceptible de loger un œuf de pigeon, et tapissée par une fausse membrane, donnait naissance à un tintement métallique distinct.                    *(Note de l'auteur.)*

ration. Le bruit respiratoire peut, dans un cas, ressembler à un bourdonnement grave, semblable à celui que l'on produit en soufflant dans une cruche ; dans un autre cas, ou souvent dans le même cas, mais à un autre moment, on entend, seul ou combiné avec le bourdonnement en question, un son qui ressemble au sifflement grave que l'on produit en aspirant ou en expirant l'air à travers l'orifice de la bouche, rétréci par le rapprochement des lèvres, tandis que la cavité buccale est dilatée. Ce sifflement grave, qui représente évidemment un son (*Klang*), peut être remplacé par un son plus aigu et même véritablement métallique, qui ressemble au son harmonique d'une corde de guitare et qui peut continuer pendant toute la durée de l'inspiration et de l'expiration.

Dans le pneumothorax et dans les larges excavations, le tintement métallique est plus fréquemment déterminé par les râles que par la voix ou par le bruit respiratoire. Ces râles peuvent prendre le caractère métallique, sans qu'il y ait de communication entre le pneumothorax et les bronches, sans qu'il y ait à la fois du liquide et de l'air contenu dans la cavité pleurale ou dans l'excavation.

Dance a donné l'explication suivante, relativement au mode de production du tintement métallique. « Lorsque le niveau du liquide contenu dans la cavité des plèvres est supérieur à l'ouverture de la caverne, l'air qui entre à chaque inspiration dans le poumon se précipite dans la cavité de la plèvre, s'élève en forme de bulle à travers la couche de liquide, à la faveur de sa légèreté spécifique, et arrive jusqu'à sa surface où la bulle crève et donne lieu au tintement métallique. »

Cette explication ne nous dit pas ce que devient l'air

qui s'élève ainsi au-dessus du niveau du liquide. On peut supposer, ou bien que cet air est résorbé comme l'air contenu dans le poumon sain, d'autres corps gazeux étant sécrétés à sa place, ou bien qu'il est absorbé très-lentement, ou bien enfin qu'il reste sans être absorbé. Dans ces trois hypothèses, il est difficile de comprendre comment le tintement métallique peut se faire entendre après quelques inspirations et même après une seule inspiration ; car la caverne reçoit à chaque inspiration autant d'air qu'elle peut en contenir, et si le niveau du liquide dans la plèvre se trouve plus élevé que l'ouverture de la caverne, l'air ne peut en sortir pendant l'expiration. La caverne reste donc, ou bien complétement distendue pendant l'expiration, et alors elle ne peut permettre l'entrée d'une nouvelle quantité d'air lors d'une inspiration nouvelle ; ou bien comprimée, et alors une portion du liquide qu'elle contient doit être expulsée par l'ouverture qui s'y abouche, pour rentrer de nouveau dans la caverne à la prochaine inspiration. D'après cette explication de Dance, le tintement métallique serait un phénomène qu'on observerait rarement et seulement à de longs intervalles, plus particulièrement pendant l'inspiration, après la toux ; et sa production pendant l'expiration serait tout à fait inexplicable.

M. Béau, qui admet la théorie de Dance, s'exprime ainsi : « Comme, dans la plupart des cas, la partie des poumons qui entoure les cavernes est indurée et ne revient pas sur elle-même pendant l'expiration, l'air expulsé du reste du poumon se précipite de la trachée dans les bronches béantes, et par suite se comporte comme l'air inspiré. »

Mais M. Beau ne nous dit pas si l'air pénètre pendant

l'inspiration dans les cavernes ainsi disposées ; or, il faut bien le supposer, puisque le tintement métallique s'entend durant l'inspiration. Il suivrait donc de ces explications que les excavations entourées par du tissu induré recevraient de l'air aussi bien pendant l'inspiration que pendant l'expiration et n'en chasseraient jamais [1].

Dans mon opinion, le tintement métallique, indépendamment de ce qu'il peut s'entendre en tant qu'écho de la voix, de la respiration ou des bruits de sifflement, peut se produire dans de larges excavations, comme écho d'un râle qui se passe dans une bronche éloignée, mais communiquant avec l'excavation ; ou bien comme écho d'un râle qui a son origine à l'orifice de communication de l'excavation ; ou bien, lorsque plusieurs cavernes communiquent ensemble, comme écho d'un râle qui a son origine à l'ouverture de communication de ces cavernes, à savoir, lorsque l'air peut entrer et sortir pendant la respiration, sans en être empêché par le liquide ; ou bien enfin comme

[1] On aurait peine à reconnaître dans cette exposition obscure et embarrassée l'ingénieuse explication donnée par M. Beau. D'après ce savant médecin, « le tintement qu'il appelle *bullaire* est produit par la rupture d'une bulle d'air au milieu d'un épanchement thoracique, pleural ou caverneux, dont les parois sont douées de sonorité métallique ; et, dans la grande majorité des cas, la bulle est due à l'entrée de l'air dans une fistule bronchique, qui vient aboutir au-dessous du niveau du liquide épanché. D'autres fois, ajoute M. Beau, la fistule ne vient pas déboucher dans le liquide, mais elle se termine dans un foyer de matières puriformes, qui la sépare de l'épanchement gazeux, de telle sorte que l'air qui traverse la fistule soulève en passant, sous forme de bulle, les matières du foyer, et que la rupture de la bulle se fait bien au-dessus du liquide épanché, toujours en produisant le même effet. Enfin, on peut admettre encore que ces bulles à tintement métallique peuvent se produire par exhalation de gaz à la surface d'un liquide épanché, sans communication bronchique. »    (*Note du traducteur.*)

écho d'un râle produit dans des excavations par un violent ébranlement des liquides qui y sont contenus, à la suite de la toux, par exemple, etc.

Le tintement métallique du pneumothorax se produit de la même manière ; mais comme l'air renfermé dans la plèvre communique très-rarement avec celui qui est renfermé dans les tuyaux bronchiques, le tintement métallique du pneumothorax se produit le plus ordinairement comme un râle intense ou consonnant qui a lieu dans un large tuyau bronchique voisin, ou bien par l'ébranlement du liquide dans le thorax, pendant une forte toux, etc. [1].

[1] Si la plèvre pulmonaire est détruite ou déchirée dans un point de la surface du poumon, là où elle n'est pas adhérente aux parois thoraciques, et si par suite de cette ouverture l'air renfermé dans le poumon pénètre dans la plèvre, on observera que l'air pénètre dans la cavité pleurale, à la fois dans l'inspiration et dans l'expiration, tant que le poumon est contracté, et que lorsqu'il ne l'est plus, l'air ne pénètre dans la plèvre que pendant l'inspiration seulement ; et les choses continuent ainsi jusqu'à ce que la plus forte inspiration ne puisse plus produire de distension de la cavité pleurale. Il ne peut pas s'échapper d'air de la cavité pleurale pendant l'expiration, parce que l'ouverture située à la surface du poumon par laquelle l'air pénètre dans cette cavité pendant l'inspiration, se trouve fermée par la pression exercée par l'air qu'elle contient sur les parois de la cavité pleurale, et par conséquent sur la surface du poumon. Il n'y a d'exception que lorsqu'un canal à parois résistantes fait communiquer la cavité pleurale avec la trachée, ce qui n'a guère lieu que dans le pneumothorax.

Dans le pneumothorax qui résulte de la rupture d'une excavation ou d'un abcès pulmonaire dans la plèvre, la communication entre l'air qui s'est épanché dans la plèvre et celui qui existe dans la trachée est complétement interrompue après quelques inspirations ; mais, quelque petite que soit l'ouverture, la plèvre se remplit d'air très-rapidement.

Dans quelques cas rares, la communication est rétablie par l'ulcération du poumon comprimé, si l'ulcération a mis à nu et a per-

Une goutte de liquide ou un corps solide tombant accidentellement dans le fond de la cavité pleurale remplie
d'air, donnerait certainement lieu à un tintement métallique ; mais ce phénomène doit reconnaître bien rarement
une pareille cause.

Lorsque le tintement métallique se montre comme écho
d'un bruit de sifflement, il ressemble au plus beau son
harmonique que puisse donner une corde de guitare,
lorsqu'on la fait vibrer avec un archet[1].

## REMARQUES DU TRADUCTEUR.

Si court que soit le chapitre précédent, il n'en est pas moins
un des plus remarquables du livre de M. Skoda. Ce chapitre renferme, en effet, avec une étude très-complète des conditions
pathologiques dans lesquelles peuvent se produire la respiration
amphorique et le tintement métallique, l'exposition de la théorie
la plus satisfaisante et la plus en rapport avec la généralité des
faits qui ait été proposée pour l'explication du dernier de ces
phénomènes.

Pour M. Skoda, le tintement métallique est un phénomène de
consonnance, reconnaissant le plus généralement pour cause,

foré un tuyau bronchique incompressible, ou même la trachée,
ou bien enfin lorsqu'il s'est fait dans un poumon solidifié par l'infiltration, une fistule qui s'abouche dans un gros tuyau bronchique
ou dans la trachée.                                    (*Note de l'auteur.*)

[1] Dans un mémoire publié en 1849, dans la *Revue médico-chirurgicale de Paris*, et qui a paru sous ce titre : *Du tintement métallique
et de l'écho amphorique et de quelques autres phénomènes peu connus
du pneumothorax*, M. le docteur Milcent a cherché à démontrer
l'inexactitude des opinions de Laënnec, de Dance, de MM. Beau,
Fournet, Roulier, etc., et à faire prévaloir mon opinion, qui avait
été, du reste, brièvement exposée pour la première fois dans le
*Manuel d'auscultation* de MM. Barth et Roger, 2ᵉ édition, et par M. le
docteur Marais, dans sa thèse soutenue en 1847.
                                                      (*Note de l'auteur.*)

qu'il se produise dans les excavations ou dans la cavité de la plèvre, un râle intense qui peut avoir son siége, soit dans un large tuyau bronchique voisin, ce qui est le plus ordinaire, soit dans l'excavation ou dans la cavité de la plèvre, par le fait de l'ébranlement du liquide qui y est contenu, dans un accès de toux, par exemple. Autrement dit, pour M. Skoda comme pour M. de Castelnau, le tintement métallique n'est autre chose qu'un *râle amphorique*. Cette concordance parfaite entre la théorie du savant professeur de Vienne et celle de notre savant confrère et ancien collègue M. de Castelnau est d'autant plus digne de remarque, que tous deux, sans avoir connaissance de leurs travaux respectifs, ont été conduits au même résultat par l'observation des faits pathologiques et par l'examen critique des nombreuses théories proposées avant eux.

Qu'on ne croie pas, au reste, que M. Skoda rejette absolument l'intervention de toute autre cause dans la production du tintement métallique. Nous l'avons vu admettre que l'agitation d'un liquide dans une cavité contenant de l'air pouvait donner lieu à ce tintement ; plus loin, M. Skoda admet encore qu'il pourrait en être de même pour une goutte liquide ou un corps solide tombant accidentellement dans le fond d'une cavité remplie d'air. Mais ce sont là des causes assez rares et dont l'intervention ne saurait expliquer la production en quelque sorte continue du tintement métallique ; la dernière de ces causes en particulier ne saurait agir que pendant quelques secondes. La théorie de M. Skoda et de M. de Castelnau reste donc la plus généralement acceptable, celle qui rend le mieux compte de l'immense majorité des faits observés.

Mais il est, dans la théorie de M. Skoda, quelques points de détail sur lesquels il importe de revenir, parce que, mal compris et mal interprétés, ils pourraient contribuer à jeter de la défaveur sur cette théorie. Contrairement à l'opinion de Laënnec, M. Skoda soutient que la présence d'un liquide n'est pas nécessaire à la production du tintement métallique ; sur ce point, et surtout depuis le mémoire de M. de Castelnau, tout le monde est à peu près d'accord. Mais M. Skoda va plus loin : Laënnec pensait que pour la production du tintement métallique il devait exister une communication entre les bronches et la cavité pleurale remplie d'air ou une excavation. M. Skoda soutient que cette communication n'est pas nécessaire, et à l'appui de cette assertion il apporte un fait de Kolisko, dans lequel une caverne entièrement fermée et remplie d'air donnait lieu à un tintement métallique, et il affirme, comme un fait d'observation clinique journalière, que dans le pneumothorax la communication ne tarde pas à être interrompue entre l'air extérieur et celui contenu dans la cavité pleurale.

J'ai relevé plus haut, dans une note, ce que cette dernière assertion avait d'inexact et de contraire à l'observation ; cependant, en ce qui touche le fait de la production du tintement métallique, indépendamment de toute communication avec les bronches, je ne crois pas qu'il puisse exister le moindre doute. Déjà on avait fait cette remarque pour l'opération de l'empyème, pratiquée d'après les anciens errements, c'est-à-dire en ouvrant largement la poitrine. J'ai pu vérifier le même fait dans deux thoracentèses, dans lesquelles l'air avait pénétré dans la cavité thoracique par suite de la rupture de la baudruche qui couvrait la canule ; et pendant plus d'un mois, bien que la plaie extérieure fût cicatrisée depuis longtemps, le malade a conservé du tintement métallique, qui se produisait dans les mouvements. Une particularité que je n'ai vue signalée nulle part, c'est que dans les grands mouvements d'inspiration, on percevait chez ce même malade, dans certains points de la poitrine, une espèce de frottement rude, qui se terminait par un tintement métallique semblable à une des notes les plus pures de l'harmonica. Ce tintement métallique n'a pas été appréciable pendant plus de deux ou trois jours. Dans un troisième cas de thoracentèse, dans lequel la plaie extérieure s'était rouverte et une certaine quantité d'air avait pénétré dans la cavité thoracique, il existait aussi un tintement métallique pendant les mouvements et même pendant la toux.

Pour les excavations, le fait de la présence du tintement métallique, sans communication avec les bronches, me paraît, au contraire, fort douteux ; et pour s'édifier à l'égard d'observations telles que celles de Kolisko, il suffit de se rappeler combien de petites perforations sont difficiles souvent à retrouver, même lorsqu'on est certain qu'elles existent.

Dans tous les cas, s'il n'est pas absolument impossible que le tintement métallique se produise sans communication de la cavité avec le point où éclate le râle producteur, ce fait est du moins extrêmement rare. Dans le cas de pneumothorax, par exemple, il y a souvent deux cents points et plus où se produisent les râles, et un seul de ces râles donne lieu au retentissement métallique.

Un fait que j'ai observé ces jours derniers m'a fourni une démonstration aussi péremptoire que possible du mode de production du tintement métallique.

Le 24 décembre 1853, une femme de trente-quatre ans est entrée dans mon service à l'Hôtel-Dieu pour un pneumothorax du côté gauche, datant de deux jours et consécutif à une tuberculisation pulmonaire, dont les débuts remontaient à quatorze mois. Tel était le lendemain son état d'anxiété et de gêne respiratoire que, après avoir bien constaté les signes de l'hydro-pneumothorax (résonnance tympanique, absence de murmure respiratoire inférieurement, souffle amphorique, tintement métallique, bruit de succussion, etc.), je n'hésitai pas à lui pratiquer la thoracentèse avec un trocart garni de baudruche. La ponction donna issue à 250 grammes de sérosité sanguinolente et à de nombreuses bulles d'air, qui produisaient en sortant un bruit particulier. A mesure que l'écoulement du liquide se ralentissait, les bulles d'air qui s'engageaient avec le liquide, pendant l'expiration, étaient attirées pendant l'inspiration et donnaient lieu à un bruit de glou-glou très fort, une espèce de bruit de va-et-vient. J'eus la curiosité d'appliquer à ce moment mon oreille sur la poitrine, et je ne fus pas peu étonné d'entendre chaque explosion des bulles d'air qui avait lieu à l'extrémité externe de la canule, marquée par un admirable tintement métallique.

Avant de retirer la canule, une injection iodée fut faite dans la poitrine. Soulagement immédiat; mais, dans l'après-midi, la respiration s'embarrassa et la malade succomba dans la soirée. L'autopsie nous montra l'adhérence générale du lobe supérieur du poumon gauche; le lobe inférieur était refoulé contre le médiastin, et offrait, en dehors et à la partie moyenne, une petite ouverture qui eût pu loger la tête d'un gros stylet de trousse, déprimée et allongée, comme si elle eût été faite avec un burin. Cette ouverture conduisait dans une caverne qui eût pu recevoir une petite noix et qui contenait encore de la matière tuberculeuse ramollie. Cette caverne communiquait avec plusieurs autres cavernes dont le lobe inférieur et surtout le lobe supérieur étaient creusés. Quelques-unes de ces cavernes, qui communiquaient toutes entre elles, auraient pu loger un œuf de poule. Le lobe supérieur du poumon droit ne contenait que quelques rares tubercules miliaires.

Concluons de tout ce qui précède que, au point de vue clinique, on peut considérer, avec une certitude à peu près complète, la présence du tintement métallique comme indiquant une communication entre l'air extérieur et la cavité pleurale ou une excavation.

### IV. Existence simultanée des bruits respiratoires, des râles et des bruits de ronflement.

Il arrive souvent que plusieurs des bruits qui sont produits par l'entrée et par la sortie de l'air, pendant la respiration, se font entendre simultanément ; ainsi l'oreille reconnaît en même temps l'existence de râles, de bruits de ronflement et de sifflement, combinés au murmure respiratoire normal. On peut entendre aussi simultanément plusieurs espèces de râles, de bruits de sifflement et de sibilance ; mais ces bruits ne se mélangent pas indifféremment.

Les râles non consonnants, les bruits non consonnants de ronflement, de sifflement ou de sibilance peuvent se faire entendre en même temps que le murmure vésiculaire de la respiration, pourvu que ces râles ne soient ni assez forts, ni répandus dans une assez grande étendue des poumons pour masquer le murmure respiratoire. Le murmure vésiculaire n'est jamais associé au tintement métallique ni à la résonnance amphorique. La respiration bronchique et les râles consonnants ne sont réunis que rarement, et seulement lorsque la surface de celui-ci contient encore de l'air, tandis que les parties profondes du poumon présentent les conditions de la consonnance ; mais ceci ne s'observe que dans les pneumonies dans lesquelles l'inflammation, dans sa marche envahissante, passe successivement et graduellement d'un point à un autre de l'organe. Cependant, dans les violentes dyspnées, et lorsque la respiration est bruyante, il arrive assez souvent que la respiration vésiculaire et la respiration bronchique s'entendent à la fois, particulièrement dans la région dorsale, indépendamment de toute condition de consonnance.

Les bruits des grosses bronches qui ne sont pas renforcés par la consonnance, et que je place parmi les bruits indéterminés, sont associés plus fréquemment que la respiration bronchique à la respiration vésiculaire. Toute espèce de bruits consonnants ou non consonnants, râles, bruits de ronflement, de sifflement, de sibilance, aussi bien que les bruits respiratoires indéterminés, peuvent se faire entendre en même temps que la respiration bronchique.

La respiration bronchique peut aussi être jointe à la résonnance amphorique et au tintement métallique, sans être complétement masquée par ces bruits.

Les bruits respiratoires indéterminés peuvent s'accompagner de râles, de bruits de ronflement, de sifflement et de sibilance de toute espèce ; il en est de même de la résonnance amphorique et du tintement métallique.

L'existence simultanée de plusieurs bruits fait qu'il est

assez difficile d'établir une distinction précise entre chacun d'eux. C'est seulement après une longue expérience que notre oreille parvient à ce résultat, en les isolant les uns des autres et en les examinant chacun à leur tour.

La présence simultanée de bruits entre lesquels une distinction est difficile à établir, même lorsqu'ils se montrent séparément, apporte une difficulté extrême dans le diagnostic. La combinaison de la respiration vésiculaire et de la respiration bronchique en est un exemple : les deux bruits se fondent en un seul, et l'observation la plus attentive est à peine suffisante pour distinguer l'un de l'autre.

Si, dans un cas de ce genre, le bruit expiratoire ne fournit aucune indication précise relativement à l'état du poumon, c'est-à-dire s'il n'est pas nettement bronchique, le bruit respiratoire doit être considéré comme indéterminé, et le diagnostic doit être établi sur de tout autres bases. Un bruit qui ressemble à celui qui est produit par la combinaison de la respiration vésiculaire et de la respiration bronchique peut reconnaître de tout autres causes, en dehors de celles qui sont nécessaires à la réunion simultanée de la respiration vésiculaire et de la respiration bronchique.

Il est difficile de déterminer le degré de clarté et d'élévation diatonique d'un râle lorsqu'il est associé à un bruit de sifflement ou de sibilance ; on ne peut tirer non plus aucune conclusion de la clarté et de l'élévation diatonique des bruits de sifflement, comme nous le pouvons faire pour des râles analogues. Pour nous assurer de la clarté et de l'élévation diatonique d'un râle associé à des bruits de sifflement ou de sibilance, il faut faire entièrement abstraction de ceux-ci ; et si la chose est impossible, il faut considérer ce râle comme appartenant à la classe de ceux qui ne peuvent donner aucun renseignement certain, relativement à l'état particulier du poumon. Si l'on rapportait au râle l'élévation diatonique du bruit de sifflement, on s'exposerait à prendre pour consonnants beaucoup de râles qui, en réalité, ne le sont pas.

## V. Auscultation de la toux.

La toux ne nous fournit aucun signe différent de ceux qui ont été déjà décrits ; mais dans tous les cas où, par suite d'accumulation du liquide dans les bronches, les signes fournis par la voix, par le bruit respiratoire, par les râles, par le bruit de ronflement, etc., sont indistincts ou manquent complétement, un accès de toux peut les faire reparaître. Dans le larynx, la toux produit son bruit particulier et bien connu, ou bien ce bruit est moins prononcé et existe seulement dans l'expiration, ou bien enfin il se développe simultanément différentes espèces de râles. Dans les tuyaux bronchiques ou dans les excavations pulmonaires, elle ne donne lieu qu'au bruit expiratoire seul, ou bien à ce bruit et en même temps à des râles et à des bruits de ronflement et de sifflement.

Le bruit particulier à la toux et les autres bruits excités par elle dans le larynx et les voies aériennes se font entendre dans la poitrine avec des degrés divers de force et de clarté, suivant les lois de la consonnance et de la propagation des sons qui ont été exposées précédemment. Ainsi la toux peut offrir le caractère de la bronchophonie ou d'un bourdonnement indistinct, et le murmure respiratoire causé par la toux peut ressembler à la respiration bronchique ou au bruit respiratoire indéterminé ; les râles eux-mêmes peuvent être consonnants ou indéterminés. Dans le cas de pneumothorax, ou bien lorsqu'il existe de vastes excavations creusées dans le poumon, la toux peut déterminer le tintement métallique et la résonance amphorique. Après la toux, les malades font, en général, une inspiration plus profonde qu'à l'ordinaire, ce qui rend plus distincts les signes que donne l'inspiration.

Laënnec a établi une distinction entre la toux tubaire et caverneuse et le retentissement sourd de la voix que l'on entend dans les conditions normales du poumon. Sur ce point, je ne pourrai que répéter ce que j'ai déjà dit relativement à la division que Laënnec a voulu établir pour la voix thoracique.

**VI. Bruit de frottement produit par les surfaces rugueuses de la plèvre, pendant les mouvements respiratoires.**

Le diaphragme détermine, en se contractant pendant l'inspiration, une ampliation de haut en bas de la cavité thoracique ; le poumon, sous l'influence de la pression atmosphérique, se dilate, vient occuper l'espace nouveau qui s'est formé et descend par conséquent. La contraction du diaphragme terminée, le poumon se contracte, rejette l'air qui s'y est introduit et remonte, en reprenant son volume primitif. Le relâchement du diaphragme suit ce mouvement d'ascension du poumon, parce que la pression atmosphérique s'oppose à l'existence d'un vide quelconque dans le thorax ou d'un intervalle entre le diaphragme et le poumon, pourvu, bien entendu, qu'il n'y ait d'épanchement ni d'air, ni de gaz, ni liquides dans la plèvre. L'ascension du diaphragme est souvent provoquée par la rénitence des parois abdominales et par la contraction des muscles abdominaux.

Ce mouvement d'ascension et de descente du poumon établit un frottement entre les feuillets opposés de la plèvre, frottement encore augmenté par le mouvement d'ascension exécuté par la partie antérieure du thorax pendant l'inspiration et par le mouvement de descente de celle-ci au moment de l'expiration, le poumon se mouvant en sens inverse.

Lorsqu'une partie du poumon a perdu la faculté de se dilater, il en résulte des mouvements plus étendus dans d'autres parties et, par suite, une augmentation dans le frottement des surfaces opposées de la plèvre. Si, par exemple, une portion du poumon ne se dilate pas, les portions qui l'entourent sont refoulées vers elle à chaque inspiration et remplissent l'espace qui devraitêtre occupé normalement par cette portion qui ne se dilate pas ; à chaque expiration, ces diverses parties reviennent à leur position première.

Ce contact des surfaces n'entraîne la production d'aucun bruit, tant que les feuillets opposés de la plèvre conservent leur humidité et leur poli ; mais un bruit se manifeste dès que, par une cause quelconque, les surfaces deviennent rugueuses. Ce bruit se montre, en général, à la fois dans l'inspiration et dans l'expiration, tantôt plus distinct pendant l'inspiration, tantôt pendant l'expiration ; on peut aussi ne l'entendre que pendant l'inspiration ou pendant l'expiration seulement. Il ressemble à un craquement de cuir, se montre à certains intervalles et ne se distingue d'un râle sec que parce qu'il donne la sensation d'un frottement ou d'un frôlement. Dans la plupart des cas, on l'apprécie aussi bien avec la main qu'avec l'oreille, et le malade éprouve la sensation de quelque chose qui produit un frottement dans la poitrine. Laënnec a donné à ce bruit de frottement le nom de *frottement ascendant et descendant* : il l'est, en effet, habituellement, mais non toujours ; car il peut se produire dans le sens horizontal, lorsqu'une portion du poumon ne peut pas se dilater pendant l'inspiration ou lorsque, par les raisons indiquées plus haut, cette portion du poumon se déplace horizontalement.

Laënnec avait pensé que le bruit de frottement ascendant et descendant dépend, dans le plus grand nombre des cas, de l'emphysème interlobulaire, c'est-à-dire qu'il est produit par les vésicules aériennes situées immédiatement au-dessous de la plèvre. Il supposait qu'un phénomène analogue devrait se produire dans les cas où le poumon contient une tumeur cartilagineuse, osseuse, ou même tuberculeuse, squirrheuse, d'un certain volume et saillante à sa surface.

C'est M. Reynaud qui a montré que le bruit de frottement est dû le plus ordinairement à la présence de rugosités sur les deux feuillets opposés de la plèvre, et cela a été parfaitement reconnu depuis. Ce bruit est en général occasionné par la pleurésie. On peut l'entendre au commencement de la maladie, alors que de la lymphe plastique vient de se déposer à la surface de la plèvre et que le contact des deux feuillets opposés de cette membrane n'est pas empêché par l'épanchement séreux. A cette période cependant, la lymphe plastique n'a pas toujours assez de consistance pour donner lieu à un bruit. Aussi l'entend-on beaucoup plus souvent et plus distinctement dans la dernière période de la maladie, lorsque l'épanchement séreux a été repris par l'absorption et que les surfaces pleurales, tapissées par une exsudation plastique solide, entrent de nouveau en contact. Dans ce dernier cas, le bruit de frottement continue jusqu'à ce que le poumon ait contracté des adhérences avec le feuillet pariétal, ou bien jusqu'à ce que les surfaces qui frottent les unes sur les autres aient entièrement repris leur poli. Quant aux tumeurs auxquelles il a été fait allusion plus haut, tumeurs osseuses, cartilagineuses, tuberculeuses ou squirrheuses, elles ne donnent lieu à un bruit de frottement que si leur surface n'est pas lisse ; il en est de même de l'emphysème interlobulaire.

On ne saurait en douter, le frottement des lobes pulmonaires les uns contre les autres doit donner lieu à un bruit de frottement dans certains cas, mais il serait bien difficile de distinguer ce bruit d'un râle sec. Le bruit de frottement présente des variétés sous le point de vue de sa force et des intervalles de sa production. Il est plus ou moins distinct suivant son intensité, et celle-ci dépend principalement de l'étendue et de la rapidité des mouvements respiratoires. Le bruit de frottement peut être circonscrit à une très-petite étendue, ou se faire entendre sur une surface de plusieurs pouces.

----

# CHAPITRE II.

## PHÉNOMÈNES FOURNIS PAR L'AUSCULTATION DES ORGANES DE LA CIRCULATION.

Ces phénomènes consistent en des *tons* (bruits normaux) et en des *murmures* (bruits anormaux) qui accompagnent les mouvements du cœur et qui s'entendent à la région précordiale et dans plusieurs artères. Comme l'auscultation ne nous permet pas seulement d'entendre, mais encore de sentir l'impulsion du cœur contre les parois du thorax et parfois aussi les battements des artères, cette impulsion du cœur et les pulsations des artères doivent être rangées parmi les phénomènes d'auscultation, au moins en tant qu'elles nous sont rendues sensibles par l'auscultation. Enfin l'auscultation nous permet de prendre une idée du rhythme des mouvements du cœur.

## I. IMPULSION DU CŒUR.

### § 1. *Cause de l'impulsion du cœur*.

Sous le nom d'impulsion du cœur, on comprend les battements de cet organe contre les parois du thorax, battements presque isochrones avec les pulsations des artères carotides, et que l'on perçoit en général vers les cartilages des cinquième et sixième vraies côtes du côté gauche.

Corrigan, Stokes, M. Pigeaux et Burdach pensaient que l'impulsion du cœur a lieu pendant la diastole des ventricules et non pendant leur systole. Cette opinion, reconnue généralement erronée aujourd'hui, ne mérite pas de réfutation[1]. Même remarque pour l'explication de l'impulsion qui l'attribue à un prétendu allongement des ventricules pendant leur systole ou à un redressement de la crosse de l'aorte. Nous pouvons passer également sous silence l'opinion de Hope, parce qu'elle n'a jamais été soutenue sérieusement par aucun observateur dans ces derniers temps (*Diseases of the heart and arteries*).

MM. Bouillaud et Filhos expliquent l'impulsion de la manière suivante : « Les fibres musculaires contournées du cœur, prenant leur point fixe aux zones tendineuses de la base de cet organe, ne doivent-elles pas, en se raccourcissant, imprimer un mouvement de redressement

---

[1] On verra plus loin que cette opinion ne mérite pas, à beaucoup près, le dédain avec lequel elle est traitée par M. Skoda.

(*Note du traducteur*.)

et de soulèvement à la pointe qui est, pour ainsi dire, l'extrémité mobile du levier que représente alors le cœur? » (Bouillaud, *Traité clinique des maladies du cœur*, 1835.) M. Filhos va plus loin et soutient que le ventricule droit n'est pour rien dans l'impulsion, qui est produite seulement par la contraction du ventricule gauche, les fibres musculaires du ventricule droit n'étant pas contournées en spirale et ne pouvant, par conséquent, exécuter d'autres mouvements que ceux de contraction et de dilatation.

Cette dernière opinion est complétement réfutée par l'observation clinique ; car, dans le cas d'hypertrophie avec dilatation du ventricule droit, l'impulsion est souvent très-forte, alors que le ventricule gauche a conservé son volume normal ou même s'est atrophié. Je n'ai jamais pu m'assurer que la pointe du cœur vînt frapper contre les parois thoraciques pendant la systole ventriculaire, par suite de la disposition des fibres musculaires : mais je suis loin d'en nier la possibilité. Ce qu'il y a de certain, c'est que le simple soulèvement de la pointe du cœur vers les parois thoraciques n'explique pas tous les phénomènes qui accompagnent l'impulsion.

Lorsque le cœur bat énergiquement chez des individus maigres, on peut voir, à la saillie des espaces intercostaux, que cet organe se porte de haut en bas pendant la systole, pour reprendre sa première position pendant la diastole. Les battements cardiaques se perçoivent quelquefois au scrobicule du cœur, et l'on observe dans ce point, à chaque systole ventriculaire, un soulèvement qui disparaît pendant la diastole.

Gutbrod a donné l'explication suivante de la cause de l'impulsion du cœur : « C'est une loi physique bien connue que lorsqu'un liquide s'échappe d'un vaisseau, l'uni-

formité de pression exercée par le liquide sur les parois
du vaisseau est suspendue, attendu qu'il n'y a pas de
pression à l'endroit par lequel s'échappe le liquide ; mais
la pression s'exerce encore sur le point du vaisseau qui
est opposé à l'ouverture de sortie. C'est cette pression
qui met en mouvement la roue de Segner [1] et qui produit
le mouvement de propulsion des armes à feu et le recul du
canon. Par suite de la contraction des ventricules, la
pression que le sang exerce sur les parois du cœur, vis-
à-vis l'ouverture par laquelle s'échappe le liquide, im-

[1] La roue de Segner est un de ces moteurs hydrauliques fondés
sur le principe des pressions latérales des liquides et connus sous
le nom de *roues à réaction*. L'appareil auquel on donne en physique

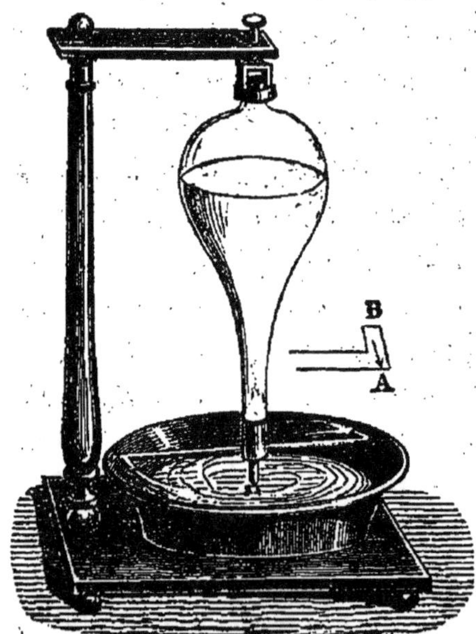

le nom de *tourniquet hydrau-
lique*, et que nous avons fait représenter ci-contre, d'après
une gravure empruntée à l'excellent *Traité de physique de
M. Ganot*, fait bien comprendre
cette influence des pressions
latérales. En effet, l'appareil
étant rempli d'eau, il en résulterait sur toutes les parois du
tube inférieur des pressions
intérieures qui se détruiraient
comme égales et contraires
entre elles, si le tube était complétement fermé ; mais celui-
ci étant ouvert à ses extrémités, le liquide s'écoule et dès
lors la pression ne s'exerce
plus aux orifices B, mais seulement sur la portion de paroi opposée A,
ainsi qu'on peut le voir sur la droite du dessin. La pression qui s'exerce
en A, n'étant plus équilibrée par la pression opposée, imprime au
tube et à tout l'appareil un mouvement de rotation dans le sens de
la flèche ; mouvement qui est d'autant plus rapide que la hauteur du
liquide dans le vase est plus grande, et que la section des orifices de
sortie présente plus de surface.     (*Note du traducteur.*)

prime au cœur un mouvement en sens inverse de celui que prend la colonne de sang, et de ce mouvement résulte l'impulsion du cœur contre les parois du thorax. Le cœur est entraîné dans une direction contraire à celle des artères avec une force proportionnelle à la quantité et à la rapidité du courant sanguin. »

Plusieurs objections ont été faites à cette explication. « Lorsqu'on pratique une ouverture à la pointe du cœur chez une grenouille, dit Valentin dans son *Repertorium* pour 1841, on n'observe ni diminution, ni aucun autre changement dans son impulsion; tandis qu'il devrait y avoir quelque changement si l'impulsion était causée par la réaction du sang (*Gegendruk*). » A cela, je réponds qu'il n'y a pas la moindre preuve que l'impulsion du cœur chez la grenouille soit produite par la réaction du sang; car le cœur de la grenouille n'a pas de mouvement de haut en bas. Mais si la réaction du sang n'a pas d'influence sur l'impulsion du cœur chez la grenouille, cela peut s'expliquer, ou bien par la lenteur des contractions, ou bien par la petite quantité de sang. Pour répondre à cette objection, Valentin a coupé la pointe du cœur chez un lapin et fixé un tube de verre dans l'ouverture, de manière à en empêcher l'occlusion; et néanmoins, il n'a observé aucun changement dans l'impulsion du cœur. Je suis loin de dire que les observations de Valentin sont inexactes; mais je suis encore moins disposé à laisser passer sans quelques remarques les expériences qui ont servi à établir le fait du recul et de la descente du cœur dans certaines circonstances, à chaque systole. Parmi les considérations théoriques par lesquelles Valentin a cherché à démontrer l'inexactitude de l'application de Gutbrod, la dernière conclusion est inexacte à mon avis. (Voyez Valentin, *Lehrbuch der physiologie*, b. 2, p. 426.)

De son côté, Messerschmid a présenté quelques remarques au sujet de la théorie de Gutbrod ; quand il dit néanmoins « qu'il n'existe pas de réaction », c'est là une proposition erronée. « Dans les armes à feu, et aux orifices de la roue de Segner, ajoute-t-il, c'est l'air atmosphérique qui presse ; et aux orifices artériels du cœur, c'est toute la colonne de sang artériel qui fait la pression. Ainsi toute l'explication de l'impulsion du cœur repose donc sur une erreur, et l'explication ordinaire des mouvements de la roue de Segner n'est pas non plus satisfaisante. » (Voyez *Froriep's Notizen*, n° 266, p. 29, 1840.)

Tous ceux qui voudront examiner avec soin la loi physique sus-mentionnée verront que les expressions « il n'existe pas de réaction » ne se rapportent pas au milieu qui entoure la roue de Segner, mais qu'il s'agit tout simplement de l'influence des liquides contenus sur les parois du vaisseau.

La pression de la colonne d'eau sur les parois de la roue de Segner n'est pas détruite dans le vide et, par conséquent, le mouvement ne se suspend pas. Tout ce que nous avons par conséquent à déterminer, c'est de savoir si l'air environnant a ou non une influence sur ses mouvements et en quoi consiste cette influence. Mais, dit Messerschmid, « quelqu'un a-t-il jamais essayé de mettre en mouvement avec l'eau la roue de Segner dans un vide parfait ? Je doute que cela ait jamais été fait. Indépendamment de cela, il est certain que la réaction de cette machine en arrière n'est pas due uniquement à la pression de l'eau contre un côté, mais que l'air environ-

nant y a aussi une grande part. L'air presse sans interruption contre les colonnes d'eau qui s'échappent par les
ouvertures des tubes horizontaux, et produit ainsi une
pression qui continue la réaction en sens inverse et de
dehors en dedans jusqu'aux parois des tuyaux situés vis-
à-vis de l'ouverture. Par suite, et en vertu de la disposition bien connue de cette machine, la réaction de
l'air extérieur devient la cause principale de son mouvement en arrière. »

Il ne me semble pas très-clair comment la réaction de
l'air peut être supposée jouer d'abord un rôle secondaire,
bien que considérable, dans les mouvements du cœur, et
en devenir ensuite la principale cause. On ne comprend
pas non plus très-bien comment cette prétendue réaction
limiterait son influence seulement à cette partie des parois
du tube située vis-à-vis le point par lequel s'échappe le
liquide. Pour suivre l'argument dans l'ordre logique, cette
réaction devrait chasser la colonne verticale d'eau de bas
en haut, et enfin la faire s'écouler au dehors par-dessus
l'ouverture supérieure. Enfin, comment se fait-il que l'air
résiste à la colonne d'eau et qu'il la refoule en arrière,
tandis que le tuyau vertical n'offre aucune résistance à
ce mouvement en arrière ?

N'est-il pas en effet surprenant que l'on puisse croire,
après mûre réflexion, que la résistance offerte par l'air
à l'eau qui s'écoule soit capable d'agir en arrière à travers la colonne d'eau ? Tout ce qui se produit réellement
en ce qui regarde l'air, c'est qu'une portion de celui-ci
est déplacée par l'eau ; la pression barométrique n'a rien
à voir dans ce phénomène.

La pression de l'air n'est pour rien non plus dans le
recul des armes à feu ; il n'y a pas autre chose dans ce

cas qu'un déplacement d'une certaine quantité d'air. Si l'air situé dans le canon et à l'ouverture des armes à feu s'opposait au mouvement en avant des gaz qui se dilatent, la tendance au recul qui pourrait se produire ainsi serait de toute nécessité compensée par la résistance de l'air derrière les armes à feu ; car il n'y a pas de raison pour que l'air placé au devant des armes à feu soit déplacé plus difficilement que celui qui se trouve derrière. La cause du recul des armes à feu se trouve, par conséquent, uniquement et tout entière dans la pression exercée par les gaz qui se dilatent sur l'extrémité close des armes à feu, pression qui n'est compensée par aucune réaction des gaz sur une partie de l'extrémité opposée de la paroi, attendu qu'il n'y en a pas à ce niveau.

Il est vrai qu'il ne se produit dans le cœur rien qui ressemble à l'expansion des gaz, et qu'il n'y a pas non plus dans les conditions de l'organe cardiaque la moindre ressemblance avec ce qui se passe dans la roue de Segner ; mais ce n'est pas néanmoins une raison pour que le recul du cœur ne se produise pas d'après les mêmes principes que le recul des armes à feu et que les mouvements de la roue de Segner. Pendant la systole ventriculaire, le sang presse sur tous les points de la surface du cœur avec une force égale à celle avec laquelle il est lui-même comprimé ; la pression du sang comprimé sur cette partie des parois du cœur qui est située vis-à-vis les orifices artériels produira un mouvement dans une direction opposée à ces ouvertures, attendu qu'au niveau des orifices artériels, et par conséquent là où ces parois font défaut, la pression manque entièrement [1].

N'est-il pas étrange d'entendre dire que l'on rejette toute explication de l'impulsion du cœur fondée sur les lois de la physique? Mais est-il possible d'expliquer cette impulsion autrement que par des lois physiques? Ou y a-t-il des lois physiques auxquelles le cœur puisse se soustraire? La seule question que nous ayons à résoudre est donc celle-ci : La pression est-elle réellement assez puissante pour imprimer au cœur un mouvement de haut en bas et d'arrière en avant? Un fusil ne recule pas, s'il n'y

auxquelles M. Gutbrod et moi avons fait allusion; et si je n'ai pas fait mention de cette résistance, ce n'est pas parce que je la nie. Le mouvement de locomotion du cœur de haut en bas ne peut se produire, d'après les lois citées plus haut, que lorsque toute résistance est surmontée, c'est-à-dire lorsqu'elle n'existe déjà plus; seulement, dans cette explication, on ne tient compte que de l'excédant de la puissance expulsive du cœur sur la résistance de la colonne de sang dans les artères.

Dans le tome IX des *Prager Vierteljahrschrift*, p. 501, le professeur Von Kiwisch s'exprime ainsi : « L'explication donnée par Gutbrod et Skoda, de la cause de l'impulsion du cœur, est bien moins soutenable encore que celle de M. Gendrin. Dans leur opinion, la pression générale du sang contenu dans les ventricules du cœur disparaît par la sortie unilatérale du sang à travers une seule ouverture, et elle va s'exercer d'une manière spéciale sur cette partie des parois du cœur qui se trouve située vis-à-vis cette ouverture et pousse ainsi le cœur de haut en bas. La même loi physique qui meut la roue de Segner et qui cause le recul des armes à feu se trouve ici en action.

« L'inexactitude de cette explication devient manifeste par ce fait, que dans le cœur la puissance motrice ne cesse pas d'agir durant la systole, alors que l'influence du sang qui vient des oreillettes est supprimée par l'occlusion des valvules auriculo-ventriculaires. Rappelons encore que, dans cette explication, on prend pour terme de comparaison un appareil formé de matériaux rigides et bon conducteur de l'impulsion, tandis que le cœur et les gros vaisseaux sont formés de tissus élastiques qui ont peu de puissance conductrice. Bien plus, les parois de cet appareil soumises à une pression n'offrent aucun changement, tandis que les parois du cœur se raccourcissent et se contractent. » Je crois avoir déjà répondu aux objections de Kiwisch,

(Note de l'auteur.)

a que peu de poudre qui fasse explosion, et la roue de Segner n'entre pas en mouvement si le frottement est considérable et la colonne d'eau petite. Or, l'observation nous montre que, dans plusieurs cas, pendant la systole, le cœur se porte évidemment en bas avec une grande rapidité, et est poussé contre les parois du thorax [1]. Dans

[1] Le 8 mars 1846, j'ai examiné un enfant de quelques jours, chez lequel le sternum manquait, et dont le thorax présentait par conséquent une fente étroite en haut et large inférieurement, fermée seulement par les téguments. A chaque inspiration, la peau était entraînée en arrière vers les vertèbres, et les extrémités antérieures des côtes se courbaient par suite un peu en dedans ; pendant l'expiration, la peau était chassée en dehors, sous forme d'une vessie. Il m'a été facile de m'assurer par la palpation que le cœur se trouvait dans une direction verticale, et qu'à chaque systole il se portait de haut en bas et d'arrière en avant, et à chaque diastole de bas en haut et d'avant en arrière. Bref, à chaque systole l'impulsion du cœur se faisait sentir immédiatement au-dessus de l'insertion du diaphragme, et à chaque diastole, on la percevait au niveau de la seconde côte, pourvu que le doigt fût enfoncé assez profondément vers les vertèbres à ce niveau. L'impulsion diastolique était aussi forte que l'impulsion systolique. Lorsqu'on plaçait deux doigts, de manière à ce que celui situé inférieurement sentît l'impulsion systolique et celui situé en haut l'impulsion diastolique, on s'assurait que le cœur glissait d'au moins un pouce de haut en bas à chaque systole. En tendant modérément la peau entre les doigts, le contour du cœur se dessinait aussi marqué pendant la systole que pendant la diastole ; et on pouvait juger par là que l'impulsion que l'on percevait dans ces deux points, n'était pas produite par un élargissement ou par un allongement du cœur, mais par un mouvement de glissement. Lorsqu'on ne touchait pas les téguments, on sentait, au moment de l'expiration et pendant la systole, le contour du cœur à travers les téguments refoulés en dehors sous forme de poche vésiculaire, et constituant une tumeur se mouvant de haut en bas, tandis que pendant la diastole, on observait une dépression de la peau distendue et un mouvement de bas en haut.

Lorsque les téguments étaient refoulés en arrière vers les vertèbres pendant l'inspiration, le contour du cœur était aussi distinct pendant la systole que pendant la diastole. Si l'enfant était placé sur le dos, le mouvement du cœur de haut en bas s'opérait dans une direction nettement correspondante au centre de la fente ; couché sur mon opinion, ce fait ne peut être expliqué que par la loi physique mentionnée plus haut. En toute circonstance, la sortie du sang hors des ventricules doit être considérée comme une cause coopérant à la production de l'impulsion.

Je n'ai jamais affirmé que ce fût la seule cause de l'impulsion du cœur. La double, la triple impulsion associée à un seul battement[1] du cœur et à la contraction simul-

le côté, le mouvement était un peu détourné vers le côté sur lequel il était couché. Je ne crois pas nécessaire d'entrer dans de nouvelles explications au sujet de ce cas ; car je ne pourrais que répéter ce que j'ai déjà dit.                              (*Note de l'auteur.*)

[1] M. Bouillaud rapporte des cas dans lesquels on observait à chaque pulsation artérielle un double et même un triple battement du cœur. Il attribue le second et le troisième battement, non à la répétition de l'impulsion systolique, mais à l'impulsion diastolique. Il arrive quelquefois, lorsque le cœur est refoulé dans le côté droit de la poitrine par un épanchement abondant dans la plèvre gauche, qu'à chaque systole on perçoit une impulsion au niveau du point du thorax qui correspond à la situation de la pointe du cœur, et qu'on observe une seconde impulsion ou plutôt un soulèvement des parois thoraciques pendant la diastole à un pouce et demi au-dessus de ce point. Ce phénomène s'observe surtout aussi dans le cas d'hypertrophie considérable avec dilatation des deux ventricules : à chaque systole, la partie du thorax qui correspond à la pointe du cœur se soulève, et la partie qui correspond au milieu du cœur s'affaisse un peu, tandis que pendant la diastole c'est l'inverse.

Lorsque le cœur est abaissé par suite d'un allongement de l'aorte ascendante, le soulèvement des parois thoraciques, pendant la diastole, est des plus remarquables. C'est avec raison que M. Gendrin considéré l'impulsion, particulièrement lorsqu'elle produit un soulèvement et qu'elle se constate dans un point du thorax situé au-dessous de la troisième côte, et pendant la diastole des ventricules, comme un signe d'abaissement réel de la totalité du cœur. Dans beaucoup de cas d'hypertrophie avec dilatation des deux ventricules, la systole donne lieu à une impulsion, mais la diastole ne produit pas de soulèvement des parois ; on sent cependant un ébranlement, mais qui n'est pas excité par le choc du cœur contre les parois du thorax, et qui semble isochrone avec la rétraction du cœur vers

tanée des deux ventricules, la faiblesse du pouls jointe à une forte impulsion du cœur, les valvules étant parfaitement saines, le soulèvement lent et graduel des parois thoraciques sans ébranlement et autres troubles étendus de l'action du cœur qui se montrent pendant la systole, ne peuvent s'expliquer par cette loi.

L'impulsion du cœur peut encore reconnaître d'autres causes :

Au premier rang, il faut placer l'allongement des colonnes artérielles de sang, qui se produit à chaque sys-

les vertèbres. Ce phénomène est évidemment le même qui a été décrit par Laënnec sous le nom d'impulsion des oreillettes.

Je n'ai jamais observé, pendant la diastole, de mouvement spécial, c'est-à-dire d'impulsion telle que celle qui se produit pendant la systole ventriculaire. Dans les cas que j'ai vus, toutes les fois qu'il y avait une double ou une triple impulsion du cœur pour une seule pulsation artérielle, c'était toujours la systole ventriculaire qui engendrait le choc.

L'impulsion double ou triple est due à l'une des trois causes suivantes : ou bien à ce qu'il y a une double ou une triple contraction du ventricule droit pour une seule contraction du ventricule gauche, ou bien à la contraction alternative des deux ventricules, ou bien enfin à ce que le sang n'est pas chassé dans l'aorte à chaque systole, soit parce que le sang n'arrive pas en quantité suffisante des poumons, soit parce que la valvule mitrale est insuffisante. L'insuffisance de la valvule mitrale, associée à des contractions simples du cœur, se reconnaît à des murmures systoliques entendus dans le ventricule gauche et à l'absence du pouls. L'insuffisance de la valvule tricuspide produit de fortes pulsations dans les veines du cou et l'absence de *tons* (bruits normaux) dans l'artère pulmonaire. Je n'ai jamais observé d'impulsion causée par la contraction de l'oreillette. M. Bouillaud rapporte un cas dans lequel il a supposé que l'oreillette gauche produisait une impulsion ; mais il n'est pas du tout prouvé que cette impulsion fût produite de cette manière. D'ailleurs, M. Bouillaud n'a allégué d'autre raison pour adopter cette opinion que celle-ci, qu'il ne pouvait expliquer autrement que par l'oreillette gauche le phénomène qu'il observait. (*Traité des maladies du cœur*, t. I, p. 149, 1835.)

(Note de l'auteur.)

tole. La colonne de sang qui est dans les artères n'est pas poussée en avant par la colonne de sang qui y pénètre, en vertu de la contraction des ventricules, dans la proportion et avec l'instantanéité que réclame la quantité additionnelle de sang qui est projetée dans leur intérieur; mais les artères elles-mêmes augmentent en longueur et en largeur; autrement dit, les colonnes artérielles deviennent plus épaisses et plus longues à chaque systole; l'expansion latérale des artères est peu marquée, mais leur élongation est très-sensible.

Dans le point où elles sont libres et non adhérentes, à une certaine distance au-dessus de leur origine au cœur, l'aorte et l'artère pulmonaire permettent un allongement de la colonne de sang de haut en bas, et par là le cœur est poussé dans la même direction.

Messerschmid admet sans doute cette opinion, mais il ne donne d'autre explication que celle-ci : « que la résistance du sang dans les artères est communiquée d'avant en arrière au cœur, par l'intermédiaire du sang contenu dans le cœur, et le chasse ainsi de haut en bas. » La même explication est donnée par M. Gendrin (*Leçons sur les maladies du cœur*, p. 37).

On observe parfois des cas dans lesquels le mouvement du cœur est lent et cependant assez considérable, et dans lesquels cet organe descend au moins de un à deux pouces plus bas pendant la systole que pendant la diastole. Un pareil mouvement est inexplicable dans l'hypothèse de l'allongement de l'aorte de haut en bas. D'après mon expérience, ces mouvements étendus du cœur ne se produisent que lorsque l'aorte ascendante est plus longue qu'à l'état normal, sans être dilatée.

Une troisième cause d'impulsion du cœur, à laquelle

j'ai fait allusion dans la première édition de cet ouvrage, est le changement de forme du cœur causé par sa contraction. Lorsque le cœur est fortement augmenté de volume, les parois thoraciques sont quelquefois soulevées dans une assez grande étendue pendant la systole et s'affaissent brusquement en arrière pendant la diastole. Si les mouvements du cœur sont lents, le soulèvement des parois thoraciques peut s'opérer sans produire aucun ébranlement. Lorsque le cœur est énormément augmenté de volume, je crois qu'il peut soulever les parois du thorax, par cela que son diamètre antéro-postérieur devient pendant la systole plus grand que l'espace compris entre la partie antérieure du thorax et la colonne vertébrale; ce qui doit, au reste, faire admettre que le soulèvement des parois thoraciques, lorsqu'il n'y a aucun signe qui démontre une pression uniforme et simultanée contre la colonne vertébrale, ne peut s'expliquer que par la théorie de Gutbrod.

Enfin, il ne faut pas oublier que le cœur, en devenant rigide par suite de sa contraction, dans la systole, prend une situation et une direction différentes de celles qu'il prend dans l'état de relâchement, et que ce changement de situation peut contribuer à produire cette impulsion, malgré ce qu'a de difficilement explicable par l'arrangement des fibres musculaires, le mouvement comme de levier de la pointe contre les parois thoraciques.

Kürschner, dans les *Archiv. für Anatomie* de Müller, t. I, p. 103, 1841, donne de l'impulsion du cœur l'explication suivante, qu'il déduit de ses vivisections et de ses recherches nécroscopiques : « La pointe du cœur, pendant la diastole, est chassée de haut en bas par l'entrée du sang veineux, et par suite l'aorte et l'artère pulmonaire se trouvent tendues. Pendant la systole, les ventricules sont débarrassés de la pression du sang veineux par l'occlusion des valvules auriculo-ventriculaires; les artères, qui étaient tendues, se raccourcissent et la pointe du cœur remonte. La raison de ce soulèvement de la pointe, qui est assez fort pour imprimer un choc sensible aux parois du thorax, se trouve dans ce fait que le sang est entraîné dans cette direction par la contraction puissante des fibres musculaires, et que le cœur lui-même acquiert par cette circonstance une densité et une consistance assez sensibles. »

Je n'ai pas répété les expériences de Kürschner, et, par conséquent, je n'en puis rien dire. Ce qu'il y a de certain cependant, c'est que, dans son explication, Kürschner ne s'est pas beaucoup préoccupé des lois de la mécanique.

S'il est exact que la colonne de sang veineux porte la pointe du cœur vers la colonne vertébrale pendant la diastole, la pression doit continuer dans la systole du cœur, pendant l'occlusion des valvules.

Pour que la pression pût cesser, il faudrait que les valvules fussent par elles-mêmes suffisantes pour résister à l'afflux du sang veineux des oreillettes dans les ventricules : mais comme une pareille résistance n'a pas lieu, la pression du sang veineux sur les ventricules, tant pendant la diastole que pendant la systole, doit être égale en intensité et en direction.

D'après Heine, le cœur est poussé en avant par la contraction des muscles papillaires (piliers et colonnes charnues). Voici comment il explique le mouvement du cœur en avant et un peu à gauche : « Les extrémités larges des valvules mitrale et tricuspide vont s'insérer sur le pourtour de l'anneau aortique cartilagineux, dans

une direction oblique et non perpendiculaire, et lorsqu'elles sont tendues subitement, elles jettent le cœur
en avant, tandis que les parois artérielles, insérées la-
téralement et supérieurement, ne cèdent pas au mouvement, et se courbent ainsi en avant vers la base du cœur.

Mais, d'après le propre aveu de M. Heine, un pareil
effet ne pourrait se produire que dans l'hypothèse que la
contraction du cœur commencerait aux points d'insertion
des muscles papillaires, de manière à lui offrir un plancher solide pour leur action. Cette contraction du cœur est
suivie de la contraction des muscles papillaires, en vertu
de laquelle le cœur, non encore diminué de volume, est
projeté en avant ; et alors seulement le cœur se contracte
et le sang est expulsé.

Je dois avouer que cette explication du mouvement en
avant du cœur par le mode d'insertion des muscles papillaires et par leurs contractions, ne me paraît pas très-
intelligible. Si une pareille explication était admise, l'impulsion du cœur ne devrait plus être considérée comme
une chose secondaire, mais bien comme le véritable but
de l'action de cet organe, idée à laquelle il m'est impossible de souscrire. Le but des contractions du cœur est
l'expulsion du sang, et, dans mon opinion, il est cependant permis de faire des réserves sur ce but. Dans l'explication de la cause de l'impulsion du cœur, nous devons
procéder à l'aide de démonstration seulement, et non par
des à priori.

J'ajouterai, et cela est conforme à l'expérience, que
la force de l'impulsion du cœur n'est pas en rapport avec
le degré de développement des muscles papillaires. Le
docteur Heine n'a pas pris en considération l'impulsion
lentement développée du cœur, et cette explication du

mouvement du cœur de haut en bas, comme conséquence de la contraction des muscles papillaires, ne saurait donc être considérée comme sérieuse.

Le professeur Kiwisch a donné, de son côté, l'explication suivante de la cause de l'impulsion : « Le cœur ne peut s'éloigner du diaphragme et des parois thoraciques, à moins que quelque corps gazeux ou liquide, ou bien une portion de poumon vienne s'interposer entre lui ou son enveloppe et ces parois. Or, il est évident que, dans les points où le péricarde est attaché aux parois thoraciques et au diaphragme, le poumon ne peut pas s'interposer entre le cœur et les parois thoraciques ou le diaphragme ; néanmoins, tant que le péricarde ne contient ni liquide, ni corps gazeux, les parois thoraciques et le diaphragme constituent les points fixes du cœur ; les autres parties qui entourent le cœur sont flexibles et suivent ses mouvements ; par conséquent, le cœur s'allongera pendant la diastole, dans le sens supérieur et postérieur. Les côtes seules forment la portion rigide des parois thoraciques, les espaces intercostaux étant plus ou moins flexibles ; lorsque, par conséquent, il se produit une contraction du cœur, pendant qu'il est en contact avec les parois, les côtes, qui sont les parties les moins flexibles, constituent les points fixes contre lesquels l'organe est solidement pressé et desquels il ne peut s'éloigner en vertu d'aucune force.

« Dans cette position fixe, le cœur, à chaque systole, se gonfle, devient plus ferme, et pendant qu'il prend ainsi une forme plus globuleuse, il est maintenu par les côtes, mais pressé entre les espaces intercostaux flexibles. Ainsi, et seulement ainsi, s'explique ce qui est en question, l'impulsion du cœur. Aussi, lorsque nous plaçons un doigt dans l'espace intercostal convenable, ne sentons-nous pas ce qu'on appelle à tort un battement (*Anprallen*) de la pointe du cœur contre les parois thoraciques, nous sentons seulement le durcissement et le gonflement des parois du cœur, qui sont elles-mêmes fixes et en repos; bref, c'est à peu près la même sensation que l'on éprouve lorsqu'après l'ouverture du ventre on sent, d'une manière médiate, à travers le diaphragme, les contractions des ventricules du cœur, ou lorsque, le thorax étant ouvert, on place la main, d'une manière immédiate, sur le cœur (toutes choses dont on peut s'assurer facilement par les dissections). »

Les remarques suivantes peuvent servir à expliquer peut-être cette théorie de Kiwisch. Le cœur ne peut pas s'éloigner des parois thoraciques et du diaphragme, attendu que dans l'espace laissé par cet éloignement rien ne peut s'introduire, la pression atmosphérique s'opposant à la formation d'un vide dans quelque point que ce soit de l'économie. Cette pression agit eu égard à la situation du cœur, mais seulement par l'intermédiaire des poumons. Comme le poumon est maintenu distendu par l'air, le cœur ne peut s'éloigner des parois thoraciques et du diaphragme. Les poumons possèdent une élasticité et une contractilité organiques, et opposent un obstacle constant à leur distension par l'air; leur puissance contractile est la mesure de la force à l'aide de laquelle les parties molles du thorax sont entraînées en dedans. Lorsque l'abdomen est ouvert, on voit le diaphragme formant une voûte à convexité supérieure, et les espaces intercostaux, pourvu que l'individu examiné ne soit pas trop gras, présentent un sillon à l'extérieur et une saillie à l'intérieur du thorax. Cette saillie en dedans des espaces intercostaux n'est pas bornée à ces portions des parois thoraciques derrière lesquelles les poumons se trouvent placés ; la force d'attraction agit nécessairement sur tous les points des parois thoraciques, et partant de la même façon, à travers le cœur, à travers les épanchements pleurétiques ou à travers une portion infiltrée du poumon. La force d'attraction agit d'une manière constante, tout en augmentant par l'inspiration. Puisque le cœur n'est retenu en contact avec les parois thoraciques et le diaphragme que par les poumons distendus, et puisque la contractilité des poumons produit un refoulement permanent en dedans des parties molles des parois thoraciques, il s'ensuit que, quelle que soit la forme que le cœur prenne, il ne pourra jamais, par aucune espèce de changement de forme, produire une saillie des espaces intercostaux ou du diaphragme, soit en dedans, soit en dehors. Si aucune autre influence n'affectait la position du cœur, il devrait y avoir plutôt, à chaque systole, une légère attraction en dedans des espaces intercostaux et du diaphragme.

La théorie de Kiwisch suppose que le poumon est, en même temps, attiré en dedans et pressé en dehors. Si cette explication n'éclaire pas beaucoup la matière, il faut se rappeler que parfois l'impulsion du cœur, non-seulement pousse en dehors les espaces intercostaux, mais aussi soulève le sternum et les côtes : fait qui a été entièrement méconnu par Kiwisch.

## REMARQUES DU TRADUCTEUR.

Rien ne prouve mieux combien il est difficile d'expliquer l'impulsion du cœur, avec les données généralement reçues aujourd'hui relativement au rhythme des contractions de cet organe, que les efforts nombreux et stériles tentés par M. Skoda pour arriver à une explication qui rende compte de tous les phénomènes qui appartiennent à l'impulsion cardiaque. Peu satisfait de cette explication qui montre la cause de l'impulsion dans la disposition des fibres musculaires, ne la niant pas d'une manière absolue, mais la déclarant en même temps insuffisante, M. Skoda arrive à faire de l'impulsion un phénomène complexe, reconnaissant pour cause, en premier lieu, une espèce de recul, analogue à celui de la roue de Segner et des armes à feu, qui serait dû à la suppression brusque de la pression latérale ; en second lieu, l'allongement des colonnes de sang renfermées dans les artères, allongement qui se produirait à chaque systole ; enfin, un changement de forme du cœur, dont le diamètre augmenterait surtout dans le sens antéro-postérieur.

Il faut rendre à M. Skoda cette justice, qu'il s'est plus préoccupé que ses prédécesseurs de ce qui semble une véritable anomalie dans les théories qui font coïncider l'impulsion exclusivement avec la systole du cœur, je veux parler de l'allongement du cœur, de l'abaissement de cet organe au moment de l'impulsion. A diverses reprises, M. Skoda revient sur ce point. « Le cœur, dit-il, se porte de haut en bas *pendant la systole* » ; et plus loin, il ajoute : « Le cœur se porte évidemment en bas avec une grande rapidité, et est pressé contre les parois du thorax. » C'est pour expliquer cet abaissement de la pointe du cœur qu'il a adopté l'explication de Gutbrod. Mais, malheureusement pour cette explication, elle ne peut tenir un instant devant le raisonnement ni devant les faits : devant le raisonnement, car, ainsi que Kiwisch le fait remarquer, il n'y a aucune comparaison à établir entre un appareil formé de matériaux rigides, dans lequel les parois ne peuvent s'accommoder à l'écoulement du liquide, et un organe pourvu de parois musculaires qui accompagnent et suivent, en quelque sorte, le liquide qui s'échappe de son intérieur ; devant les faits, car l'impulsion normale n'est ni aussi brusque ni aussi saccadée qu'elle devrait l'être dans l'hypothèse d'un recul ; et, d'autre part, il n'est pas un observateur qui ait jamais vu ni sur les animaux vivants ni dans le cas d'ectopie la pointe du cœur se jeter brusquement en avant et en bas, après la terminaison de la systole.

Ainsi se trouve renversée l'explication de M. Skoda dans la portion qui lui paraît cependant la plus importante et la plus essentielle ; mais les deux autres assertions qui lui servent de base ne sont pas beaucoup plus solides. C'est un fait chimérique que l'abaissement de la masse du cœur résultant de l'allongement des colonnes artérielles ; ces colonnes s'allongent réellement, mais il est facile de voir que c'est dans un sens différent de celui de l'impulsion du cœur, de bas en haut et non de haut en bas ; il y a plus, l'impulsion devrait, dans ce système, non pas coïncider avec la systole, mais lui succéder. Quant au changement de forme du cœur, dont le diamètre augmente surtout dans le sens antéro-postérieur, c'est là une condition qui rend l'impulsion plus facile à sentir, à percevoir à l'extérieur, sans qu'on puisse cependant en faire la véritable cause du mouvement de locomotion du cœur.

Il semble donc qu'en l'absence de toute explication satisfaisante, conciliable avec la théorie qui fait coïncider l'impulsion avec la systole des ventricules, on soit conduit nécessairement à se ranger à l'opinion formulée, pour la première fois, par Descartes, soutenue depuis par Burdach, Stokes et Corrigan, et surtout par M. Beau, avec un talent incontestable et une conviction profonde, à savoir que le choc du cœur, l'impulsion, a lieu dans la diastole ventriculaire, et reconnaît pour cause l'ébranlement communiqué à la pointe du cœur par l'ondée sanguine chassée par la contraction de l'oreillette. Mais, ainsi que l'a fait remarquer mon savant collègue M. Verneuil, dans ses intéressantes *Recherches sur la locomotion du cœur* (Thèses de Paris, 1852), ainsi que je l'ai constaté moi-même sur les animaux vivants, il existe certainement une impulsion systolique, qui tient à ce que la pointe du cœur se recourbe en avant pendant la systole, et, contrairement à l'opinion de M. Skoda, cette locomotion systolique s'explique très-bien, comme l'a prouvé M. Verneuil, par la disposition des fibres charnues : « La base des ventricules étant coupée très-obliquement, la face antérieure de ces ventricules est beaucoup plus longue que la postérieure ; la partie antérieure des anses musculaires se trouve plus longue aussi que leur partie postérieure. Le raccourcissement absolu de ces anses est donc

plus grand en avant qu'en arriére, et la pointe du cœur vers laquelle se trouve la partie culminante de l'anse, est portée en
avant. »

Cette impulsion systolique, résultant de la disposition des anses
musculaires du cœur, rend-elle compte de tous les phénoménes
de l'impulsion? Sur ce point, je n'hésite pas à répondre avec
M. Skoda par la négative. Par suite de la disposition des fibres
musculaires, dans la systole normale, le cœur remonte des haut
en bas, de gauche à droite, en glissant, en pressant plutôt qu'en
frappant contre les parois thoraciques. Dans l'impulsion proprement dite, il y a, au contraire, fort souvent un choc violent,
surtout lorsque les contractions du cœur sont énergiques, et le
cœur fait éprouver sous la main cette sensation de glissement,
de descente, d'abaissement, dont M. Skoda s'est préoccupé avec
raison dans l'explication de l'impulsion du cœur.

C'est que, M. Beau l'a dit avec raison, la pénétration du sang
de l'oreillette dans le ventricule s'opérant énergiquement et suivant le rhythme qui a été si bien déterminé par ce médecin, il
en résulte un choc de la colonne de sang, non pas, à proprement
parler, contre la pointe du cœur, car ce n'est pas là que mes
vivisections me l'ont montré, mais au niveau ou un peu au-
dessous de la partie moyenne des ventricules, et ce choc produit
un glissement, un abaissement très-sensible du cœur, dont la
pointe se porte légèrement en arriére. Mais à peine ce mouvement est-il produit, que la contraction qui s'est propagée péri-
staltiquement et très-rapidement de l'oreillette à la chambre
postérieure du ventricule d'abord, et à la chambre antérieure
ensuite, raméne la pointe en avant en raccourcissant le cœur de
bas en haut.

Ces deux phénoménes, impulsion diastolique, impulsion systolique, se succédent si rapidement dans l'état normal, qu'ils se
confondent en quelque sorte, et ne peuvent être distingués l'un de
l'autre ; je suis même très-disposé à penser que dans beaucoup de
cas ces impulsions ne se produisent pas toutes deux d'une maniére
appréciable, et, autant qu'on peut en juger par la sensation que
donne l'impulsion à la main, l'impulsion systolique serait souvent
la seule perceptible. C'est là ce que Kiwisch avait en vue, lorsqu'il a

dit que la main, appliquée sur la pointe du cœur, perçoit non pas un battement, mais le durcissement et le gonflement des parois de cet organe. Dans l'état morbide, au contraire, les deux impulsions s'ajoutent l'une à l'autre, peuvent être senties isolément, soit égales en force, soit l'emportant l'une sur l'autre, et de cette manière on s'explique aisément certains phénomènes très-difficiles à comprendre dans l'hypothèse exclusive de l'impulsion systolique.

Je me borne à ces indications que je développerai ailleurs, et je termine ces remarques relatives aux causes de l'impulsion en disant avec M. Verneuil : « Il y a véritablement pour le cœur deux locomotions, l'une diastolaire, due au passage du sang dans les cavités, l'autre systolaire, due uniquement à l'action des fibres charnues; on comprend alors que le cœur se dilate, comme le ferait une vessie, sans que la contractilité intervienne, et que ce même cœur, au contraire, se contracte, sans qu'il lui soit besoin de sang qui le remplisse. Cette distinction fondamentale entre les deux locomotions et leur cause a été plusieurs fois entrevue; mais on n'en a pas tiré tout le parti possible. » (*Thèse citée*, p. 12).

### § 2. *Force et étendue de l'impulsion du cœur.*

La considération des causes qui produisent l'impulsion du cœur nous permet, dans quelques cas, de déterminer à *priori* certains faits relatifs à sa force et à son étendue.

Les différentes causes auxquelles nous avons fait allusion dans l'exposition qui précède ne sont pas toujours réunies dans la production de l'impulsion du cœur; une seule de ces causes peut être en action, ou il peut y en avoir plusieurs. La force de l'impulsion est nécessairement en rapport avec la rapidité de l'accomplissement plus ou moins complet des contractions et avec le volume de l'organe lui-même.

Si nous admettons, pour un moment, que la pression du sang sur les parois des ventricules et que l'allongement des colonnes artérielles sont les seules causes de l'impulsion du cœur, il s'ensuit que cette impulsion sera plus forte en raison directe de la quantité de sang et de la rapidité avec laquelle il sera chassé du cœur dans les artères. Un ventricule affecté d'hypertrophie avec dilatation est, par cela même, le plus favorablement disposé à la production d'une forte impulsion. Dans l'hypertrophie simple sans dilatation, aussi bien que dans la dilatation des ventricules sans amincissement de leurs parois, l'impulsion est plus faible que dans l'hypertrophie avec dilatation, mais plus forte que dans les conditions normales du cœur. D'un autre côté, lorsque les cavités sont dilatées et les parois minces, l'impulsion est plus faible que dans le dernier cas, parce qu'un ventricule simplement dilaté ne peut chasser complétement le sang contenu dans son intérieur. Un ventricule affecté d'hypertrophie avec contraction ne donne qu'une impulsion faible, et même plus le ventricule est contracté, plus l'impulsion est faible.

Il ne faudrait pas croire que dans l'hypertrophie avec dilatation l'impulsion est toujours plus forte que dans l'hypertrophie sans dilatation; car les contractions rapides et complètes du cœur sont des conditions indispensables pour la production d'une impulsion forte, et ces conditions, l'expérience nous l'apprend, dépendent d'autres causes que de l'épaisseur seulement des parois du cœur.

Un cœur hypertrophié peut, lorsqu'il est excité, produire un soulèvement violent du thorax, tandis que d'autres fois, et s'il est tranquille, son impulsion ne peut être perçue que par des personnes exercées.

Si l'hypertrophie et la dilatation sont limitées au ventricule gauche et que le ventricule droit conserve son volume normal, ou soit plus petit qu'à l'état naturel, le ventricule gauche se trouvera dans l'impossibilité de chasser une quantité considérable de sang dans l'aorte, parce qu'il n'en recevra lui-même qu'une médiocre quantité du ventricule droit, lequel ne se contracte pas plus fréquemment que le gauche. Il suit de là que l'hypertrophie avec dilatation du ventricule gauche pourra n'être accompagnée d'aucune augmentation constante et distincte de l'impulsion du cœur, pourvu cependant que les valvules aortiques ne soient pas insuffisantes, auquel cas une portion du sang, chassée dans l'aorte pendant la systole, refluerait dans le ventricule pendant la diastole, et l'on percevrait, de temps à autre, quelques battements isolés plus violents que d'ordinaire. Même remarque pour l'hypertrophie avec dilatation du ventricule droit, coïncidant avec un volume normal ou une diminution de volume avec amincissement des parois du ventricule gauche, pourvu qu'il n'y ait pas insuffisance de la valvule tricuspide; plus il y aura de disproportion entre les deux cavités et plus l'impulsion perdra de sa force.

La force d'impulsion est encore affectée par le diamètre de l'orifice artériel et par la quantité de sang contenue dans le ventricule. Si l'orifice artériel est étroit et le ventricule large, l'impulsion du cœur est moindre qu'elle ne le serait si le ventricule et l'ouverture artérielle étaient élargis en même temps; lorsque l'orifice artériel est étroit, l'impulsion est prolongée, si la contraction du ventricule est complète. S'il y a une disproportion considérable entre les dimensions de l'orifice artériel et du ventricule, le cœur ne peut se contracter entièrement; son impulsion est courte, et peut être même à peine sensible, bien que l'organe soit hypertrophié et dilaté.

Mais on a vu que l'impulsion du cœur peut être causée par un simple changement dans la forme, indépendamment de l'expulsion du sang hors du ventricule; par conséquent, tout ce qu'on a dit de l'effet que la condition des orifices artériels et des ventricules a sur l'impulsion, ne doit être accepté qu'avec restriction. Un changement de forme ne produit aucune augmentation dans l'impulsion, à moins que le cœur ne soit fortement augmenté de volume, et que ses battements ne soient violents.

Le mouvement du cœur peut être considérable, et cependant ne produire aucun choc contre les parois du thorax; et plus l'aorte et l'artère pulmonaire se laissent distendre facilement, plus grand sera le mouvement produit par la systole ventriculaire. Ainsi que nous l'avons déjà dit, le cœur éprouve son plus grand déplacement lorsque l'aorte ascendante est allongée sans être élargie.

Règle générale, l'allongement de l'aorte ne s'observe que chez des personnes avancées en âge, à moins que l'aorte ne soit élargie; elle n'éprouve que peu ou point d'allongement lorsque le sang est chassé dans son intérieur pendant la systole ventriculaire. Dans ce cas, il peut n'y avoir qu'un mouvement très-léger du cœur de haut en bas, et ce mouvement peut même manquer à son tour. Une contraction rapide de l'organe n'est pas absolument indispensable à l'allongement de l'aorte; mais cet allongement est toujours d'autant plus grand, que la quantité de sang chassée du ventricule est plus considérable.

### § 3. *Direction dans laquelle le cœur se meut pendant la systole et détermination du point où l'on perçoit l'impulsion.*

Les deux ventricules doivent se contracter en même temps : nous voyons, en effet, qu'à de très-rares exceptions près, un battement artériel se produit à chaque impulsion du cœur ; s'il n'en était pas ainsi, il y aurait une double impulsion pour une seule pulsation artérielle. Ce n'est pas chose très-facile que de déterminer la direction que le cœur prend pendant la contraction des ventricules ; la contraction du ventricule droit entraîne le cœur dans une direction différente de celle que le ventricule gauche tendrait à lui imprimer ; leur contraction simultanée produit, par conséquent, une situation moyenne qui, comme on le comprend facilement, ne peut être déterminée d'une manière précise. Dans la situation normale du cœur, l'impulsion se fait sentir dans l'intervalle des cartilages des cinquième et sixième côtes du côté gauche ; s'il occupe une situation verticale derrière le sternum, il se porte de haut en bas à chaque systole, et vient battre, par conséquent, contre la partie inférieure du sternum ou au scrobicule du cœur ; dans ce dernier cas, on voit ces parties se soulever pendant la systole, et revenir à leur premier état pendant la diastole.

Lorsque la position du cœur est horizontale, de droite à gauche, l'impulsion est perçue dans les espaces intercostaux des dernières vraies côtes du côté gauche.

Le cœur n'affecte une position verticale que dans le cas d'épanchement pleurétique abondant ou de pneumothorax du côté gauche, ou dans le cas d'emphysème vésiculaire affectant la partie inférieure du poumon gauche, ou la totalité de ce poumon, ou les deux poumons en même temps.

Le cœur prend une position horizontale, ou bien lorsque le diaphragme est refoulé de bas en haut, du côté gauche, par des épanchements abdominaux, ou par une distension gazeuse de l'intestin, ou bien dans le cas d'hypertrophie du lobe gauche du foie, ou bien lorsque d'abondants épanchements pleurétiques, ou un pneumothorax du côté droit ont abaissé et repoussé à gauche le lobe droit du foie, et ont fait basculer par conséquent en haut le lobe gauche de cet organe. Cette position du cœur peut être produite également par l'augmentation du volume du cœur, le diaphragme conservant sa condition normale, par la dilatation ou par l'allongement de l'aorte ascendante, ou par des anévrysmes sacciformes volumineux de l'aorte ascendante qui se forment du côté droit. Plus la pointe du cœur est repoussée à gauche, et plus sont marquées les conditions anormales qui donnent lieu à ce refoulement.

Laënnec, et d'autres auteurs après lui, professent que lorsque le ventricule gauche est hypertrophié, l'impulsion du cœur se perçoit du côté gauche, tandis qu'elle se perçoit derrière le sternum lorsque l'hypertrophie porte sur le ventricule droit. Cette assertion n'est rien moins qu'exacte. Si le cœur occupe la position verticale, l'impulsion se fait sentir derrière le sternum, que l'hypertrophie porte sur le ventricule droit ou sur le ventricule gauche ; tandis que s'il est placé horizontalement, l'impulsion se fait sentir dans le côté gauche, alors même que l'hypertrophie porte sur le ventricule droit. Lorsque le cœur est considérablement augmenté de volume, son impulsion peut être sentie derrière le sternum, au creux de l'estomac et du côté gauche.

### § 4. *Différents degrés de force de l'impulsion du cœur.*

On peut noter dans la force de l'impulsion du cœur trois degrés différents, qui passent graduellement de l'un à l'autre :

1° *Une impulsion qui ne soulève pas les parois thoraciques et qui n'ébranle pas la tête de l'observateur, ou qui même peut être imperceptible.* Avec ce degré de force d'impulsion, le cœur peut être parfaitement sain, ou bien plus ou moins hypertrophié et dilaté, ou bien dilaté seulement. L'hypertrophie et la dilatation peuvent être bornées à un seul ventricule, l'autre offrant des conditions entièrement opposées ; enfin, il peut se faire qu'il y ait un épanchement dans le péricarde, comme il peut aussi ne pas y en avoir. De tout ce qui précède, il résulte qu'une impulsion faible ou imperceptible est en elle-même un signe très-peu significatif.

2° *Une impulsion qui ne soulève pas les parois thoraciques, mais qui communique un fort ébranlement à la tête de l'observateur.* Cette impulsion indique l'hypertrophie d'un côté ou des deux côtés du cœur, les cavités conservant leur capacité normale ou étant légèrement dilatées ; ou bien elle peut être le résultat de l'accroissement d'action d'un cœur sain. Pour pouvoir déterminer de laquelle de ces causes elle dépend, il faut d'abord s'assurer du volume du cœur. Si le cœur a son volume normal, c'est que les parois ne sont pas hypertrophiées et que l'impulsion forte doit être rapportée à une augmentation d'action du cœur ; mais si le cœur est augmenté de volume et communique un ébranlement à la tête de l'observateur, il n'y a pas de doute, ses parois sont hypertrophiées.

13.

3° *Une impulsion qui soulève les parois thoraciques pendant la systole du cœur, ces parois s'affaissant pendant la diastole.* La tête de la personne qui ausculte suit tout naturellement ces mouvements. Le soulèvement des parois thoraciques se produit brusquement, et, par suite, l'observateur éprouve en même temps un ébranlement de la tête, ou bien le soulèvement est lent et sans ébranlement de la tête ; mais alors l'affaissement se produit d'une manière plus distincte, et il est très-prompt. L'ébranlement qui est communiqué à la tête, pendant qu'elle s'affaisse simultanément avec la poitrine, empêche qu'une personne, même peu versée en auscultation, puisse confondre l'affaissement de la paroi thoracique avec l'impulsion et prendre ainsi la diastole pour la systole.

Une impulsion assez forte pour soulever les parois thoraciques et la tête de la personne qui ausculte réclame pour sa production une hypertrophie avec dilatation des deux ventricules. L'hypertrophie avec dilatation du ventricule gauche ne produit une impulsion de ce genre que s'il y a en même temps insuffisance assez marquée des valvules aortiques. Même remarque pour l'impulsion qui soulève les parois thoraciques, sans communiquer un ébranlement à la tête de l'observateur. Une contraction lente du cœur est la conséquence, ou bien d'un rétrécissement des orifices, ou bien d'une prépondérance de l'aire des cavités, par rapport à l'épaisseur des parois, ou bien d'une diminution de l'action du cœur, par manque de sang, etc.

Le second degré d'impulsion, ainsi que le troisième, n'excluent pas l'idée d'un épanchement péricardiaque, ni d'adhérences entre le feuillet libre et le feuillet adhérent du péricarde. C'est seulement lorsque l'épanchement est considérable, par rapport à l'hypertrophie du cœur, que la production d'une impulsion forte cesse d'être possible : lorsque le cœur est adhérent au feuillet libre du péricarde, et que les couches de produits plastiques qui établissent l'adhérence sont épaisses, les parois thoraciques peuvent être soulevées par une impulsion semblable à celle que détermine un cœur hypertrophié et dilaté ; l'hypertrophie simple du cœur ne donne jamais lieu à un ébranlement.

L'impulsion varie encore sous le rapport de l'étendue des surfaces et des parties contre lesquelles elle se fait sentir. Ces derniers points sont bien plus faciles à déterminer par la palpation que par l'auscultation. L'impulsion d'un cœur normal ne peut se faire sentir dans plus d'un espace intercostal ou de deux de ces espaces. Si on la perçoit dans plusieurs espaces et à plus d'un pouce et demi au delà de l'un d'eux, au même instant, c'est que le cœur est augmenté de volume. J'ai déjà indiqué plus haut la cause et la signification de l'impulsion du cœur, que l'on sent dans divers points du thorax et au creux de l'estomac.

## II. BATTEMENTS DES ARTÈRES.

Nous ne parlerons ici que des battements de l'aorte et de l'artère pulmonaire. Si l'aorte ascendante ou la crosse de cette artère est assez dilatée pour venir se mettre en contact avec les parois thoraciques, ou s'il existe une tumeur dans le médiastin antérieur, on observera, à chaque systole du cœur, une impulsion au niveau de ces points du thorax, qui correspondent au trajet de l'aorte, impulsion aussi forte ou même plus forte que celle du cœur lui-même.

Mais pour affirmer que cette impulsion est due aux battements de l'aorte, il faut qu'elle soit accompagnée d'un véritable soulèvement des parois thoraciques; car l'ébranlement produit par l'impulsion du cœur se propage souvent à une assez grande distance, particulièrement sur toute la longueur du sternum. Est-on dans le doute relativement à la cause des battements que l'on perçoit à la partie supérieure du sternum, autrement dit, veut-on savoir si ces battements sont produits par les pulsations de l'aorte ou par l'impulsion du cœur, il faut pratiquer un examen détaillé des parties, en procédant de haut en bas et en descendant jusqu'à la pointe du cœur, et comparer la force de l'ébranlement que l'on perçoit dans différents points. Si l'ébranlement est plus fort vers la partie supérieure du sternum que dans un point quelconque plus rapproché de la pointe du cœur, c'est qu'évidemment les battements sont causés par les pulsations de l'aorte. Il est cependant convenable, dans tous les cas, d'aider le diagnostic par la percussion.

Les battements de l'artère pulmonaire peuvent être perçus à l'auscultation sur le thorax, lorsqu'une portion solidifiée du poumon ou tout autre corps solide se trouve interposé entre les parois thoraciques et l'origine de cette artère ou l'une de ses grosses branches. L'hépatisation ou l'infiltration tuberculeuse du lobe supérieur du poumon sont les causes les plus fréquentes de ce phénomène que Laënnec attribuait à la transmission de l'impulsion du cœur.

Je n'ai jamais senti les battements de l'aorte thoracique descendante. Les battements de l'aorte abdominale se sentent, au contraire, facilement chez les personnes maigres, lorsque l'abdomen est rétracté ; dans ce dernier cas, il n'est pas difficile de reconnaître une dilatation de ce vaisseau.

III. TONS (BRUITS NORMAUX) ET MURMURES (BRUITS ANORMAUX) ENTENDUS A LA RÉGION CARDIAQUE ET DANS DIFFÉRENTES ARTÈRES, PAR SUITE DES MOUVEMENTS DU CŒUR.

On donne généralement au tic-tac du cœur le nom de bruits normaux ; tandis que sous le nom de bruits anormaux on comprend les bruits de souffle, de scie, de râpe, de lime, etc. La première dénomination est mauvaise; en effet, le tic-tac peut être plus fort ou plus faible qu'à l'état naturel, ou altéré dans son timbre. Nous sommes donc obligé de parler de bruits du cœur *normaux*, trop forts, trop faibles, trop éclatants, ce qui revient à dire *anormaux*. C'est pourquoi je donne le nom de *tons* (*Tone*) au tic-tac du cœur, et j'en admets de normaux et d'anormaux; tandis [que je réserve le nom de murmures (*Geraüsche*) à tous les bruits anormaux du cœur indiqués plus haut, bruits de souffle, de scie, de râpe, etc. M. Geudrin a donné le nom de *bruit de choc* et de *bruit de percussion* au tic-tac du cœur, pour le distinguer des bruits de souffle, de scie, etc. Je crois que les termes dont je me suis servi sont préférables.

### A. Tons du cœur.

### § 1. *Causes des tons.*

Les observateurs sont loin d'être d'accord relativement à l'interprétation et au mode de production des deux tons que l'on entend à la région du cœur, et qui sont isochrones avec la systole et avec la diastole. Laënnec attribuait le premier ton prolongé à la contraction des ventricules, et le second à la contraction des oreillettes, mais sans entrer dans aucune explication particulière relativement à leur mode de production. Plus tard, des doutes survinrent relativement à cette opinion, principalement parce que les expériences de Haller avaient montré que la systole des ventricules est précédée, comme par une sorte de signal (*wie ein Worshlag*), par une courte et rapide contraction des oreillettes.

M. Magendie attribue le premier ton du cœur au choc de la pointe, et le second ton au choc de la face antérieure du ventricule droit contre les parois du thorax.

Il est certain qu'à chaque systole, quelque partie du cœur, mais non toujours la pointe, vient battre contre les parois thoraciques. Le choc du cœur donne souvent lieu à un cliquetis métallique, que l'on peut imiter en percutant avec le doigt sur le dos de la main appliquée à plat sur l'oreille. Mais le battement du cœur contre les parois thoraciques n'est pas la seule cause du premier ton, car ce ton peut être très-distinct, alors que l'impulsion est à peine perceptible, et, d'un autre côté, on peut l'entendre à peine, lorsque l'impulsion est très-énergique. Bien plus, on s'est assuré par des vivisections que les tons du cœur continuent, bien que l'organe ne puisse plus frapper contre le sternum ou contre tout autre corps. Le ventricule droit ne frappe pas d'ailleurs contre le thorax pendant la diastole, au moins dans l'état normal.

M. Rouanet attribue le premier ton à la tension des valvules auriculo-ventriculaires pendant la systole ventriculaire, et le second ton à la distension des valvules semilunaires, produite par le choc en retour de la colonne sanguine pendant la réaction de l'aorte et de l'artère pulmonaire sur la colonne sanguine qui les distend.

M. Rouanet regarde, comme venant à l'appui de son opinion, ce fait que les membranes et les cordes rendent toujours un son en passant de l'état de flaccidité à une distension subite. Appliquant ce fait aux valvules du cœur, qui passent en un instant de la flaccidité la plus complète à une distension subite et violente pendant la systole et la diastole du cœur, il a cherché à démontrer expérimentalement l'exactitude de cette théorie. Dans ce but, il a lié la portion de l'aorte qui se trouve au-dessous des valvules semilunaires autour d'un tube de verre de près d'un pouce de diamètre et de deux ou trois pouces de longueur, aboutissant inférieurement à une vessie également fixée autour de lui et pleine d'eau. La portion du tronc artériel supérieur aux valvules a été fixée à l'extrémité inférieure d'un second tube de même diamètre et de plus de quatre pieds de hauteur. Alors il **a** imprimé des compressions subites à la vessie, en forçant l'eau à passer à chaque coup dans le tube supérieur, et en relâchant subitement la pression, il a noté un choc ou un bruit très-marqué, fort analogue au second ton du cœur.

M. Bouillaud s'est rallié à la théorie de M. Rouanet, et il a donné le nom de bruits valvulaires aux tons ordinaires du cœur. Aux arguments développés par M. Rouanet, M. Bouillaud a ajouté le suivant et fort important, à savoir que les tons du cœur n'éprouvent pas de profondes et radicales altérations, tant que les valvules peuvent pleinement et librement jouer, quelles que soient les maladies du cœur ; tandis que lorsque les altérations du cœur sont telles que les valvules ne puissent plus jouer normalement, que, par exemple, ces altérations atteignent, comme il est si fréquent, ces soupapes organisées elles-mêmes, aussitôt on observe dans les bruits du cœur de constantes et profondes modifications, et ils disparaissent même quelquefois entièrement, pour être remplacés par d'autres d'un caractère entièrement différent. Cependant M. Bouillaud ne pense pas que le premier ton soit dû uniquement au redressement brusque, instantané des valvules auriculo-ventriculaires, mais aussi, et en partie, à l'abaissement soudain des valvules sigmoïdes de l'aorte et de l'artère pulmonaire contre les parois de ces artères ; et, de même, le second bruit n'est pas seulement pour lui le résultat du redressement des valvules sigmoïdes, mais aussi et en partie le résultat de l'abaissement soudain des valvules auriculo-ventriculaires contre les parois du cœur, au moment où le sang pénètre des oreillettes dans les ventricules.

Williams avait d'abord conclu des résultats qu'il avait obtenus des vivisections, que le premier ton est un bruit musculaire ; mais il l'a attribué plus tard à des vibrations excitées dans les parois des ventricules et dans les valvules auriculo-ventriculaires, pendant les contractions du cœur ; quant au second ton, il l'explique par le choc du sang contre les valvules semilunaires.

De son côté, le Comité de Dublin a été conduit par ses vivisections aux conclusions suivantes :

« 1º Les tons du cœur ne sont pas causés par le contact des ventricules et du sternum, mais bien par des mouvements qui se passent dans le cœur et dans les gros vaisseaux.

« 2º La netteté des tons augmente par le contact des ventricules avec le sternum et la partie antérieure des parois thoraciques.

« 3º Le premier ton est associé à la systole des ventricules, et offre la même durée qu'elle.

« 4° La cause du premier ton entre en action et cesse avec la systole des ventricules ; et elle est constamment en action pendant la durée de la systole.

5° Le premier ton ne dépend pas de la fermeture des valvules mitrale et tricuspide, ces valvules étant fermées au commencement de la systole, et cet acte d'occlusion ayant une durée bien plus courte que la systole.

6° Le premier ton n'est pas produit par le frottement des surfaces internes des ventricules ; car il ne peut y avoir de frottement que lorsque les ventricules sont vides, et le premier ton commence avec la systole.

7° Le premier ton est produit, ou bien par le brusque passage du sang sur les surfaces internes irrégulières des ventricules dans son cours vers les orifices artériels, ou bien par le bruit musculaire des ventricules ; probablement même, il est le résultat de la combinaison de ces deux causes.

8° Le second ton commence immédiatement au moment où cesse la systole, et l'intégrité des valvules semi-lunaires est nécessaire à sa continuation ; il paraît dû à la résistance subite que la tension des valvules oppose au mouvement rétrograde imprimé aux colonnes sanguines, après chaque contraction des ventricules, par la réaction élastique des troncs artériels.

Le Comité de Dublin termine son compte-rendu en faisant remarquer que, malgré les nombreuses recherches qui ont été faites, le sujet n'est pas encore épuisé et que plusieurs points douteux réclament encore une explication.

D'après M. Gendrin, la contraction des ventricules détermine dans le sang qu'ils renferment des ondulations, lesquelles convergent vers la pointe du cœur et sont communiquées aux parois ; c'est là la cause du premier ton. Ce ton est à son maximum dans le point où la pointe du cœur vient frapper les parois thoraciques, et cela tient, en partie à ce que les ondulations vibratoires convergent vers ce point, en partie à ce que le ton se transmet très-facilement de la pointe aux parois du thorax, par suite du contact de celle-ci avec ces parois.

A chaque diastole, le sang se précipite dans les ventricules, d'abord dans la direction de la pointe du cœur, puis se porte en haut, et il va frapper les parois du cœur vers la base. Ce choc donne naissance au second ton, qui s'entend à son maximum à la base du cœur, parce que c'est en ce point que toute l'impulsion va s'épuiser. Les valvules semilunaires n'ont rien à voir dans sa production ; car elles sont déjà fermées avant que le ventricule se remplisse, et, par conséquent, avant le commencement du second ton. Les valvules auriculo-ventriculaires ne contribuent en rien non plus à la formation du premier ton ; car leurs vibrations doivent se confondre avec celles des molécules sanguines. De plus, le premier ton se fait entendre à son maximum vers la pointe du cœur, et non dans le voisinage des valvules auriculo-ventriculaires ; s'il était dû à la tension des valvules auriculo-ventriculaires, il ne devrait pas exister lorsque ces valvules sont épaissies ou en partie détruites, tandis que, dans ce cas, il est le plus souvent renforcé. De même la destruction des valvules semilunaires devrait faire cesser le second ton, si ce ton était dû à ces valvules, tandis qu'on peut s'assurer qu'il persiste toujours, bien que masqué par des murmures qui empêchent souvent de le reconnaître avec l'oreille médiatement ou immédiatement appliquée sur la poitrine ; mais on peut s'assurer de sa présence, en éloignant légèrement l'oreille de la poitrine.

M. Cruveilhier place le siége des deux tons à l'origine de l'aorte et de l'artère pulmonaire. Selon lui, le premier ton dépend du redressement des valvules sigmoïdes préalablement abaissées, et le second, de l'abaissement de ces valvules refoulées par l'ondée de sang rétrograde.

M. Cruveilhier a basé ces conclusions sur des observations faites par lui sur un enfant dont le cœur était situé hors de la poitrine. Le cœur de cet enfant, qui était d'ailleurs plein de vie et fortement constitué, était placé, comme il vient d'être dit, hors de la poitrine, dont il s'était échappé en entier à travers une perforation circulaire qui occupait la partie supérieure du sternum : il était nu, sans péricarde ; sa couleur était pâle, sa surface sèche ; sa position changeait avec les situations que l'on imprimait à l'enfant ; si celui-ci était placé verticalement, le cœur pendait beaucoup et les gros vaisseaux devenaient visibles. L'axe du cœur était vertical ; son action n'était troublée ni par le toucher, ni par de douces pressions ; on pouvait le manier avec la main, sans occasionner de douleur. L'oreille appliquée contre le cœur entendait les deux tons, dont le premier était plus faible que lorsqu'il est perçu à travers les parois thoraciques. Ces tons étaient à leur maximum à la base du cœur, et très-faibles à la pointe. Dans le but de s'assurer de la cause du premier ton, M. Cruveilhier examina tous les points de la surface des ventricules, mais il n'y reconnut ni vibration ni bruit qui pût être regardé comme autre chose qu'une conséquence de la propagation des sons. D'où il conclut que les valvules auriculo-ventriculaires ne donnent pas de ton, et que le premier ton est causé par le redressement des valvules semilunaires, puisqu'il s'entend à son maximum dans le même point que le second ton. M. Cruveilhier considère ces conclusions comme fortifiées par l'observation clinique, les tons du cœur étant altérés, suivant lui, dans toutes les conditions morbides des valvules semilunaires, alors que les valvules auriculaires sont saines. L'impulsion du cœur contre les parois thoraciques est une cause de renforcement du premier ton, et c'est là ce qui fait que dans l'état normal le maximum du premier ton est à la pointe du cœur [1].

[1] Dans cette longue exposition des théories des bruits du cœur, on est surpris de voir M. Skoda ne pas accorder même une simple mention à l'ingénieuse théorie de M. Beau, théorie qui, si elle n'est peut-être pas vraie dans toutes ses parties, a au moins cet immense avantage qu'elle concorde avec ce qu'il y a de mieux établi relativement au rhythme du mouvement du cœur. D'après M. Beau, le sang, pressé par l'élasticité des veines et par la compression des viscères thoraciques, arrive brusquement dans les oreillettes dès que le relâchement a succédé à la contraction ; il va choquer leur paroi antérieure avec bruit (*bruit clair*) et lui imprime un mouvement, qui porte en avant la partie supérieure des ventricules (*mouvement supérieur du cœur*). Le sang continue à couler sans bruit dans les oreillettes jusqu'à leur réplétion complète (*pause du cœur*). Alors les oreillettes se resserrent, à commencer des embouchures veineuses, par une contraction énergique et très-rapide, et non par un mouvement péristaltique. L'ondée, chassée vivement de haut en bas, abaisse les valvules auriculo-ventriculaires, dilate les parois des ventricules qui viennent de se relâcher, les choque avec force (*bruit sourd*), et lance la pointe du cœur en avant (*choc du cœur*). Immédiatement après ce choc, presque au même moment, les ventricules opèrent leur systole et le sang pénètre dans les artères. Aussitôt après la contraction des ventricules, dont l'état tonique se prolonge pendant la dilatation des oreillettes et la pause du cœur, les valvules sigmoïdes s'abaissent et, dans le même temps, une nouvelle ondée pénètre des veines dans les oreillettes, qui continuent à se remplir pendant la pause; puis se répètent les phénomènes de la série. Dans ce système, les mouve-

## OPINION DE L'AUTEUR RELATIVEMENT AUX CAUSES
### DES TONS DU COEUR.

Les ventricules, l'aorte et l'artère pulmonaire contribuent chacune pour leur part à la production du premier et du second ton du cœur.

La question de l'origine des tons du cœur ne peut, à mon avis, être résolue par les vivisections seules ; il faut aussi se livrer à des observations chez des individus sains et malades, et instituer une comparaison attentive des faits observés pendant la vie avec les résultats constatés après la mort.

Une personne exercée à l'auscultation et qui aura suffisamment l'occasion de se livrer à l'observation, reconnaîtra l'exactitude des assertions suivantes. Les tons qui dépendent des mouvements du cœur diffèrent, par leur degré de force et de clarté, chez des individus sains ; chez

ments du cœur forment une mesure régulière à trois temps égaux, comme suit :

|  |  |
|---|---|
| 1er temps. | Systole auriculaire et diastole ventriculaire ; choc ; 1er bruit ;<br>Systole ventriculaire succcédant rapidement ; pouls artériel. |
| 2e temps. | Diastole auriculaire ; 2e bruit, mouvement supérieur. |
| 3e temps. | Silence. Pause du cœur. Réplétion des oreillettes. |

D'après M. Beau, le 1er bruit est donc produit dans le moment où l'ondée sanguine, chassée par la contraction de l'oreillette, vient déboucher brusquement et frapper les parois ventriculaires ; et le 2e est produit par l'irruption soudaine du sang dans l'oreillette ; l'un et l'autre bruit auraient pour cause la tension des parois choquées, de même que les bruits entendus dans les artères et dans les anévrysmes sont produits par la tension des parois artérielles et du sac anévrysmal.

(Note du traducteur.)

une personne, ces tons seront indistincts ou à peine sai-
sissables ; chez une autre, ces tons seront remarquablement clairs et offriront même une espèce de tintement;
tantôt on entendra à peine les tons à la région du cœur,
tantôt ils seront distincts dans toute la partie antérieure
du thorax, et on les entendra même dans le dos. Dans
certains cas on les entendra, remarquablement clairs,
dans les points des parois thoraciques contre lesquels vient
battre le cœur, tandis que dans d'autres on ne les entendra pas d'une manière distincte dans ces points, et
qu'on les entendra très-nets au niveau de l'aorte et de
l'artère pulmonaire.

En comparant les tons que l'on entend dans les parties
de la poitrine contre lesquelles le cœur bat, avec ces mêmes tons entendus au-dessus de la base du cœur, sur le
trajet de l'aorte et de l'artère pulmonaire, on remarquera
souvent que le premier ton, le ton isochrone avec l'impulsion du cœur, est plus prolongé que le second ton au niveau du cœur; tandis que, au-dessus de la base du cœur,
l'accent tombe sur le second ton.

Les tons qu'on entend vers la pointe du cœur, et par
conséquent au niveau du ventricule gauche, diffèrent aussi
fréquemment par leur force et par leur clarté des tons
qu'on entend au même niveau, à droite et sous le sternum, c'est-à-dire au niveau du ventricule droit. J'ai même
observé parfois une différence dans leur élévation diatonique.

Les tons qu'on entend au-dessus de la base du cœur,
vers le milieu du sternum et le bord droit de cet os, c'est-
à-dire sur le trajet de l'aorte, diffèrent parfois aussi par
leur force et par leur clarté, et, dans quelques cas particuliers, par leur élévation diatonique, des tons que l'on

entend au même niveau, mais à un pouce en dehors et à gauche du sternum [1].

Ces différences dans les tons sont beaucoup plus nettement marquées chez les personnes affectées de maladies du cœur, que chez les individus bien portants. Les commençants feront bien, par conséquent, de se livrer d'abord à leurs recherches chez des personnes malades, sauf à les continuer chez les personnes en santé.

Toute personne qui aura souvent l'occasion d'observer des maladies du cœur rencontrera des cas dans lesquels on n'entend ni le premier ni le second ton du cœur dans le point des parois thoraciques contre lequel vient battre la pointe du cœur, c'est-à-dire au niveau du ventricule gauche, et dans lesquels, à leur place, on entend un murmure simple ou double (bruit de souffle, de scie, de râpe, etc.); tandis qu'à droite de ce point, c'est-à-dire

[1] Les différences que présentent les bruits du cœur, suivant le point de la poitrine où on les ausculte, ont été étudiées et précisées avec beaucoup de soin par M. Walshe (*Ouvr. cité*, p. 191). Ce médecin les a même figurés dans le tableau suivant, en indiquant par l'accent aigu le son sur lequel tombe l'accent (l'accent est redoublé, si l'accentuation est très-forte), et par des longues et des brèves les sons qui présentent l'un ou l'autre de ces caractères.

| | | |
|---|---|---|
| À la pointe du cœur et à gauche | ṓbb | dŏp. |
| — et à droite | óp | tŏp. |
| À la base et à gauche (2ᵉ espace intercost. gauche, près du sternum) | op | tóp. |
| À la base, et à droite (2ᵉ espace intercost. droit, près du sternum) | ob | tőpp. |

On voit qu'à la base chacun des bruits tend à s'égaliser, et que l'accent passe du premier au deuxième bruit, à mesure que l'on se porte de la pointe à la base. Ces données sont vraies d'une manière générale, mais il y a beaucoup de variétés suivant les individus. L'accentuation du premier bruit à la pointe, et du deuxième bruit à la base du cœur, est cependant un fait à peu près constant.

(*Note du traducteur.*)

au niveau du ventricule droit et au-dessus de la base du cœur, sur le trajet de l'artère pulmonaire et de l'aorte, on entendra distinctement les deux tons ; bien plus, les tons entendus dans ces trois points diffèrent généralement les uns des autres par leur force, leur clarté, etc. Dans d'autres cas, au contraire, en même temps qu'on entendra les deux tons, différant le plus souvent l'un de l'autre, au niveau du ventricule gauche, sur le trajet de l'aorte et de l'artère pulmonaire, on pourra entendre, au niveau du ventricule droit, non pas un ton, mais un murmure isochrone avec la systole ventriculaire.

Bien autrement fréquents sont les cas dans lesquels on entend sur le trajet de l'aorte un murmure simple ou double, mais pas de ton, tandis qu'au niveau des ventricules droit et gauche, et même de l'artère pulmonaire, on entend distinctement les deux tons. Un murmure simple ou double peut être entendu aussi au niveau du ventricule gauche et de l'aorte, les tons existant encore sur le ventricule droit et dans l'artère pulmonaire ; ou bien on peut entendre des murmures au niveau des ventricules gauche et droit, ou du ventricule droit et de l'aorte, ou bien au niveau des deux ventricules et de l'aorte, tandis que dans les points dans lesquels on n'entend pas de murmures, les tons sont distincts, indistincts ou tout à fait imperceptibles.

Si ces remarques sont exactes, et je les considère comme telles, d'autant plus qu'elles sont le résultat d'un nombre considérable d'observations faites par d'autres et par moi, il me paraît assez clairement démontré que les ventricules, l'artère pulmonaire et l'aorte contribuent séparément à produire les tons du cœur.

LES VARIATIONS DANS LES TONS SONT EN GÉNÉRAL ASSOCIÉES A DES CHANGEMENTS DANS LES CONDITIONS DES VALVULES DU CŒUR; IL EST DONC NÉCESSAIRE DE PRENDRE EN CONSIDÉRATION, POUR L'INTERPRÉTATION DE CES TONS, L'ÉTAT DES VALVULES PENDANT LES MOUVEMENTS DU CŒUR.

Les observations que nous avons faites sur le vivant et la comparaison que nous en avons faite avec les résultats nécroscopiques nous portent à conclure que les variations dans les tons et murmures du cœur sont généralement associées à des changements dans les conditions des valvules ; car lorsque nous constatons pendant la vie le remplacement des tons par des murmures, règle générale, on trouve après la mort un état anormal des valvules épaissies, contractées, couvertes de végétations , ou bien un rétrécissement de l'orifice qu'elles sont chargées de fermer, etc. Il faut reconnaître cependant que parfois pendant la vie nous ne constatons aucun changement dans les tons ou seulement des changements qui paraissent compatibles avec les conditions normales des valvules, et qu'à l'autopsie on trouve un état anormal des valvules, Il suit de là que toutes les conditions anormales des valvules ne donnent pas lieu à des modifications bien marquées dans les tons, mais que certains états anormaux particuliers sont nécessaires pour leur production, ou autrement que pour les déterminer il faut des circonstances autres que les états anormaux des valvules.

En cherchant à prendre une idée juste de la manière dont se comportent les valvules pendant les mouvements du cœur, soit dans l'état normal, soit dans l'état pathologique, on pourra peut-être mieux comprendre les conditions dans lesquelles se produisent les tons valvulaires, ainsi que leur modification et leur conversion en murmures. Cette revue des conditions possibles sous l'influence desquelles ces changements peuvent se produire pourra nous guider dans nos recherches; et, de cette manière, grâce à l'observation et aux expériences directes, nous arriverons à séparer ce qui est démontré de ce qui ne l'est pas.

### ÉTAT DES VALVULES MITRALE ET TRICUSPIDE PENDANT LES MOUVEMENTS DU CŒUR.

Laënnec assurait que les muscles papillaires (piliers) étaient dans une connexion telle que leur contraction devait nécessairement amener l'ouverture des valvules. Il supposait, par conséquent, que les muscles papillaires ne se contractent pas d'une manière isochrone avec la substance du cœur, mais bien pendant la diastole, c'est-à-dire lorsque le sang pénètre dans les ventricules. M. Bouillaud affirme, au contraire, que les valvules se ferment par la contraction des muscles papillaires.

Or, on pourra s'assurer que les valvules ne se ferment pas, quelque tension que l'on donne aux muscles papillaires et à leurs fibres tendineuses, dans la direction qu'ils affectent dans le cœur, et que l'on ne parvient jamais à fermer l'ouverture valvulaire, pas plus par une traction forte que par la traction la plus légère. C'est pourquoi l'occlusion des valvules n'est pas produite par le raccourcissement des muscles papillaires pendant leur contraction[1]. Nous ne remarquons pas non plus que le

[1] Ce n'est pas sans étonnement que l'on voit M. Skoda soutenir avec l'illustre Weber une pareille énormité physiologique, et poursuivre à

sang rencontre quelque obstacle à son passage des oreillettes dans les ventricules pendant le relâchement de ces
muscles. Leurs fonctions ne paraissent donc pas être
celles que Laënnec et M. Bouillaud leur ont attribuées.
Mais puisque la contraction de ces muscles ne ferme pas
les valvules, leur occlusion doit être nécessairement effec-
tuée par la pression du sang contre elles. Les tendons
qui se rendent de ces muscles à la valvule ont évidemment pour fonction de s'opposer au renversement de
celle-ci; car si les bords libres des valvules mitrale et tricuspide n'étaient pas solidement retenus par les tendons
qui s'insèrent sur ces bords, les valvules seraient entraînées par le courant sanguin pendant la systole ventriculaire, en partie dans les oreillettes, en partie contre les

grand'peine une explication impossible de la fermeture des orifices
auriculo-ventriculaires. Se peut-il que M. Skoda n'ait jamais trouvé
sur le cadavre un cœur surpris par la mort dans l'état de contraction ! Il aurait pu y voir la communication entre les oreillettes et
les ventricules interceptée par le raccourcissement et le rapprochement des muscles papillaires, au point de ne pas permettre l'entrée
d'une goutte de liquide dans les ventricules, et les anneaux auriculo-
ventriculaires eux-mêmes rétrécis notablement par le froncement,
le plissement radié de leur pourtour. C'est là une démonstration tellement irréfragable de l'action des muscles papillaires, qu'elle pourrait se passer à la rigueur de la démonstration anatomique ; mais on
peut lire dans l'intéressant ouvrage de M. Parchappe (*Du cœur, de sa
structure et de ses mouvements*, p. 21 et suiv.), les dispositions anatomiques à l'aide desquelles la nature a assuré l'occlusion des orifices
auriculo-ventriculaires; dispositions anatomiques qui ont pour but de
supprimer le canal de l'anneau , et de rapprocher et froncer le bord
inférieur de cet anneau. M. Parchappe a démontré également que
l'on peut produire artificiellement sur le cadavre, à la manière de
ce qui a lieu sur le vivant, le rapprochement des colonnes charnues
et les effets qui appartiennent pendant la vie à l'état de contraction
des fibres musculaires.

(*Note du traducteur.*)

orifices artériels, et leur occlusion serait tout à fait impossible.

Les tendons sont insérés sur les valvules suivant une
disposition qui est de la plus haute importance pour en
assurer les fonctions; sans cette disposition, les valvules
mitrale et tricuspide ne pourraient empêcher le reflux du
sang des ventricules dans les oreillettes pendant la systole
du cœur.

Plusieurs forts cordons tendineux se portent de chaque
muscle papillaire vers le milieu de cette surface de la valvule qui est tournée vers le ventricule, et s'y insèrent;
quelques-uns de ces cordons tendineux se portent vers la
base de la valvule et s'insèrent près du point d'union
de la valvule avec les parois du cœur. Or, de ces cordons
tendineux, vers leur partie moyenne environ, et en partie
aussi des muscles papillaires eux-mêmes, se détachent de
plus petits cordons, qui s'insèrent un peu plus près du
bord libre de la valvule. Des cordons encore plus fins
naissent de ces derniers et vont s'insérer encore plus près
du bord libre de la valvule, et, sur ce bord libre lui-même,
aucun cordon tendineux ne s'insère sur cette surface de la
valvule qui est tournée du côté de l'oreillette.

Si l'on tire sur les muscles papillaires, dans la même
direction que ces muscles affectent dans le cœur, on verra
que ce sont seulement les cordons tendineux les plus
forts, ceux qui naissent des muscles eux-mêmes, qui sont
tendus; les plus fins, ceux qui ont leur origine sur les
cordons tendineux les plus forts et qui vont s'insérer près
du bord libre ou sur le bord libre même de la valvule,
restent relâchés, quelque forte que soit la tension. Par
conséquent, le bord libre de la valvule n'est jamais tendu
par la contraction des muscles papillaires, mais seule-

ment cette portion de la valvule comprise entre le bord adhérent de celle-ci et le point où viennent s'insérer les cordons tendineux qui naissent des muscles papillaires ; le reste de la valvule, la partie comprise entre le bord libre et la partie moyenne, reste relâché.

Lorsqu'un point quelconque de cette surface relâchée de la valvule est pressé dans la direction de l'oreillette, de manière à ce que les cordons tendineux qui s'y insèrent soient tendus, on remarquera qu'il se forme dans ce point une foule de petites poches, et si la même expérience est essayée sur la totalité de la valvule, la surface ventriculaire de celle-ci perdra son aspect lisse et formera une série de replis, commençant au bord libre de la valvule et s'étendant jusqu'à ce milieu de la valvule, et même au delà ; ces replis sont évidemment formés par l'insertion particulière des cordons tendineux. De même, si l'on souffle contre la portion relâchée de la valvule, dans la direction de l'oreillette, on verra la valvule se gonfler comme une voile et former des plis au pourtour du bord libre ; les choses se passent de même lorsqu'on pousse de l'eau contre la valvule [1].

Or, puisque le sang, pendant la systole ventriculaire, a tendance à refluer en arrière vers l'oreillette, il doit nécessairement se rassembler dans ces poches ou dans

---

[1] Kürschner a prétendu que, dans mes expériences, le bord de la valvule n'était pas complétement replié, et que j'admettais à tort l'existence de ces plis. Dans leur état normal, les cordons tendineux, particulièrement ceux des valvules mitrales, ne se terminent pas comme tendons, mais s'étalent en dehors, sous forme d'une espèce de membrane, et s'insèrent sur les valvules, de manière à former des replis membraneux en croissant. Or, si le sang ou de l'eau sont poussés contre les replis membraneux formés par l'insertion des cordons tendineux de la valvule, on observera une saillie en forme de

14.

les gonflements, semblables à ceux des valvules semilunaires, qu'offrent les valvules mitrale et tricuspide, et
forcer, par conséquent, les portions relâchées des valvules, celles qui ne sont pas affectées par la contraction
des muscles papillaires, à se projeter vers l'oreillette, au
moins autant que le permettent les tendons qui s'insèrent sur ces valvules. Par suite de la formation de ces
soulèvements dans les valvules, c'est le sang qui se ferme
à lui-même le chemin de l'oreillette ; autrement dit, lorsque les valvules sont placées dans cette situation, il ne
reste aucune ouverture après la formation de ces poches.
Il est donc évident que le mode d'insertion et la longueur des cordons tendineux de la valvule mitrale et de
la valvule tricuspide n'ont rien de fortuit.

L'aire de la cavité du ventricule est différente au commencement de la systole, de ce qu'elle est à la fin de
cette systole, et les points d'insertion des muscles papillaires se rapprochent continuellement et de plus en
plus des bords adhérents des valvules mitrale et tricuspide, à mesure que la systole progresse. Or, la longueur
des cordons tendineux restant toujours la même, il s'ensuit que, pour assurer l'occlusion parfaite des valvules,
les cordons tendineux qui maintiennent celles-ci dans leur
position propre doivent, de toute nécessité, prendre leur
origine sur les muscles papillaires.

Si, par exemple, ils naissaient immédiatement des pa-

vessie sur la surface de la valvule qui regarde du côté de l'oreillette, et c'est à cette saillie que je donne le nom de *poche* (Tasche).
Ces poches sont plus petites sur la valvule tricuspide que sur la
valvule mitrale , mais elles existent toujours dans les conditions
normales.

(Note de l'auteur.)

rois du cœur et s'ils avaient la longueur convenable pour remplir leurs fonctions au commencement de la systole, ils seraient nécessairement trop longs à mesure que progresse la systole ; au contraire, s'ils n'avaient que la longueur suffisante pour retenir les valvules dans leur position convenable vers la fin de la systole, ils mettraient obstacle à la diastole. Mais comme la longueur de ces cordons tendineux est invariable, ils doivent nécessairement avoir quelques points d'attache musculaire, et les muscles papillaires ont évidemment pour but, par leur raccourcissement et leur allongement alternatifs, de retenir les valvules dans leur situation propre. Pendant les progrès de la systole, ces muscles se contractent, la distance qui existe entre leurs points d'origine et leur insertion sur les valvules mitrale et tricuspide va continuellement en diminuant. Par suite de cette contraction, les cordons tendineux qui naissent des muscles papillaires conservent le même degré de tension pendant les progrès de la systole qu'ils avaient au commencement, et ils le conservent aussi pendant la diastole, les muscles papillaires étant allongés lorsque le cœur se dilate, attendu que le sang ne les refoule plus.

L'exactitude des opinions qui précèdent, relativement aux fonctions des muscles papillaires, me semble confirmée par ce fait que le segment des valvules tricuspides, qui se trouve placé contre la cloison du cœur, reçoit ses cordons tendineux seulement des muscles papillaires très-courts ou immédiatement des parois cardiaques. Le point d'insertion de ces cordons tendineux sur la cloison se rapproche peu ou point, pendant la systole, des points d'insertion de la valvule, et s'en éloigne de la même quantité pendant la diastole. Or, ici, un simple cordon tendineux suffit pour retenir convenablement la valvule, parce qu'il n'y a pas besoin de changement dans la longueur des cordons tendineux[1].

D'après ce qui vient d'être dit, il résulterait que les mouvements des valvules mitrale et tricuspide s'opèrent de la manière suivante : pendant la systole des ventricules, les muscles papillaires, en se raccourcissant, empêchent les valvules d'être refoulées en dehors des ventricules et restreignent également leurs mouvements dans la direction des orifices artériels. En même temps, les muscles papillaires et les cordons tendineux qui s'en détachent se rapprochent les uns des autres, et, de cette manière, la surface des valvules sur laquelle ils s'insèrent se trouve plissée, et l'ouverture valvulaire diminuée d'étendue.

Le reste de l'ouverture valvulaire est fermé par cette portion de la valvule qui n'est pas tendue par le raccourcissement des muscles papillaires, En effet, la pression exercée par le sang sur cette portion de la valvule la gonfle comme une voile ; les points opposés des bords libres des valvules, ainsi gonflés, entrent en contact et se soutiennent les uns les autres ; et, tant par le support qu'ils se donnent, que et surtout par le mode d'insertion des cordons tendineux, le renversement des bords libres des valvules est rendu tout à fait impossible. Comme les plus fins cordons tendineux qui arrivent jusqu'au bord libre des valvules se détachent de plus gros cordons tendineux, qui ont leur origine sur les muscles papillaires, la pression du sang contre la portion distendue des val-

---

[1] Cette fonction des muscles papillaires, telle que je viens de l'exposer, a été déjà signalée par le professeur Weber, dans son édition de l'*Anatomie de Hildebrandt.* (*Note de l'auteur.*)

vules force tous les cordons tendineux, qui se détachent de ces muscles, par suite de l'insertion sur un des cordons les plus fins, à se rapprocher et à prendre ainsi une direction courbe.

A chaque diastole, les muscles papillaires s'allongent et s'éloignent les uns des autres, et le sang, qui arrive des oreillettes, refoulerait naturellement les valvules contre les parois du cœur et aussi contre les orifices artériels, si elles n'étaient pas retenues dans une position convenable par les cordons tendineux. Ces cordons tendineux qui naissent des muscles papillaires ne sont pas relâchés, même pendant la diastole ; car, s'ils l'étaient, les valvules ne pourraient pas se trouver, au commencement de la systole ventriculaire, dans une direction convenable pour une occlusion instantanée, et, par suite, une grande partie du sang refluerait du ventricule dans l'oreillette ; les valvules doivent, en effet, être souvent ramenées à leur position propre, contre le courant sanguin, par la contraction des muscles papillaires [1].

Pour accomplir leurs fonctions d'une manière parfaite, les valvules mitrale et tricuspide doivent présen-

---

[1] Kürschner croit avoir découvert certaines fibres musculaires qui passeraient de l'oreillette sur les valvules et viendraient se terminer soit immédiatement, soit par l'intermédiaire de cordons tendineux, aux points d'insertion des tendons des muscles papillaires, non pas cependant aux gros cordons tendineux, aux tendons de premier ordre, mais à ceux de second ordre, à savoir à ceux qui s'insèrent vers le bord libre de la valvule. Le but de ces muscles serait d'augmenter la distance entre les segments valvulaires et les tendons de premier ordre, pendant la contraction de l'oreillette, et de les mettre dans un rapport tel avec le bord de l'oreillette, qu'ils les obligent, en les poussant en avant et en les distendant, à fermer l'orifice auriculaire. Dans mon opinion, une pareille contraction des valvules serait sans aucune espèce de but. (*Note de l'auteur.*)

ter à leurs bords libres les poches décrites plus haut, et les cordons tendineux, ainsi que les muscles papillaires, doivent avoir une longueur proportionnée aux dimensions des ventricules. Si les valvules ne jouissent pas de leur conformation normale, ou bien elles permettent le reflux du sang du ventricule dans l'oreillette pendant la systole, c'est-à-dire que les valvules sont insuffisantes, ou bien elles offrent quelque obstacle à la pénétration du sang dans le ventricule pendant la diastole.

Dans le premier cas, cette condition anormale est causée par l'épaississement ou le raccourcissement des bords libres des valvules; ou par l'union de leurs bords libres avec les cordons tendineux qui s'attachent à la partie moyenne des valvules, de manière à s'opposer à la formation des poches; ou par le raccourcissement, l'allongement ou la rupture des cordons tendineux; ou par des excroissances, ou par le dépôt de caillots sanguins, etc., sur le bord des valvules; ou par la soudure des surfaces des valvules avec les parois du ventricule.

Dans le second cas, la condition anormale est produite par la présence de végétations assez marquées, de caillots sanguins, de concrétions calcaires, etc., sur les surfaces des valvules qui sont tournées vers l'oreillette, ou par la réunion des cordons tendineux entre eux ou avec le bord libre des valvules, toutes conditions qui s'opposent à un contact parfait.

### ACTION DES VALVULES SEMILUNAIRES.

Les valvules semilunaires de l'aorte et de l'artère pulmonaire sont, comme tout le monde le sait, refoulées contre les parois de leurs vaisseaux respectifs par la colonne de sang qui est chassée des ventricules pendant la systole du cœur, et abaissées vers les ventricules pendant la diastole, par le choc en retour du sang, résultant de l'élasticité des artères.

Les valvules aortiques perdent quelquefois leur flexibilité à la suite du développement d'excroissances, de concrétions calcaires, etc., sur ces valvules, ou de leur union anormale les unes avec les autres, et, de cette manière, elles ne peuvent plus être repoussées contre les parois de l'aorte et mettent obstacle à la pénétration du sang dans ce vaisseau. Si le bord libre des valvules a été raccourci ou recroquevillé, ou si des corps étrangers y adhèrent, ou bien si elles ont été en partie arrachées de leur point d'attache, ou perforées, les valvules ne sont plus dans les conditions propres à prévenir le reflux du sang de l'aorte dans le ventricule gauche, pendant la diastole du cœur.

Il est facile de s'assurer après la mort si les valvules aortiques remplissaient convenablement leurs fonctions pendant la vie. Il suffit de jeter de l'eau dans l'aorte : si les valvules sont saines, l'eau ne reflue pas dans le ventricule gauche, arrêtée qu'elle est par l'abaissement des valvules aortiques ; mais, si les valvules sont insuffisantes, l'eau pénètre dans les ventricules.

Nous ne pouvons pas malheureusement appliquer ce mode de démonstration aux valvules mitrale et tricuspide. Qu'on ouvre la pointe du ventricule gauche, qu'on lie l'aorte et qu'on jette de l'eau dans le ventricule par cette ouverture artificielle, et l'on verra parfois l'eau ne pas s'écouler dans l'oreillette par la valvule mitrale ; mais ce fait n'est pas constant, et, en répétant l'expérience, on verra bientôt qu'on n'en saurait tirer aucune conclusion relativement à la condition de structure des valvules. Si, maintenant, on remplit d'eau l'un des ventricules, si l'on ferme l'orifice artériel et que l'on exerce une pression sur le ventricule, il peut se faire que les valvules mitrale ou tricuspide soient distendues, mais elles ne s'opposeront pas complétement au reflux du sang, alors même qu'elles se trouvent dans des conditions tout à fait normales. La raison de ce fait est des plus évidentes ; c'est qu'il nous est impossible d'imiter, après la mort, la contraction des muscles papillaires et la contraction générale des cavités du cœur. Quant à savoir si les valvules mitrale et tricuspide remplissaient ou non entièrement leurs fonctions pendant la vie, c'est une question qu'on ne peut juger après la mort que par la conformation des valvules, des cordons tendineux et des muscles papillaires, et par les changements que l'insuffisance de ces valvules entraîne dans les oreillettes.

*a.* **Explication des tons que l'on entend dans les ventricules du cœur.**

En comparant les faits cliniques avec les résultats fournis par les examens cadavériques, on constate qu'on entend très-rarement un premier ton distinct au niveau du ventricule gauche, lorsque la valvule mitrale est incapable de s'opposer au reflux du sang dans l'oreillette gauche pendant la systole du cœur, c'est-à-dire lorsque la valvule mitrale est insuffisante. Dans ce cas, on entend généralement un murmure isochrone avec la systole, au niveau de ces points de la paroi thoracique contre lesquels vient battre la pointe du cœur, le premier ton normal se faisant entendre distinctement dans les autres points de la région précordiale. La même chose est vraie pour le ventricule droit, quand la valvule tricuspide est insuffisante; on n'entend pas alors de premier ton au niveau du ventricule droit, mais on peut encore le reconnaître au niveau du ventricule gauche, de l'aorte et de l'artère pulmonaire; au niveau du ventricule droit, il est, en général, remplacé par un murmure.

Le premier ton des ventricules est donc produit, règle générale, par l'interruption du cours du sang chassé vers les oreillettes, par suite du soulèvement des valvules mitrale et tricuspide, et, par conséquent, par le choc du sang contre les valvules. Tout choc crée un bruit, et le bruit est d'autant plus sourd, que le corps qui frappe ou qui est frappé est plus mou. L'état de tension, dans lequel les valvules se trouvent mises subitement par la pression du sang, contribue, sans aucun doute, à la production du premier ton; car les cordons et les membranes donnent toujours un son lorsqu'on les tend subitement, non-seulement dans l'air, comme M. Gendrin et d'autres auteurs l'ont supposé, mais aussi dans l'eau. Bien plus, cette circonstance, que le premier ton s'entend souvent clair, avec un claquement et parfois même avec un tintement, tend évidemment à démontrer que la tension des valvules contribue à sa formation.

Le premier ton est produit encore par le choc du cœur contre les parois thoraciques. Un coup frappé avec le doigt ou avec la pointe du cœur fortement comprimée contre la surface interne des parois thoraciques d'un cadavre, donne lieu à une espèce de cliquetis ou de retentissement sonore, qui ne diffère que très-peu du premier ton du cœur. Si une partie des parois du cœur se trouve quelque peu séparée des parois thoraciques pendant la diastole ventriculaire, mais vient frapper contre ces parois pendant la systole, ou même si le cœur vient battre, pendant la systole, contre quelque autre partie des parois thoraciques que celle au-dessous de laquelle il se trouve placé pendant la diastole, il se produira un bruit de cliquetis ou un bruit ressemblant exactement au premier ton du cœur; car la substance du cœur devient ferme pendant la systole. Si le cœur bat contre cette portion des parois thoraciques à laquelle il correspond pendant la diastole, l'impulsion amènera un retentissement très-sourd, si même il ne manque complétement.

Le bruit musculaire du cœur ne donne jamais lieu à un ton éclatant, mais seulement à un retentissement sourd et prolongé; car des muscles ne peuvent jamais donner un retentissement défini, sonore et encore moins métallique. D'après la division des tons que j'ai adoptée, le bruit musculaire ne peut être classé, à proprement parler, parmi les tons du cœur, mais doit plutôt être considéré comme un retentissement qui se rapproche du murmure indistinct. Les contractions du cœur sont-elles réellement accompagnées d'un pareil murmure? C'est ce que je ne saurais dire d'après l'observation sur le vivant; mais on rencontre assez souvent des cas dans lesquels l'impulsion du cœur est violente, et, par suite, les contractions énergiques, et dans lesquels cependant on n'entend pas de premier ton.

Les causes du premier ton auxquelles je viens de faire allusion ne sont pas suffisantes pour rendre compte de tous les cas; et toutes les tentatives qu'on a faites jusqu'ici pour expliquer les différentes modifications du premier ton, n'ont abouti qu'à des résultats incomplets.

L'explication des causes du second ton des ventricules présente encore de bien plus grandes difficultés que celle du premier ton. Il est impossible d'affirmer que le second ton est toujours formé dans les ventricules, lorsque le cœur est à l'état normal ; car il paraît probable, et quelquefois même certain, que le second ton qu'on entend au niveau du cœur est produit dans les artères et se propage à distance, en vertu de son intensité. Mais il est des cas dans lesquels on est forcé d'admettre que le second ton se produit dans le voisinage des ventricules ; des cas, par exemple, dans lesquels le second ton s'entend à peine vers la base du cœur, tandis qu'il est très-fort et très-clair vers la pointe. Un second ton de cette espèce ne peut s'expliquer par l'impulsion du cœur contre les parois thoraciques ; car il n'y a pas d'impulsion pendant la diastole ventriculaire.

Peut-être le second ton peut-il être produit parfois par l'impulsion du sang contre les parois du ventricule pendant la diastole ; cette impulsion se produit certainement dans le ventricule gauche, lorsque les valvules aortique et mitrale sont insuffisantes. J'ai observé le second ton plus fort à la pointe du cœur qu'ailleurs, dans un seul cas où il y avait insuffisance des valvules aortiques ; dans ce cas, ce second ton était remarquablement fort et retentissant. On observe plus souvent un renforcement du second ton à la pointe du cœur, dans le cas d'insuffisance de la valvule mitrale. Dans le cas de rétrécissement de l'orifice auriculo-ventriculaire gauche, on entend souvent, pendant la diastole du cœur, deux tons sourds, au lieu d'un murmure prolongé, au niveau du ventricule gauche.

M. Gendrin s'est appuyé sur ce fait pour soutenir sa théorie du second ton du cœur ; pour lui, le double second ton est la conséquence de la non-simultanéité de réplétion des deux ventricules. Il me semble beaucoup

plus probable que ces deux tons sont seulement des frac·
tionnements d'un seul murmure, qui a son origine à l'o·
rifice rétréci. Autrement dit, le murmure du rétrécisse·
ment se convertit souvent en deux et même trois tons,
lorsque les mouvements du cœur sont faibles. Bien plus,
dans plusieurs cas, le murmure est distinctement entendu
dans un point, tandis que dans les points voisins, on
entend deux et même trois tons, comme s'ils étaient les
paroxysmes les plus forts (*Momente*) du murmure.

### *b.* Explication des tons des artères.

Dans toutes les grosses artères, on entend parfois, en
même temps que le pouls, un ton qui a une assez grande
ressemblance avec un ton ordinaire du cœur. L'idée
n'est probablement jamais venue à personne que les
tons qu'on entend dans les artères brachiale et crurale
aient leur origine dans le cœur et se propagent à partir
de cet organe. On ne saurait non plus considérer le ton
qu'on entend dans les carotides ou dans les sous-clavières,
comme se produisant ailleurs que dans les artères elles·
mêmes, dans les cas dans lesquels on ne peut constater
de tons à la région du cœur, ou lorsque ces tons sont
plus faibles que ceux qu'on entend sur le cou. Ce der·
nier fait s'observe fréquemment, et la seule manière de
rendre compte de ce phénomène est de le rapporter à
quelque puissance de propagation spéciale, ou bien cela
ne s'explique pas du tout.

Il est incontestable que les tons se propagent suivant
les différentes textures des organes thoraciques. On ren·
contre souvent des cas dans lesquels on constate les
tons distincts au-dessus ou au-dessous des clavicules, et

dans lesquels ils sont indistincts à la région du cœur ; ces cas ne sont pas explicables par les lois ordinaires de la propagation des sons, lorsque les poumons se trouvent à l'état normal. M. Bouillaud regarde les tons des artères comme différant des tons du cœur, et il les compare au bruit qu'on produit en frottant légèrement, mais brusquement, deux doigts l'un contre l'autre, comme par exemple dans l'action de donner une *chiquenaude*. Les artères qui se trouvent à une certaine distance du cœur donnent, en effet, le plus ordinairement, un simple son sans résonnance, comme M. Bouillaud le décrit ; tandis que les artères voisines du cœur, la carotide, la sous-clavière, l'artère pulmonaire et l'aorte produisent des tons le plus souvent aussi résonnants que ceux que l'on entend à la région du cœur ; d'un autre côté, les tons qu'on entend à la région du cœur sont également parfois sans résonnance.

Le ton qu'on entend dans les artères, et qui est isochrone avec leurs battements, peut s'expliquer par l'accroissement subit de tension de leurs parois. Le second ton ne s'entend que dans l'aorte et dans l'artère pulmonaire, et aussi, le plus ordinairement, dans les artères carotides et sous-clavières. Dans les autres artères, on entend rarement un ton quelconque, en même temps que la systole.

Le second ton que l'on entend dans l'aorte et dans l'artère pulmonaire est évidemment le résultat du choc en retour de la colonne de sang sur les valvules semilunaires, choc en retour qui a lieu après la systole du cœur. Le sang qui passe dans les artères pendant la systole est soumis à une compression, en vertu de leur

élasticité, et lorsque l'action propulsive du cœur cesse de
se faire sentir, le sang reflue nécessairement et rapidement en arrière vers le cœur,

Le reflux du sang est brusquement arrêté par les valvules semi-lunaires, et l'impulsion qu'elles reçoivent par
suite se communique aux parois des vaisseaux; le second ton qui en résulte s'entend non-seulement sur le
trajet de l'aorte et de l'artère pulmonaire, mais encore
se propage souvent dans les carotides et les sous-clavières, et cela même dans les cas dans lesquels les tuniques de l'aorte ne sont plus dans les conditions nécessaires à la production d'un son. L'exactitude de cette
explication de la cause du second ton, entendu sur le
trajet de l'aorte et de l'artère pulmonaire, est mise hors
de doute par des observations physiologiques et pathologiques; ce ton ne semble pas reconnaître d'autre cause
pour sa production.

Si les valvules semi-lunaires sont insuffisantes, le second ton ne s'entend plus sur le trajet de l'aorte, il est
remplacé par un murmure; le second ton de l'artère pulmonaire continue cependant à se faire entendre. Si l'artère pulmonaire est distendue d'une manière anormale,
ce qui doit toujours avoir lieu lorsque la circulation pulmonaire est gênée, le second ton de cette artère devient
très-fort, tandis que le second ton de l'aorte ou s'affaiblit
ou devient imperceptible, ou est remplacé par un murmure. L'artère pulmonaire, ainsi distendue, presse avec
un redoublement de force sur le sang qu'elle contient, et,
par suite, le choc en retour de la colonne de sang contre
les valvules semi-lunaires devient plus énergique [1].

_______

[1] D'après le docteur Rapp, le premier ton du cœur se produirait

## § 2. *Variations des tons.*

Les tons du cœur et des artères varient dans leur durée, leur force, leur clarté, leur pureté et leur élévation ;
ils peuvent être bien définis, ressembler au tic-tac d'une
montre, ou bien être prolongés et murmurants. Lorsque
les valvules semi-lunaires sont saines, le second ton de
l'aorte et de l'artère pulmonaire est bien défini, particulièrement si les battements du cœur sont forts, et rappellent parfaitement le claquement d'une soupape. Plus le
premier ton des ventricules est net, et par conséquent
plus il est claquant, plus il a de ressemblance avec le
second ton des artères, et plus on peut conclure avec
certitude qu'il est produit par l'impulsion du sang contre
les valvules ; mais moins ce premier ton est bien défini,
plus il est diffus sur les ventricules, plus il devient douteux
qu'il soit produit de cette manière. C'est qu'il y a une autre

seulement dans les ventricules, le second ton seulement dans les artères. Avec M. Williams, il considère le premier ton comme un
bruit musculaire, et il rapporte le second au choc du sang contre
les valvules aortiques et pulmonaires. L'explication du premier ton
par le choc du sang contre les valvules auriculo-ventriculaires lui
paraît inadmissible, par la raison que ces valvules sont continuellement entourées de sang ; il ne croit pas non plus à la production
du premier ton dans les artères et du second dans les ventricules,
d'autant plus que ces phénomènes lui paraissent susceptibles d'une
tout autre interprétation. De même, l'explication du second ton
qu'on entend sur les ventricules, par une prétendue tension des cordons tendineux des valvules auriculo-ventriculaires, est réfutée par
le caractère des murmures et des tons que l'on entend dans le cas
d'insuffisance des valvules aortiques, et aussi par ce fait que la diastole ne succède pas instantanément à la systole. Enfin, l'explication
du premier ton par la tension des parois des artères est en contradiction avec l'explication du premier ton des ventricules par la
tension des cordons tendineux des valvules auriculo-ventriculaires ;

cause qui y donne lieu : ce ton, c'est-à-dire celui qui est prolongé, et que l'on entend sur les ventricules, ce n'est ni un ton ni un murmure ; je l'appelle *son indéterminé*, et cela parce qu'il ne fournit aucune indication relativement à la structure des valvules mitrale ou tricuspide.

Le son qu'on entend avec la systole dans les ventricules est souvent composé d'un ton claquant et d'un son diffus et indéterminé. Le premier ton du cœur avec claquement est d'autant plus sonore, que la circonférence des valvules est plus grande et leur texture plus délicate. Le premier ton perd son caractère retentissant au niveau des ventricules, lorsqu'il y a épaississement des bords libres des valvules mitrale et tricuspide ; il devient plus court qu'à l'état normal et rappelle le bruit qu'on produit en frottant l'un contre l'autre deux corps durs et non

car la tension des parois artérielles ne saurait être moindre que celle des cordons valvulaires, et, par suite, le premier ton dans les artères devrait être aussi long et aussi manifeste que le premier ton dans les ventricules, ce qui est en contradiction avec l'expérience. (*Zeitschrift für Rat. med.*, t. VIII.)

Jusqu'à quel point peut-on être autorisé à placer l'origine du premier ton dans les artères et celle du second ton dans les ventricules? C'est ce qui ressort de ce que j'ai dit plus haut, et, sur ce point, je n'ai rien de plus à ajouter. Déjà, dans la seconde édition de ce livre, j'ai abandonné l'explication du second ton des ventricules par la tension des cordons tendineux des valvules. Le ton des artères, au moment de leur diastole, ne peut être expliqué autrement que par la forte tension de leurs parois. Il est impossible d'admettre que le ton que l'on entend dans les artères brachiale et crurale soit simplement une propagation du premier ton ventriculaire. Enfin, si l'origine du premier ton dans les ventricules ne peut s'expliquer par l'impulsion du sang contre les valvules auriculo-ventriculaires, parce que ces valvules sont continuellement entourées de sang, il faut alors que le second ton des artères reconnaisse une tout autre cause que celle à laquelle on l'a rapporté jusqu'ici ; car les valvules aortiques et pulmonaires sont aussi continuellement entourées de sang.      (*Note de l'auteur.*)

claquants (*nicht klingende*). Il peut être très-fort et il est souvent remarquablement aigu. Le premier ton au niveau des ventricules peut commencer par être grave et finir par être aigu, produisant, au lieu du *tic* ordinaire, un *touic*; dans quelques cas rares, il est si faible et si résonnant, qu'il rappelle presque le son que l'on produit en tendant brusquement un cordonnet de soie. Il est probable que, dans ces cas, les cordons tendineux seuls produisent ce ton.

Il y a une autre variété du premier ton au niveau des ventricules : ce ton semble comme divisé et formé de deux et même de trois tons se succédant rapidement les uns aux autres et se confondant en un seul ; ce phénomène paraît dû à ce que les valvules ne se gonflent pas instantanément. La systole ventriculaire peut aussi être accompagnée par deux tons nettement différents. M. Gendrin considère la chose comme impossible ; mais, d'un autre côté, Williams, dans ses *Lectures on diseases of the chest*, admet l'existence de ce double premier ton ; et l'explique par le défaut d'isochronisme des ventricules. Je crois que, dans beaucoup de cas, cette explication est exacte [1].

[1] D'après Baumgarten, les valvules auriculaires ne sont point fermées par la systole des ventricules, mais par la contraction des oreillettes qui précède cette systole, contraction en vertu de laquelle une nouvelle quantité de sang est chassée dans les ventricules déjà distendus et leurs parois sont par conséquent tendues. Hamernjk a quelque peu modifié cette opinion ; il considère l'occlusion des valvules auriculo-ventriculaires comme n'étant pas toujours produite par la contraction des oreillettes, mais comme étant assez souvent la conséquence de la pression à laquelle la veine cave est soumise durant l'expiration, sans aucune participation des oreillettes. D'après cette hypothèse, Hamernjk explique le premier ton dans les ventricules, non par l'impulsion du sang contre les val-

Le second ton offre toujours au niveau des ventricules un caractère claquant; mais il peut être néanmoins
résonnant et un peu prolongé; sa continuité peut être
aussi divisée.

J'ai entendu parfois sur les ventricules deux tons à
la place du second ton ordinaire; ainsi, au lieu du *tic-tac*
habituel, on entend *tic-tac-tac*. Ces deux derniers rem-
placent le second ton. Je les ai entendus une fois chez
un jeune garçon phthisique, quelques jours avant sa
mort, et j'ai continué à les entendre jusqu'à son décès.
L'autopsie ne vint révéler aucune altération anormale du
cœur. Ce redoublement du second ton ne s'explique par
aucune des théories soutenues jusqu'ici relativement à la

vules auriculaires pendant la systole, mais simplement par l'accroissement de tension des ventricules, et il attribue le double premier
ton à un renouvellement de la tension produit par une ondulation
du sang dans les cavités du cœur. L'occlusion des valvules de l'aorte
et des valvules de l'artère pulmonaire, d'après Hamernjk, précède
la contraction de ces vaisseaux, et, par conséquent, le second ton
de l'aorte et de l'artère pulmonaire ne coïncide pas avec l'occlusion
des valvules, mais résulte de l'accroissement de tension de ces vaisseaux, lorsque celles-ci sont déjà fermées : le double second ton est
causé par la répétition de l'accroissement de tension consécutif à
l'ondulation de la colonne de sang artériel. — Dans mon opinion, le
reflux du sang dans la veine cave pendant la contraction de l'oreillette droite ne serait pas empêché, si les choses se passaient réellement comme l'indique Baumgarten. Si, dans les circonstances
ordinaires, l'oreillette droite se contractait de manière à chasser le
sang dans les ventricules, on apercevrait constamment des pulsations dans les veines du cou, lorsque la tête est située plus bas
que le thorax et que les veines deviennent plus saillantes. Or, comme
il n'en est pas ainsi, je ne saurais admettre que les oreillettes se contractent normalement assez énergiquement pour chasser le sang dans
les ventricules. Je considère, par conséquent, les opinions d'Hamernjk concernant l'origine du premier ton simple et du premier ton
double et du second ton artériel, comme n'étant pas bien fondées.
Je parlerai plus tard de ses opinions concernant les mouvements du
sang dans les veines du cou.                    (*Note de l'auteur.*)

cause du second ton du cœur. Lorsque ces deux tons existent, que les mouvements du cœur sont lents, et que le premier ton, c'est-à-dire celui qui correspond à la systole ventriculaire, est fort, on croirait entendre le bruit du tambour dans l'éloignement. J'ai déjà mentionné l'existence d'un double et même d'un triple second ton, associé au rétrécissement de l'orifice auriculo-ventriculaire gauche, et j'ai essayé d'expliquer ce phénomène.

Le premier ton au niveau de l'aorte et de l'artère pulmonaire a généralement très-peu de caractère claquant, et il en a d'autant moins que les parois des artères sont plus épaisses et l'action du cœur plus faible.

Dans l'artère pulmonaire et dans l'aorte, le second ton peut être encore divisé; la division semble dépendre de cette circonstance, que les valvules semi-lunaires ne sont pas toutes distendues au même moment.

Dans les ventricules, le premier ton est plus prolongé que le second; dans l'aorte et dans l'artère pulmonaire, il est plus court, l'accent tombant sur le second ton; on peut très-facilement s'assurer de ce dernier fait lorsque les tons sont forts. Par suite, la mesure des tons dans les ventricules correspond, jusqu'à un certain point, à un trochée (–◡); et celle des tons de l'aorte et de l'artère pulmonaire à un iambe (◡–). Lorsque, au niveau des ventricules, l'accent tombe sur le second ton, il est probable que ce second ton n'est pas formé dans les ventricules, mais qu'il se produit au niveau des valvules aortiques et pulmonaires, d'où il se propage en raison de son intensité, ce qui le rend, par la même raison, perceptible à une certaine distance.

Le premier et le second tons sont quelquefois d'une longueur égale au niveau des ventricules et dans les artères, l'accent ne tombant ni sur l'un ni sur l'autre.

La pause entre le second ton et le premier ton suivant est beaucoup plus longue que la pause qui existe entre le premier et le second ton. Cette dernière pause est parfois si courte, que le second ton semble, au niveau des ventricules, n'être que la terminaison accentuée du premier ton, et que le premier ton dans les artères semble n'être que le signal (*Vorschlàg*) du second ton. Dans d'autres cas, cependant, la pause entre le premier et le second ton égale presque, sinon tout à fait, celle qui existe entre le second ton et le premier ton suivant ; cela s'observe particulièrement lorsque les mouvements du cœur sont lents. Ces conditions accidentelles des tons n'ont aucune signification particulière.

Laënnec avait imaginé que l'on pouvait reconnaître la dilatation du cœur et l'amincissement de ses parois à la clarté du premier ton, ressemblant alors au second ton, et à ce qu'on pouvait l'entendre dans une grande étendue du thorax ; tandis qu'une condition opposée du premier ton, c'est-à-dire son obscurité, sa faiblesse et presque son imperceptibilité étaient pour lui les signes de l'hypertrophie du cœur. On pourait examiner une multitude de cas, avant d'en trouver un seul qui vînt à l'appui de ces assertions.

## REMARQUES DU TRADUCTEUR.

Personne ne contestera la justesse des réflexions par lesquelles M. Skoda débute dans l'étude des bruits du cœur. « La question de l'origine des tons du cœur, dit-il, ne peut, à mon avis, être résolue par les vivisections seules ; il faut aussi se livrer à des observations chez des individus sains et malades et instituer une comparaison attentive des faits observés pendant la vie avec les résultats observés après la mort. » C'est certainement parce que les auteurs se sont trop souvent et exclusivement fiés aux vivisections qu'ils sont arrivés à produire cette multitude de théories contradictoires qui encombrent cette partie de la physiologie du cœur. A Dieu ne plaise que je m'engage dans l'exposition fastidieuse et la critique ardue de ces nombreuses théories. C'est une tâche que M. le professeur Bérard a entreprise et accomplie avec trop de talent et de bonheur (*Cours de Physiologie*, t. III, p. 657 et suiv., 1853), pour qu'il soit facile de la reprendre après lui. Je me bornerai à examiner brièvement la théorie à laquelle s'est arrêté M. Skoda.

Ce qui distingue d'abord la théorie de M. Skoda, c'est que contrairement à l'opinion générale qui place l'origine du premier bruit dans les ventricules, celle du deuxième bruit dans les artères, le savant professeur de Vienne établit que les ventricules, l'aorte et l'artère pulmonaire, contribuent chacune pour leur part à la production du premier et du deuxième ton du cœur. « Le premier ton des ventricules, dit-il, est produit par l'interruption du cours du sang chassé vers les oreillettes, par suite du soulèvement des valvules mitrale et tricuspide et par conséquent par le choc du sang contre les valvules ; il est produit encore par le choc du cœur contre les parois thoraciques. Quant au second ton des ventricules, son explication présente de bien plus grandes difficultés que celle du premier ton ; peut-être est-il produit parfois par l'impulsion du sang contre les parois du ventricule, pendant la diastole. Dans les artères aorte et pulmonaire, le premier ton, qui est isochrone avec leurs battements, peut s'expliquer par l'accroissement subit de tension de leurs parois ; le second est évidemment le résultat du choc en retour de la colonne de sang sur les valvules semi-lunaires, choc en retour qui a lieu après la systole du cœur. »

Tout le monde est à peu près d'accord pour admettre la production dans les artères aorte et pulmonaire d'un bruit résultant de la brusque tension de leurs parois, au moment de la pénétration de la colonne sanguine, chassée des ventricules. La même unanimité, ou peu s'en faut, règne également en ce qui touche le deuxième bruit de ces artères, et aux preuves nombreuses apportées à l'appui de l'explication de ce second bruit par le choc en retour de la colonne de sang sur les valvules semi-lunaires, j'ajouterai que j'ai eu, il y a quelques mois, l'occasion d'examiner un jeune homme chez lequel les parois de la poitrine étaient tellement minces que l'œil voyait, en quelque sorte, s'accomplir les divers actes de cet organe. Or, j'ai pu constater, à l'aide d'un stéthoscope appliqué un peu en dehors de l'artère pulmonaire qui se dessinait à chaque systole ventriculaire, et à peu près au niveau de son insertion au cœur, que le second bruit avait son maximum dans ce point et coïncidait très-exactement avec la réaction de cette artère.

La difficulté reste donc seulement pour les ventricules, dans lesquels M. Skoda dit se produire deux bruits. Il est vrai que pour le second, il n'a pas d'opinion faite, il ne procède que par *peut-être* et *parfois*. Pour le premier, M. Skoda est au contraire très-explicite. C'est un bruit complexe, résultant du choc du sang contre les valvules auriculo-ventriculaires, qui se trouvent soulevées, d'une part, et du choc du cœur contre les parois thoraciques, d'autre part. Faire intervenir deux causes pour la production d'un phénomène aussi nettement accusé que le premier bruit du cœur, c'est évidemment, comme l'a dit avec raison M. Bérard, donner la preuve qu'on n'est pas tombé sur la cause principale; mais il y a plus, cette théorie repose sur une assertion complétement inexacte, le soulèvement, le refoulement des valvules auriculo-ventriculaires. Le mécanisme bien connu aujourd'hui de ces appareils valvulaires permet d'établir que ces valvules pendant la systole se ferment, se plissent, s'accolent, et qu'elles ne sont ni soulevées, ni refoulées, ni tendues en travers.

Pourquoi donc, ne pas admettre avec M. Beau, ce que M. Skoda n'est pas éloigné d'admettre pour son second bruit ventriculaire, c'est-à-dire que le premier bruit ventriculaire est le résultat du choc du sang chassé par l'oreillette contre les parois ventriculaires? Comment les physiologistes n'ont-ils pas été frappés de cette circonstance qu'il leur était impossible, dans le système ancien, de faire cadrer le rhythme des bruits et silences avec le rhythme des mouvements et repos du cœur? Et si c'est une idée singulière, comme le dit M. Bérard, d'exclure complétement les ventricules de toute participation aux bruits du cœur, n'est-ce pas une idée plus singulière encore, dans une série de contractions ou de mouvements cavitaires, de faire commencer la partie sonore au milieu de la révolution et de déclarer, de son autorité, *aphone* dans l'oreillette la contraction à laquelle on accordera la puissance de produire des bruits dans le ventricule? Qu'y a-t-il d'ailleurs de si étrange dans la production d'un bruit résultant de la pénétration du sang de l'oreillette dans le ventricule? M. Rouanet a rejeté bien loin la possibilité de sa production, par cela qu'il ne pourrait y avoir de choc que dans le vide. Meilleur physicien que M. Rouanet, M. Bérard s'est borné à dire qu'il n'était pas en mesure de décider si une colonne de sang faisant irruption dans une cavité dont les parois sont en contact et cédant à la pression du liquide, ces parois pourraient ou non éprouver les efforts du choc, au moment où leur extensibilité ne permet plus une dilatation ultérieure. En tout cas, si le vide est nécessaire pour la production du choc, ce vide existe, et le plus complet possible, dans les ventricules ; car les physiologistes ne doutent pas aujourd'hui que les [cavités du cœur se vident complétement.

Ainsi se trouve résolue à mes yeux la question du mode de production du premier bruit du cœur, conformément au rhythme des mouvements de cet organe, tel qu'il a été établi plus haut. Mais cette explication du premier bruit serait renversée, qu'elle n'aurait pas pour résultat de mettre à néant ce que j'ai dit du rhythme des mouvements du cœur. Comme on vient de le voir, l'adoption des idées de M. Beau, relativement au rhythme des mouvements, n'emporte pas nécessairement celle des idées du même auteur, relatives à la théorie des bruits cardiaques. Il suffit même de se rappeler que le premier temps de la révolution du cœur embrasse, d'après M. Beau, la contraction de l'oreillette, la dilatation du ventricule et la contraction du même ventricule, pour comprendre que ce rhythme du premier temps laisse le champ libre aussi bien à l'explication du premier bruit par la pénétration du sang chassé par l'oreillette, qui me paraît la plus naturelle, qu'à toute autre explication en rapport avec ces trois actes de la révolution du cœur. La théorie de M. Beau, relative au premier bruit, a cependant cet avantage, qu'elle concorde avec le rhythme des contractions d'une part, et avec les faits pathologiques de l'autre. Expériences sur les animaux, observations chez des individus sains et malades, résultats nécroscopiques, rien ne lui manque donc des conditions réclamées par M. Scoda, pour constituer une bonne théorie des bruits du cœur, au moins en ce qui concerne le premier bruit.

## B. Murmures (Bruits anormaux).

Les murmures qui dépendent des mouvements du cœur peuvent se produire, ou bien dans les cavités du cœur, ou bien dans les artères ou dans leurs parois, ou bien dans le péricarde.

### § 1. *Murmures que l'on entend dans les cavités du cœur.*

On les désigne sous le nom de bruits de souffle, de raclement, de scie, de lime, de râpe, de rouet, de sifflement, de gémissement. Laënnec croyait que ces murmures n'avaient aucune connexion avec des altérations de structure du cœur, mais qu'elles étaient entièrement le produit d'un spasme, et son opinion a longtemps régné sans conteste. Une expérience plus étendue a montré que, dans beaucoup de cas, des altérations organiques dans la structure du cœur sont associées à ces murmures, altérations organiques qui en rendent parfaitement compte.

De nos jours, l'opinion généralement répandue, c'est que les murmures qui se produisent dans les ventricules sont le résultat du frottement du sang contre les parois du cœur ou contre les valvules. J'ajouterai que des murmures peuvent se produire dans les cavités du cœur par suite de l'irruption d'une petite colonne de sang dans une masse de sang au repos, ou se mouvant plus lentement, ou se mouvant en sens inverse, Le fait de la production d'un murmure par l'irruption d'une petite colonne de liquide, telle que de l'eau, du sang, etc., dans une masse de liquide au repos peut être démontré par une expérience directe.

Voici maintenant les altérations organiques du cœur qui peuvent donner lieu à des murmures dans ses cavités :

1° L'insuffisance des valvules mitrale, tricuspide et aortiques ;

2° Le rétrécissement de l'orifice auriculo-ventriculaire gauche ou de l'orifice aortique.

3° Des aspérités, telles que des excroissances, des concrétions cartilagineuses, calcaires et osseuses et des caillots sanguins, ayant leur siége sur l'endocarde, au voisinage des orifices artériels, ou sur le plancher inférieur des valvules aortiques et pulmonaires, ou bien enfin sur la surface des valvules mitrale et tricuspide qui regarde les oreillettes. Les excroissances, les concrétions cartilagineuses et calcaires, les caillots sanguins, etc., qui sont insérés sur la moitié inférieure des ventricules ne produisent pas de murmures, parce que le courant sanguin ne possède pas dans ce point la rapidité nécessaire à leur production.

Les murmures qui ne peuvent être rapportés directement à des altérations organiques du cœur dépendent pour la plupart, sans aucun doute, de frottements entre le sang et les parois du cœur. Mais comment ces frottements donnent-ils lieu à ces murmures? C'est ce qui reste encore à expliquer. Une contraction du cœur, plus énergique ou plus rapide qu'à l'ordinaire, ne produit pas

par elle-même un murmure ; au contraire, il peut y
avoir des murmures lorsque les mouvements du cœur
sont ralentis.

L'opinion qui attribue ces murmures à n e condition particulière du sang devra être regardée comme
une hypothèse, tant qu'on ne saura pas mieux en quoi
consiste cette condition particulière du sang[1]. Il n'est pas
vrai que l'état aqueux du sang soit cause de murmures
dans le cœur ; il m'est arrivé plusieurs fois de retirer par
la saignée du sang très-aqueux à des malades chez lesquels il n'y avait pas de murmures. Toutefois, il est vrai
que des murmures se produisent parfois dans le cœur
après de grandes pertes de sang et dans l'anémie ; mais
ce fait n'est pas assez constant pour nous autoriser à considérer l'anémie comme pouvant être la seule cause des
murmures.

M. Andral croit que des murmures peuvent se produire dans le cœur, dans le cas de pléthore générale ;
il explique leur présence en supposant que les cavités
sont trop petites par rapport à la quantité de sang qui
les traverse dans un temps donné. Je n'ai jamais observé
de murmure produit de cette manière, et je ne puis admettre, par conséquent, l'opinion de M. Andral : le passage

---

[1] Une pareille assertion a de quoi surprendre, et pour la réfuter
il suffit de renvoyer le lecteur aux savantes recherches publiées sur
l'*hématologie*, par MM. Andral et Gavarret, au *Traité de chimie pathologique* de MM. Becquerel et Rodier, et aussi à tous les ouvrages
modernes de pathologie et de clinique médicale. Contrairement à
l'assertion de M. Skoda, rien n'est mieux connu que la nature de la
condition particulière du sang qui donne lieu à ces murmures ; elle
consiste, comme on sait, en une diminution dans le nombre des
globul es sanguins.

(Note du traducteur.)

du sang à travers les cavités du cœur ne dépend pas du sang lui-même, mais bien de l'activité du cœur.

On observe dans le cours de plusieurs maladies des murmures cardiaques, qui ne sont associés à aucune altération appréciable du cœur. On peut citer, en particulier, la chlorose ; mais là les murmures s'entendent sans comparaison plus souvent dans les artères que dans le cœur. Même remarque pour l'altération du sang, qui est produite par la cachexie cancéreuse.

On entend quelquefois, pendant le cours du rhumatisme articulaire aigu, un bruit de souffle très-fort, alors qu'on ne retrouve après la mort aucune altération de structure du côté du cœur. Pendant la grossesse, dans les maladies puerpérales, au début du typhus, dans la variole, au début de plusieurs maladies inflammatoires graves, et dans bien d'autres circonstances, on entend parfois dans le cœur et dans les artères un murmure systolique remplaçant le ton ou accompagnant celui-ci[1].

M. Gendrin prétend que l'on peut décider par le timbre des murmures, si ces murmures dépendent de quelques rugosités sur l'endocarde, ou sont indépendants de toute altération organique du cœur ; dans ce dernier cas, le murmure, nous dit-il, est doux et ronflant, transmettant à l'oreille une impression semblable à celle qui résulte de l'action du courant d'air d'un soufflet sur le feu qu'il excite. Je ne saurais admettre cette opinion : c'est une tentative vaine que de chercher à distinguer exactement les uns des autres les différents murmures ; il importe peu, en effet, relativement aux conclusions que

---

[1] Consulter, à ce sujet, un intéressant mémoire de M. Beau, intitulé : *Nouvelles recherches sur les bruits des artères* (In *Archives de médecine*, t. VIII et IX, 4ᵉ série, 1845).        (*Note du traducteur.*)

nous pouvons déduire de nos observations, que les murmures soient des bruits de scie, de lime, de râpe, etc.

Nous voyons souvent un bruit de soufflet se convertir tout d'un coup en un bruit de scie ou de râpe, et réciproquement, par suite de quelque accroissement accidentel dans les contractions du cœur. Les murmures qui se produisent dans les cavités du cœur et les murmures des artères, non-seulement deviennent plus forts lorsque l'action du cœur est augmentée, mais ils prennent aussi un caractère plus rude, plus éclatant et plus aigu. C'est l'inverse lorsque l'action du cœur s'affaiblit : les murmures deviennent sourds et indistincts ou disparaissent entièrement.

Le caractère qu'on assigne à un murmure est souvent arbitraire. Si plusieurs personnes écoutent le même murmure, il pourra arriver que l'une le désigne sous le nom de bruit de râpe, une seconde sous le nom de bruit de scie, et une troisième sous le nom de bruit de rouet. Une chose bien autrement importante est de déterminer si le murmure se produit dans le ventricule gauche ou dans le ventricule droit, et s'il correspond à la systole ou à la diastole du cœur [1] ; car ces circonstances nous permettent de lui donner sa véritable signification.

---

[1] M. Gendrin a essayé de désigner avec une plus grande précision l'enchaînement des phénomènes de l'action du cœur, par rapport au moment précis de leur production. Ainsi, par *présystole* il désigne le moment qui précède immédiatement la systole ; le moment qui suit immédiatement la systole est désigné sous le nom de *périsystole*; il décrit de même une *prédiastole*, une *diastole* et une *péridiastole*.

Un murmure qui se produit à l'origine de l'aorte, pendant la systole ventriculaire, est plus présystolique qu'un murmure qui se produit dans les ventricules. « Quand la colonne de sang, en passant des oreillettes dans les ventricules, rencontre des rugosités aux orifices auriculo-ventriculaires, on entend un bruit de frottement (murmure) prédiastolique. Si les rugosités s'étendent jusqu'au bord libre des

### § 2. *Murmures que l'on entend dans les artères.*

Toute espèce de murmure que l'on entend dans le ventricule gauche peut aussi se faire entendre dans l'aorte. Des murmures se montrent dans l'aorte, lorsque la membrane interne de cette artère a perdu son poli par suite d'excroissances ou de concrétions cartilagineuses et calcaires, que ce vaisseau ait conservé son volume normal, qu'il se soit dilaté ou rétracté. Des murmures se produisent au niveau des valvules aortiques, lorsque leur plancher inférieur devient rugueux, lorsque des corps étrangers occupent leurs bords libres, lorsqu'elles sont devenues rigides ou soudées les unes aux autres, de manière à ne pas s'appliquer contre les parois de l'aorte pendant le passage du sang, ou bien lorsqu'elles sont insuffisantes.

Des murmures se font entendre le plus souvent dans les artères carotides et sous-clavières, non-seulement lorsque leur membrane interne est devenue rugueuse, mais encore lorsque leurs parois sont parfaitement saines [1].

valvules, ce bruit se prolonge jusqu'à la percussion diastolique ( second ton) et se termine avec elle, etc. »

Je ne vois pas qu'on gagne rien à ces subdivisions de la systole et de la diastole. Il est très-vrai que les murmures sont plus ou moins prolongés, qu'ils peuvent précéder immédiatement l'impulsion du cœur, se montrer au même moment qu'elle ou la suivre de très-près; mais si l'on veut bien se rappeler que la durée d'un ton ne dépend pas entièrement de la répétition du mouvement qui l'avait produit primitivement et que le moment exact du commencement de la systole et de la diastole n'est marqué ni par l'impulsion du cœur ni par les tons, on arrivera à considérer les opinions de M. Gendrin, relativement aux murmures qui précèdent et suivent la systole et la diastole, comme de pures et simples hypothèses.

(Note de l'auteur.)

[1] D'après Hamernjk (*Untersuchungen uber die Erscheinungen an arterien und venen*, etc., etc. Prague, 1847), il ne se passe rien de pareil à

Dans le cas d'hypertrophie, avec dilatation des deux ventricules, et, plus particulièrement, si les valvules aortiques sont en même temps insuffisantes, on entend, à chaque systole ventriculaire, et, par conséquent, en même temps que les battements des artères, un murmure fort, rude, semblable à un bruit de scie, de râpe, ou à un gémissement, dans les artères carotides et sous-clavières, plus rarement dans l'aorte abdominale, dans les artères crurales, brachiales et radiales. Dans le cas d'insuffisance des valvules aortiques, on entend parfois un murmure dans les carotides et les sous-clavières pendant la diastole ventriculaire ; ce phénomène est le plus généralement associé à des anévrysmes de l'aorte.

Un murmure systolique soufflant s'entend souvent dans les carotides et les sous-clavières chez des individus parfaitement bien portants, lorsque les battements du cœur sont exagérés, et particulièrement si leurs muscles du cou sont en même temps mis dans l'état de tension [1].

un frottement entre le sang et les parois des artères, parce qu'il y a toujours une couche de sang immobile qui est en contact immédiat avec les parois. Tous les sons artériels sont produits par des vibrations des parois des artères, et il est, par conséquent, peu rigoureux de parler de murmures dans les artères ; par cette raison, Hamernjk les appelle *bruits artériels bien limités* et *bruits artériels mal limités*.

Si je me suis servi du mot *ton* en l'opposant au mot *murmure*, c'est pour éviter les répétitions des mots *normaux*, *anormaux*, *limités*, etc. Si l'on emploie les adjectifs *bien*, *mal limités*, alors, d'après les usages du langage ordinaire, le mot *murmure* est plus exact que le mot *ton*. La couche de sang au repos, en contact avec les parois artérielles, indique seulement que le courant sanguin est plus lent dans ce point qu'au milieu de l'artère : c'est ce qui arrive pour tous les tubes et sans doute aussi dans les veines. *(Note de l'auteur.)*

[1] M. Bouillaud dit que la pression exercée avec le stéthoscope sur une artère quelconque d'un volume médiocre donne lieu à un souffle bref et sourd. J'ai effectivement constaté ce fait, mais il n'est pas

Plus une artère est petite et plus il est rare d'y observer un des murmures qui viennent d'être décrits. Parfois,
lorsque les petites artères sont dilatées, on entend dans
ces artères un murmure continu, d'un caractère soufflant,
bourdonnant, sifflant, sibilant, ressemblant au bruit que
produit l'air dans un fourneau de forge. Ce murmure est
fort et aigu, en raison directe de la force du pouls ; on
l'observe le plus souvent au niveau des artères thyroïdes
dans le cas de goître : et, d'après le professeur Kiwisch,
on l'entendrait aussi dans les artères épigastriques chez
les femmes enceintes ou lorsque l'abdomen est distendu
par des tumeurs de l'ovaire ou autres. Kiwisch nous apprend encore que ce qu'on appelle bruit placentaire ne se
produit ni dans les vaisseaux de l'utérus contenant le produit de la conception, ni dans les artères, ni dans les
veines comprimées du bassin, mais bien dans l'artère épigastrique, et la preuve, c'est que ce bruit disparaît lorsque l'on comprime l'artère épigastrique [1].

Lorsqu'une artère d'un volume moyen communique avec
une veine, on observe généralement, au niveau du point
de communication, un très-fort murmure continu, dont la
force augmente à chaque pulsation de l'artère et que l'on
entend à une plus ou moins grande distance à travers les
parties environnantes.

Ces murmures artériels sont-ils causés par le frottement

constant. En pressant même sur une aorte abdominale qui bat fortement, on peut ne pas toujours réussir à produire un bruit de souffle, et d'un autre côté, dans certains cas, la plus légère pression sur
une artère, et même sur une artère aussi petite que la radiale, peut
lui donner naissance.                          (*Note de l'auteur.*)

[1] Von Kiwisch, *Beitrag zur Kenntnist der anatomischen Beschaffen-
heit der Placenta, und Berichtigung der Ansichten ber üden Sitz des
sogennanten Placentageräusches.* Prague, 1849.

du sang contre les parois des artères ou par les vibrations des parois, résultant de leur distension ? C'est ce qu'il est difficile de déterminer. On ne doit pas perdre de vue l'effet de l'augmentation de frottement, même lorsque les artères sont saines, et il n'y a pas de raison pour se refuser à admettre que les artères puissent, grâce à la distension de leurs parois pendant la systole, produire un son ou murmure prolongé au lieu d'un ton bref, le murmure devenant continu lorsqu'il se prolonge d'une pulsation à l'autre.

Dans les anévrysmes variqueux, le murmure est très-probablement le résultat du choc de la colonne de sang qui vient des artères contre le sang qui se trouve dans les veines.

### § 3. *Murmures que l'on entend dans le péricarde.*

Lorsque les feuillets intérieurs du péricarde sont devenus rugueux par suite du dépôt d'exsudations plastiques, de tubercules ou de concrétions calcaires ou cartilagineuses, le frottement de ces feuillets l'un contre l'autre donne lieu à un murmure qui accompagne les mouvements du cœur [1] et qui peut se faire entendre soit pendant la systole ou pendant la diastole seulement, soit pendant la systole et la diastole à la fois.

Laënnec ne connaissait pas ce murmure, et il ne paraît même lui avoir accordé aucune attention, lorsque M. Collin eut montré qu'une de ses variétés, le bruit de cuir neuf, est un signe de péricardite.

---

[1] D'après M. Gendrin, un murmure pourrait se produire dans le péricarde simplement par l'accroissement d'action du cœur, sans aucune rugosité à la surface du péricarde. C'est ce que je n'ai jamais observé. *(Note de l'auteur.)*

M. Bouillaud décrit trois variétés de bruits de frottement : le *bruit de frôlement*, le *bruit de cuir neuf*, *bruit
de tiraillement et de craquement*, et le *bruit de raclement*.

Le premier de ces bruits, le *bruit de frôlement*, a la
plus grande ressemblance, dit M. Bouillaud, avec le bruit
de frottement, qui a lieu dans certaines pleurésies, et
peut être imité en froissant, soit une étoffe de soie, du
taffetas, par exemple, soit un morceau de parchemin ; il
est ordinairement double comme le mouvement du cœur,
mais il est plus prononcé pendant la systole que pendant
la diastole, et si le frottement des feuillets opposés du
péricarde est considérable, le bruit de frôlement imite
assez bien le bruit de râpe ou de scie, tel qu'on l'observe
dans certaines lésions des valvules et des orifices du
cœur ; et on ne l'en distingue qu'en ce qu'il est superficiel, diffus, éparpillé en quelque sorte.

Un bruit de frottement plus doux se fait entendre lorsque les feuillets opposés du péricarde, secs et un peu
poisseux, comme il arrive dans la péricardite naissante,
ne sont pas encore tapissés de fausses membranes, ou
ne commencent qu'à s'en recouvrir. Les bruits de râpe
ou de scie superficiels indiquent la formation de fausses
membranes épaisses et raboteuses.

Le *bruit de cuir neuf* s'observe beaucoup plus rarement que le bruit de frôlement et de frottement. On ne
l'observe que lorsque les fausses membranes sont denses, résistantes, élastiques, et peut-être déjà transformées
en adhérences, sans cesse soumises à un tiraillement
brusque et violent pendant les mouvements du cœur.

Le *bruit de raclement* doit être rapporté à la présence
de plaques ou concrétions osseuses, calcaires ou fibro-
cartilagineuses, ou de saillies, qui frottent les unes

16

contre les autres, ou contre quelque partie du péricarde pendant les mouvements du cœur.

Il est incontestable que tous ces différents bruits de frottement du péricarde existent réellement, et qu'on pourrait leur en ajouter plusieurs autres. En effet, ma propre expérience m'a appris qu'il n'est pas une espèce de murmure endocardiaque, à l'exception cependant du sifflement, qui ne puisse être imité par le bruit du frottement du péricarde, et pas un bruit de frottement péricardiaque, qui ne puisse ressembler à un murmure endocardiaque [1].

[1] Dans une intéressante étude des murmures péricardiaques, M. Walshe (*ouvr. cité*, p. 229) a divisé ces murmures, sous le rapport de leurs qualités et du mécanisme de leur production, en quatre espèces principales :

1° Les *bruits de frottement* qui donnent tous à un plus ou moins haut degré l'idée d'un frottement de surfaces rudes les unes contre les autres, et dont les principales variétés sont le *frôlement*, le *froissement*, le *grattement*, le *raclement*, le *craquement*, le *criement*, le *sifflement prolongé*, etc. Ces divers bruits n'indiquent pas nécessairement un état particulier des fausses membranes ; en général cependant, c'est par le frôlement de la soie que commence le murmure pour arriver à des variétés plus rudes à mesure que les fausses membranes prennent plus de consistance ; mais, ajoute M. Walshe, j'ai constaté un faible bruit de craquement dans un cas où l'exsudation avait encore une consistance presque crémeuse, et M. Taylor en a entendu un analogue dans un cas où il y avait en même temps les signes d'un épanchemen liquide d'une abondance médiocre dans le péricarde.

2° Des *murmures continus*, semblables à un roulement ou au bruit produit par le battage d'une substance molle. Ces bruits assez rares existent dans les cas où le péricarde contient à la fois des matériaux d'exsudation et des liquides emprisonnés dans leurs mailles.

3° Parfois ces bruits sont accompagnés d'une espèce de cliquetis (un ou deux par battement du cœur) ; on les distingue des bruits endocardiaques à leur non-synchronisme avec les bruits du cœur et à l'irrégularité excessive de leur production ; l'auteur les attribue

A mon avis, on ne peut pas distinguer les bruits du péricarde des murmures internes du cœur, à cela seulement qu'ils sont plus superficiels, plus éparpillés et plus diffus que les autres. Un son fourni par un corps solide, et qu'on n'entend pas à travers l'air, semble, lorsqu'il est fort et clair, se développer à sa surface ; tandis que s'il a des caractères opposés, il semble venir de quelque partie profonde de ce corps. C'est ainsi que des murmures qui se produisent dans le cœur, peuvent sembler tout à fait superficiels, par cela qu'ils sont anormalement forts, clairs, aigus et sifflants, et peuvent se faire entendre dans toute la région du cœur et au delà. D'un autre côté, le bruit de frottement péricardiaque peut être très-faible et étouffé, et paraître ainsi se produire dans l'éloignement. Comment donc porter un jugement relativement au bruit de frottement qui se produit dans le péricarde, derrière le cœur ?

Je ne connais aucun signe qui puisse servir à faire distinguer les bruits de frottement du péricarde des murmures intérieurs du cœur, si ce n'est que les murmures intérieurs correspondent assez exactement au rhythme et aux tons du cœur, tandis que les bruits de frottement péricardiaques semblent suivre les mouvements du cœur.

à la séparation brusque des deux surfaces gluantes, sans frottement.

4° Enfin, il m'a semblé, ajoute M. Walshe, qu'un bruit peut se produire quelquefois dans des couches de fausses membranes solides, bien que les fausses membranes soient agglutinées de manière à ne pas permettre la production de la séparation des surfaces accolées et par conséquent celle d'un bruit de frottement. Ce bruit est variable, et, dans le seul cas de cette espèce que j'ai observé, il était faiblement craquant ; il est dû très-probablement à la tension et au relâchement de fausses membranes résistantes.

(Note du traducteur.)

Ce signe distinctif ne peut être utile que si le murmure est un peu prolongé ; car, s'il est de courte durée, il est impossible de déterminer s'il appartient à l'endocarde ou au péricarde.

Je ne crois pas qu'il puisse se produire un bruit de frottement dans le péricarde, tant que sa surface reste lisse et n'est pas tapissée par une exsudation plastique. Au moins, je n'ai jamais rien observé de pareil. Les fausses membranes peuvent être très-épaisses, solides, rugueuses et élastiques ; elles peuvent avoir formé des adhérences, et cependant ne donner lieu qu'à un léger bruit de frottement ou de frôlement, ayant le caractère, ou à peu près, d'un bruit de souffle. De même, lorsque les mouvements du cœur sont faibles, on peut entendre à peine un bruit de frottement, bien que le péricarde soit tapissé complétement par des fausses membranes épaisses et rugueuses, et qu'il y ait très-peu d'épanchement. C'est que la force et la rudesse des bruits de frottement dépendent de l'énergie des mouvements du cœur, aussi bien que de la nature de la fausse membrane.

Un bruit de frottement qui accompagne les mouvements du cœur ne provient pas nécessairement de la surface interne du péricarde ; il peut dépendre aussi de la présence d'inégalités sur cette portion de la plèvre qui recouvre les portions libres du péricarde. Le murmure résulte alors du frottement de la plèvre, qui recouvre cette portion libre du péricarde, soit contre les parois thoraciques, soit contre la surface des poumons. Causé par l'action du cœur, ce murmure coïncide avec ses mouvements aussi exactement que s'il était produit dans le péricarde. Le murmure produit en dehors du péricarde peut donc ressembler exactement au murmure qui se produit dans son intérieur. Je croyais d'abord qu'on pourrait fonder une distinction entre ces deux murmures, sur ce que le murmure externe devrait alternativement augmenter et diminuer en force pendant la respiration; mais il paraît que le murmure interne du péricarde est souvent affecté aussi de la même manière.

### § 4. *Murmures que l'on entend dans les veines jugulaires.*

Chez un grand nombre de jeunes sujets, on entend dans ce creux qui existe au cou, entre les insertions inférieures des sterno-cléido-mastoïdiens, et particulièrement du côté droit, un murmure continu, qui semble se renforcer à chaque systole du cœur. On avait supposé que ce murmure se passait dans les artères du cou; mais, en 1837, Ogier Ward, et après lui, Hope et M. Aran ont démontré qu'il se produit dans les veines jugulaires [1]. M. Bouillaud lui a donné le nom de *bruit de diable*, à cause de sa ressemblance avec le bruit que l'on produit en fouettant cet instrument vulgaire connu sous le nom de *diable* (*bruit de toupie, bruit de diable*). Laënnec a

---

[1] Depuis la publication de mon travail, la question du siége des bruits continus a été examinée avec soin et résolue, dans un sens entièrement opposé par M. Beau, dans son *Mémoire sur les bruits des artères* (*Mém. cité*), et au contraire dans le même sens par M. Monneret, dans un intéressant travail publié dans la *Revue médico-chirurgicale* pour 1849. On pourra lire dans les *Mémoires de la Société médicale des hôpitaux*, t. I, et dans les *Archives générales de médecine* (4e série, t. XXIII, 1850), la discussion qui s'est engagée à ce sujet au sein de cette Société savante. Il serait trop long d'examiner ici en détail les arguments qui ont été produits contre ce qu'on appelle la *théorie veineuse*; mais ce que les partisans exclusifs de la *théorie artérielle* n'ont jamais pu expliquer, c'est le siége constant du bruit de diable dans les veines du cou.                    (*Note du traducteur.*)

fait connaître une variété de ce murmure sous le nom de *bruit musical des artères*. Le bruit de diable, que l'on entend dans les points que nous avons signalés, disparaît lorsque le courant sanguin est interrompu par une pression exercée sur la veine jugulaire ; il disparaît également dans une profonde expiration qui fait refluer le sang dans les veines jugulaires, ainsi que dans toute position du corps dans laquelle la tête se trouve plus bas que le thorax, et, par suite, la circulation du sang empêchée dans les veines jugulaires. Le murmure veineux est à son maximum dans la position debout et pendant l'inspiration, mais on ne l'entend jamais lorsque les veines jugulaires sont distendues par le sang.

Le renforcement de ce bruit de diable, à chaque systole du cœur, n'est qu'apparent ; il est produit par les tons et les murmures qui procèdent des carotides et des sous-clavières, et que l'on entend sur le cou pendant la systole. Une inspiration profonde, aussi bien qu'une position déclive de la tête qui font disparaître le murmure veineux, n'ont aucune influence sur les murmures des artères ; d'un autre côté, ces murmures se produisent assez souvent dans des cas dans lesquels on entend seulement des tons, tant que la respiration est tranquille et la tête relevée.

Bien qu'il semble démontré, par les faits précédents, que le bruit de diable a son siége dans les veines jugulaires, son mode de production n'est pas encore très-clair. Hamernjk l'explique de la manière suivante : « Moins il y a de sang dans la veine cave, et plus rapide est la circulation du sang dans les veines jugulaires pendant l'inspiration, et moins épaisse est la colonne de sang. Or, la veine jugulaire interne est tellement disposée à sa partie inférieure, qu'elle doit toujours conserver nécessairement une certaine amplitude. La petite colonne de sang ne peut remplir cet espace large qu'en le traversant avec un tournoiement; ce tournoiement se communique aux parois de la veine et aux parties environnantes, et il devient sensible au toucher par des vibrations et à l'oreille par des murmures. » On sait que le bruit de diable ne s'entend que dans les veines du cou, et plus souvent du côté droit que du côté gauche. Ce fait vient à l'appui de l'opinion de Hamernjk; car les conditions nécessaires, suivant lui, pour la production de ce murmure, ne se retrouvent que dans les veines jugulaires internes, et d'une manière bien plus parfaite dans la droite que dans la gauche. Jusqu'ici, ce bruit de diable a été considéré comme un signe d'anémie et d'hydrohémie; Hamernjk le regarde comme une signe d'anémie seulement. Depuis plusieurs années, je ne le considère plus comme signe ni d'un état aqueux du sang, ni d'un défaut de sang; car on le retrouve même chez des individus jeunes et bien portants[1], chez lesquels la veine cave n'est jamais assez distendue par le sang pour qu'il y ait reflux et gonflement de la veine jugulaire. Bien plus, les veines jugulaires sont plus courtes chez les jeunes sujets que chez les vieillards, de sorte qu'elles peuvent être tendues dans certaines positions de la tête; cette dernière circonstance peut expliquer l'absence du bruit de diable chez les person-

---

[1] Mêmes remarques que précédemment. De ce qu'on retrouve le bruit de diable chez quelques individus jeunes et bien portants, cela ne veut pas dire que chez ces individus le sang soit riche en globules. Je renvoie, du reste, à mon travail ceux qui voudraient avoir des renseignements sur la fréquence de ce murmure, suivant le sexe, l'âge, etc. (*Note du traducteur.*)

nes âgées, alors que la veine cave ne contient que peu de sang.

**C. Règles pour le diagnostic et pour la détermination des tons et des murmures du cœur, du péricarde, de l'aorte et de l'artère pulmonaire.**

§ 1. Si l'on ausculte la région précordiale et les points du thorax qui correspondent au trajet de l'aorte et de l'artère pulmonaire, on peut ou bien entendre partout le tic-tac ordinaire, sans murmure isochrone avec le mouvement du cœur; ou bien entendre le tic-tac dans certains points seulement, mais toujours sans murmure; ou bien encore n'entendre nulle part le tic-tac, ou seulement dans quelques points spéciaux, et en sa place, dans un ou plusieurs points, ou même partout, un ou plusieurs murmures.

§ 2. Les tons du cœur, aussi bien que les murmures, sont toujours plus forts et plus distincts dans les points du thorax qui sont plus rapprochés de leur origine. Il faut cependant faire exception pour les cas dans lesquels le ton ou le murmure est renforcé par résonnance ou assourdi par l'intervention accidentelle d'un mauvais conducteur du son. Les tons et les murmures sont renforcés par résonnance dans les cas de pneumothorax, ou lorsqu'ils se produisent dans le voisinage de cavités vides; ils sont rendus plus sourds par l'interposition du poumon, ou par le dépôt d'exsudations entre les parois thoraciques et le cœur.

Conformément à ce qui a été établi plus haut, nous rapportons au ventricule gauche l'origine de tous les tons ou murmures que l'on entend très-distinctement dans le point des parois thoraciques contre lequel vient frapper

la pointe du cœur, et au ventricule droit, ceux qu'on entend très-clairement au niveau de ce ventricule, c'est-à-
dire au niveau de la partie inférieure du sternum. Les
tons et les murmures que l'on entend à leur maximum
sur le trajet de l'aorte ascendante, c'est-à-dire un peu à
droite du centre du sternum, et en remontant à partir de
ce point, se passent dans l'aorte ; ceux que l'on entend
très-distinctement sur le trajet de l'artère pulmonaire, un
peu à gauche du centre du sternum, sont formés dans
l'artère pulmonaire. Il ne faut pas oublier cependant que
les murmures du péricarde peuvent se montrer dans tous
les points du thorax qui viennent d'être indiqués.

De ces différentes parties, le ventricule gauche du cœur
est encore, dans le plus grand nombre des cas, celle dont
on peut déterminer avec le plus de facilité et de certitude
la position. Pour déterminer la position des autres parties, on peut prendre, comme point fixe, la limite la plus
extrême où l'on peut sentir à gauche l'impulsion du cœur.
Ce point représente la position du ventricule gauche,
sauf le cas de dilatation considérable du ventricule droit
coïncidant avec une diminution de volume du ventricule
gauche.

L'aorte ascendante est toujours un peu à droite de
l'axe de la colonne vertébrale ; par conséquent, il faut
aller chercher les tons et les murmures de cette artère
au delà de la ligne médiane et un peu à droite du sternum. La base du cœur, et, par conséquent, les valvules
aortiques et pulmonaires, sont presque invariablement situées derrière la partie moyenne du sternum, et ne se
trouvent un peu plus bas que dans le cas de dilatation
avec hypertrophie du cœur. La position du ventricule
droit est variable et ne peut être déterminée, à moins

qu'on ne se soit assuré auparavant de celle du ventricule gauche et de l'aorte ; elle ne fournit aucune indication spéciale. Même remarque relativement à la position de l'artère pulmonaire.

§ 3. Une chose fort importante, c'est de déterminer si les murmures qu'on perçoit se produisent dans le cœur et dans les artères, ou dans le péricarde ; car les murmures qui ont leur origine dans le péricarde peuvent s'entendre dans les mêmes points que les murmures qui ont le cœur et les artères pour point de départ.

Si le murmure a une durée trop courte, ou si les mouvements du cœur sont trop peu distincts au toucher, ou trop irréguliers pour nous permettre de décider la question avec les données que nous venons d'établir précédemment, on peut encore assez souvent arriver, en comparant tous les signes présents, à diagnostiquer avec assez de précision, sinon avec une certitude complète, l'origine d'un murmure particulier. Ainsi, les murmures qui se produisent dans le cœur et dans les artères sont occasionnés par des changements dans l'état de leur membrane interne, et en particulier des valvules. Ces changements, par leur influence sur la circulation, par les effets qu'ils produisent dans le cœur et dans l'aorte, se traduisent en général par d'autres signes, aussi bien que par des murmures. D'un autre côté, les exsudations qui donnent naissance à des murmures péricardiaques sont très-souvent associées à un épanchement séreux, en quantité suffisante pour que la percussion puisse en faire reconnaître la présence.

§ 4. Une fois que l'on a reconnu que le péricarde est le point de départ du murmure que l'on entend, il faut ensuite chercher à déterminer si ce murmure se produit à la surface interne ou à la surface externe de cette membrane, c'est-à dire si la condition morbide qui en occasionne le développement existe en dedans ou en dehors du péricarde. Ainsi que nous l'avons dit plus haut, le caractère du murmure lui-même ne peut servir au diagnostic; il nous faut donc prendre en considération les signes fournis par la percussion, la position du cœur et le point précis où le murmure se fait entendre. Si la percussion indique la présence d'un épanchement à la région du cœur, et si le cœur n'est cependant pas déplacé, nous pouvons en conclure que l'épanchement occupe le péricarde, et il est dès lors très-probable que le murmure procède de la surface interne de cette membrane. Mais si en même temps que nous déterminons l'existence d'un épanchement à la région précordiale, nous reconnaissons que le cœur est chassé de sa position naturelle, nous sommes amenés à conclure que l'épanchement est situé en dehors du péricarde, c'est-à-dire dans la plèvre, et que, suivant toutes probabilités, le murmure se produit à la surface externe du péricarde. Si la percussion n'indique pas d'épanchement, et si le murmure s'entend à son maximum à la partie moyenne du sternum, c'est que ce murmure est formé dans le péricarde; mais si on l'entend à son maximum à la périphérie du sternum ou au delà, il y a doute sur le point de savoir si l'altération morbide existe en dedans ou à l'extérieur du péricarde.

§ 5. Après avoir déterminé si le murmure se produit dans le cœur ou dans l'aorte, et s'être assuré des points du thorax où ce murmure s'entend à son maximum, il reste encore à décider, mais seulement dans le cas où le murmure s'entend dans une étendue considérable, s'il a un ou plusieurs siéges. Pour arriver à cette détermination, il faut faire un examen comparatif des autres signes présents. Nous avons déjà fait observer que des changements survenus à la face interne du cœur et de l'aorte, et particulièrement dans leurs valvules, donnent naissance à des murmures. Ces changements produisent de plus des troubles dans la circulation générale, et ces troubles de la circulation générale amènent à leur suite une variété de phénomènes, et parmi eux, le plus souvent, des altérations dans la forme, dans le volume, dans la nutrition du cœur, altérations qui fournissent à leur tour leurs indications spéciales. Nous pouvons donc, à l'aide d'un groupe de signes, en corriger un autre, et arriver, en les comparant, à des conclusions exactes.

§ 6. Le siége du ton ou du murmure déterminé d'une manière satisfaisante, il reste à s'assurer si le ton ou le murmure est isochrone avec la systole ou la diastole du cœur ; ce à quoi l'on arrive généralement en tenant compte de rhythme des tons ou des murmures ; car l'intervalle entre le second ton ou murmure et le premier ton ou murmure de la seconde reprise est, règle générale, plus considérable que l'intervalle du premier et du second ton ou murmure. Toutefois, lorsqu'on n'est pas très-expert en auscultation, il vaut mieux chercher avec le doigt à sentir l'impulsion du cœur, tandis qu'on a l'oreille appliquée sur la région précordiale. Le ton ou murmure isochrone avec l'impulsion du cœur correspond à la systole du cœur ou premier ton ; le ton ou murmure qu'on entend après l'impulsion du cœur est isochrone avec le commencement de la diastole ou le second ton. Cette combinaison de l'auscultation avec la palpation de l'impulsion du cœur est plus particulièrement nécessaire quand on recherche les tons ou les murmures qui appartiennent à l'aorte et à l'artère pulmonaire. En effet, les battements du cœur sont souvent tellement irréguliers, que les personnes les plus exercées à l'auscultation ne pourraient décider, au rhythme des tons ou des murmures, quel est le premier, quel est le second. Dans ces cas il faut, de toute nécessité, consulter l'impulsion du cœur ; et cette remarque trouve son application, même lorsqu'on n'entend qu'un seul ton ou murmure.

**b. Signification des tons et des murmures que l'on entend dans les ventricules, dans l'aorte et l'artère pulmonaire.**

**§ 1. A. *Dans le ventricule gauche, pendant la systole.***

α. *Un ton sans murmure* (1$^{er}$ ton) indique que la valvule mitrale remplit convenablement ses fonctions et qu'il n'y a pas reflux du sang du ventricule dans l'oreillette gauche.

β. *Un murmure seul* (1$^{er}$ murmure) indique, ou bien une occlusion imparfaite de la valvule mitrale pendant la systole[1] et le frottement du sang contre quelques parties rugueuses des valvules pendant le reflux du sang du ven-

---

[1] M. Skoda défend encore, on le voit, l'opinion anciennement reçue qu'un bruit de souffle au premier temps et à la pointe du cœur indique toujours et nécessairement l'insuffisance de la valvule mitrale. Cette opinion ne compte que peu de partisans aujourd'hui. Les faits nombreux rassemblés par M. Briquet, et surtout par M. Beau, ont mis hors de doute que l'on avait à tort négligé le rétrécissement pour ne s'occuper que de l'insuffisance, et qu'il était beaucoup plus rationnel, beaucoup plus conforme à la sévère observation de rapporter au rétrécissement les bruits morbides attribués jusque-là à l'insuffisance. Un murmure seul, au premier temps, n'indique donc pas, en général, une occlusion imparfaite de la valvule mitrale pendant la systole, mais bien un rétrécissement plus ou moins prononcé de l'orifice correspondant.

*(Note du traducteur.)*

17

tricule dans l'oreillette gauche ; ou bien la rencontre de deux colonnes de sang, l'une venant de l'oreillette gauche, l'autre arrivant rapidement du ventricule gauche. Le murmure peut aussi dépendre du frottement du sang contre des irrégularités existant à la face interne du ventricule gauche, autour de l'orifice artériel, inégalités qui n'empêchent pas l'occlusion complète de la valvule mitrale ; ou il peut être le résultat de la combinaison de la première et de la seconde de ces causes.

Lorsque l'occlusion de la valvule mitrale n'est pas complète, une portion du sang reflue, à chaque systole, du ventricule dans l'oreillette gauche, produit la dilatation de l'oreillette gauche, des veines et des artères pulmonaires, de sorte que le ventricule droit est obligé de redoubler d'efforts pour chasser le sang au dehors, à travers ces vaisseaux distendus. L'artère pulmonaire, ainsi fortement dilatée, presse avec une force redoublée sur le sang qu'elle contient et le chasse plus énergiquement et plus brusquement sur les valvules semi-lunaires pendant la diastole du cœur ; de là un renforcement du second ton de l'artère pulmonaire [1].

[1] Ce renforcement du second bruit de l'artère pulmonaire est, en effet, un phénomène très-fréquent, non-seulement dans l'insuffisance simple de la valvule mitrale, affection extrêmement rare, mais encore dans le rétrécissement de l'orifice correspondant avec ou sans insuffisance. Je dois déclarer cependant qu'il m'est arrivé de ne pas le rencontrer dans plusieurs cas de ce genre, et cela sans que l'examen nécroscopique m'ait montré plus tard cette perte d'élasticité des parois de l'artère pulmonaire, à laquelle M. Skoda rapporte l'absence de ce phénomène. En revanche, je l'ai constaté dans plusieurs autres cas dans lesquels la valvule mitrale était parfaitement saine, entre autres, dans un cas où l'artère pulmonaire était fortement amincie et dilatée. Je ne saurais, par conséquent, attacher à ce signe la valeur importante que lui attribue M. Skoda ; surtout *en l'absence de ton et de murmure au niveau du ventricule*

Il ne suffit pas de la présence d'un murmure se faisant entendre sur le ventricule gauche pendant la systole du cœur, pour faire conclure à l'insuffisance de la valvule mitrale; il faut encore s'assurer qu'il y a renforcement du second ton de l'artère pulmonaire. Si ce ton n'est pas renforcé, le murmure indique seulement des rugosités à la surface des valvules ou de la membrane interne du ventricule, vers l'orifice artériel. C'est parce que, au niveau de ces points, le courant sanguin est animé d'une assez grande vitesse, que le frottement donne lieu à un murmure; des rugosités, s'élevant vers la pointe ou vers le milieu de la hauteur du ventricule, ne donnent lieu à aucun murmure.

Le renforcement du second ton de l'artère pulmonaire accompagne presque constamment l'insuffisance de la valvule mitrale, et ce renforcement ne manque, je crois, que lorsque les parois de l'artère pulmonaire ont perdu leur élasticité et ne se rétractent pas rapidement après l'extension.

Lorsque la membrane interne du ventricule gauche est enflammée, dans l'endocardite, un murmure systolique se produit dans ce ventricule, pourvu qu'il y ait quelque altération de la valvule mitrale, tuméfaction du bord libre, allongement ou raccourcissement des cordons tendineux, excroissances sur les valvules ou sur les tendons, dépôt de matière fibrineuse sur ces derniers, rugosité de la surface ventriculaire, vers l'*ostium arteriosum*. Il suit de là qu'un murmure systolique que l'on entend au niveau du ventricule gauche n'annonce l'endocardite qu'autant qu'il est associé aux troubles des fonctions organiques

*gauche pendant la systole et la diastole,* comme le dit un peu plus loin le savant professeur de Vienne.　　　(*Note du traducteur.*)

qui accompagnent ordinairement l'endocardite, pourvu qu'il n'existât pas de murmure avant ces troubles fonc-tionnels.

γ. *Un ton associé à un murmure a la même signifi-cation qu'un murmure sans ton.* Par exemple, le ton peut résulter de l'occlusion parfaite de la valvule, et le murmure de rugosités à la surface du ventricule, vers l'*ostium arteriosum*; ou bien le ton peut résulter de la distension de quelqu'une des poches de la valvule mitrale qui conservent leur état normal, tandis que leur occlu-sion parfaite est empêchée par des conditions anormales du reste de leur bord, et qu'il se produit ainsi un murmure; ou bien le ton peut provenir de l'impulsion du cœur et le murmure de l'insuffisance de la valvule mitrale.

δ. *L'absence de tons et de murmures est un phéno-mène de nulle valeur, en tant que signe de la conforma-tion particulière de la valvule mitrale.* En pareille cir-constance, il faut, pour déterminer si les valvules ferment ou non, prendre très-attentivement en considération tous les phénomènes coexistants. Le ton peut manquer, alors que l'occlusion des valvules est parfaite et qu'il n'y a pas reflux du sang, si quelques-unes de ces conditions, qui rendent ce ton sourd, existent à un assez haut degré.

Le murmure peut manquer également, bien qu'il y ait insuffisance de la valvule mitrale, si, dans son reflux, le sang ne frotte pas sur une face rugueuse ou ne coule pas avec une trop grande rapidité. Cependant, l'absence de murmure avec insuffisance des valvules est un fait plus rare que l'absence de ton avec occlusion parfaite de ces mêmes valvules. Si l'on n'entend ni ton, ni murmure sur le ventricule gauche, pendant la systole, il faut alors tour-ner son attention vers l'état du second ton de l'artère pulmonaire, et s'assurer s'il existe un murmure diastolique vers le ventricule gauche. Si le second ton de l'artère pulmonaire a subi un renforcement et si le second ton est remplacé, au niveau du ventricule gauche, par un murmure, il est plus que probable que la valvule mitrale ne ferme pas bien l'orifice, ces derniers phénomènes indiquant un rétrécissement de la valvule mitrale, et ce rétrécissement existant très-rarement sans insuffisance.

Dans les cas où le second ton de l'artère pulmonaire est renforcé, si le ton et le murmure font défaut dans le ventricule gauche, pendant la systole du cœur, et si le second ton du ventricule gauche n'est pas accompagné d'un murmure ou si on ne peut pas l'entendre, on ne peut pas être autorisé à considérer la valvule mitrale comme insuffisante, à moins qu'on ne puisse trouver à l'hypertrophie du ventricule droit d'autres causes que l'insuffisance de cette même valvule. Cette hypertrophie du ventricule droit peut reconnaître bien d'autres causes, ainsi des courbures de l'épine, des exsudations abondantes et anciennes sans marasme, etc.

ε. *On peut entendre quelquefois dans le ventricule gauche, pendant la systole, un son (Schall) d'un caractère tellement mal défini, qu'on ne peut le classer ni parmi les tons ni parmi les murmures.* Pour déterminer, dans ces circonstances, la conformation de la valvule mitrale, on doit se conformer aux mêmes règles que celles établies plus haut pour les cas où manquent à la fois le ton et le murmure.

**B. *Dans le ventricule gauche, pendant la diastole.***

α. *Un ton sans murmure (2e ton)* indique qu'il n'y a pas de rétrécissement de l'orifice auriculo-ventriculaire gauche, et que le sang, en passant de l'oreillette gauche dans le ventricule gauche, ne coule pas sur une surface rugueuse.

β. *Un murmure accompagné d'un ton ou un murmure seul* indiquent ou bien un rétrécissement de l'orifice auriculo-ventriculaire gauche (*ostium venosum*) avec rugosités à la surface du canal rétréci[1], ou la présence de saillies rugueuses sur la surface auriculaire de la valvule mitrale, sans rétrécissement de l'orifice correspondant. Le rétrécissement de l'orifice auriculo-ventriculaire gauche occasionne l'accumulation du sang dans l'oreillette gauche, dans les veines et dans l'artère pulmonaires, et produit, bien plus facilement que l'insuffisance simple de la valvule mitrale, l'hypertrophie avec dilatation du ventricule droit et le renforcement du second ton de l'artère pulmonaire. Le renforcement du second ton ne s'observe pas lorsqu'il y a seulement des rugosités à la sur-

---

[1] Même remarque que précédemment, mais en sens inverse. Un murmure au deuxième ton n'est pas, à beaucoup près, comme nous l'avons dit, le signe le plus général du rétrécissement de l'orifice auriculo-ventriculaire ; c'est, au contraire, une espèce d'anomalie. Consulter à cet égard un intéressant mémoire de M. Hérard : *Des signes stéthoscopiques du rétrécissement de l'orifice auriculo-ventriculaire gauche et spécialement du bruit de souffle au deuxième temps* (In *Arch. de méd.*, t. II, p. 543, 5ᵉ série, 1853). Dans ce mémoire, M. Hérard a cherché à concilier les opinions fort divisées au sujet du diagnostic de cette altération valvulaire, en s'efforçant de prouver par les faits cliniques que le rétrécissement de l'orifice auriculo-ventriculaire gauche du cœur est susceptible de produire, avec des degrés divers de fréquence toutefois : un bruit de souffle au premier temps (*systolique*), un bruit de souffle un peu avant le premier temps (*présystolique*), un bruit de souffle au deuxième temps (*diastolique*), et qu'enfin quelquefois, surtout chez les vieillards, il ne s'annonce par aucun bruit anormal. Consulter également la discussion à laquelle ce mémoire a donné lieu au sein de la Société des hôpitaux (*Bulletin de la Soc. méd. des hôpitaux* et l'*Union médicale*, 1853).                    (*Note du traducteur.*)

face auriculaire de la valvule mitrale, sans rétrécissement de l'orifice correspondant, à moins que ce renforcement ne soit produit accidentellement par quelque autre cause.

Plus le rétrécissement de l'orifice est porté loin, et plus il faut de temps pour que le sang passe de l'oreillette dans le ventricule ; plus, par conséquent, le murmure est prolongé et sonore. C'est dans les cas de cette espèce surtout, que la main, appliquée sur la région précordiale, perçoit des vibrations, phénomène que Laënnec a désigné sous le nom de *frémissement cataire.*

Ces vibrations sont souvent visibles, et le murmure ressemble alors au bourdonnement d'une cloche dans le lointain. Le murmure qui résulte du rétrécissement de l'orifice auriculo-ventriculaire gauche peut se prolonger de manière à s'interrompre seulement momentanément pendant la systole, en particulier si les battements du cœur sont rapides. Un observateur peu expérimenté pourrait trouver difficile, dans ce cas, de décider avec l'oreille seule si le murmure se produit pendant la systole ou pendant la diastole ; il fera bien, par conséquent, d'aider son jugement par la palpation et de s'assurer, de plus, s'il existe ou non un frémissement cataire pendant la diastole.

γ. *L'absence de ton et de murmure n'a aucune signification distincte.* Par conséquent, il faut accorder une attention toute particulière à la nature du second ton de l'artère pulmonaire et au premier ton ou murmure, et, par-dessus tout, à l'état de la valvule mitrale pendant la systole ventriculaire, si l'on veut avoir une idée satisfaisante de sa condition pendant la diastole. Si le premier ton s'entend, sans murmure, dans le ventricule gauche, et si le second ton de l'artère pulmonaire n'a pas subi de renforcement, nous n'avons aucune raison pour admettre un état anormal de la valvule mitrale ; mais si l'on entend un murmure systolique au niveau du ventricule gauche, et si le second ton de l'artère pulmonaire est renforcé , l'absence du second ton dans le ventricule gauche doit être rapportée à l'insuffisance de la valvule mitrale.

La présence d'un murmure systolique dans le ventricule gauche, avec absence de ton et de murmure pendant la diastole, et le renforcement du second ton de l'artère pulmonaire, sont des signes qui annoncent, dans la plupart des cas, l'insuffisance de la valvule mitrale, sans rétrécissement de l'orifice correspondant ; mais ils n'excluent pas en même temps l'existence d'un rétrécissement de ce genre. Dans le cas de rétrécissement de l'orifice auriculo-ventriculaire gauche, rétrécissement qui est presque toujours associé à l'insuffisance de la valvule correspondante, le murmure diastolique est, en général, fort et prolongé, tandis que le murmure systolique est faible, de courte durée ou à peine saisissable ; mais il y a des exceptions à cette règle, car le murmure systolique peut être fort et prolongé, tandis que le murmure diastolique est faible, court et imperceptible. Ces différences dépendent très-probablement de la forme et de la direction du canal rétréci, et de la situation des surfaces rugueuses.

Enfin, lorsque les mouvements du cœur sont précipités, le murmure systolique peut être confondu avec le murmure diastolique, de sorte que l'on n'entend qu'un seul murmure prolongé, commençant avec la systole, continuant pendant la première partie de la diastole et s'interrompant seulement pendant le très-court intervalle qui correspond à la période de repos du ventricule. Ce murmure double, combiné, n'est nullement susceptible d'être distingué d'un murmure simple prolongé, et c'est seulement lorsque les battements du cœur se ralentissent qu'on le voit se résoudre en deux murmures distincts.

δ. En l'absence de ton et de murmure au niveau du ventricule gauche, pendant la systole et la diastole, il est impossible d'affirmer l'existence d'une condition anormale quelconque, insuffisance ou rétrécissement de la valvule mitrale, à moins que le second ton de l'artère pulmonaire ne soit distinctement renforcé et que ce renforcement ne puisse être rapporté à aucune autre cause.

ε. *Un son (Schall) indéterminé et que l'on ne peut regarder ni comme un ton, ni comme un murmure, peut se faire entendre quelquefois dans le ventricule gauche, non-seulement pendant la systole, mais encore pendant la diastole du cœur.* Dans ce cas, on ne peut tirer d'autres conclusions que s'il n'y avait ni ton ni murmure.

### § 2. A. *Dans le ventricule droit, pendant la systole.*

α. *Un ton sans murmure* (1$^{er}$ ton) indique que la valvule tricuspide ferme bien l'orifice, et par conséquent qu'il n'y a pas de reflux de sang du ventricule droit dans l'oreillette droite pendant la systole ventriculaire.

β. *Un murmure seul ou un ton accompagné d'un murmure* indique, ou bien l'occlusion incomplète de la valvule tricuspide avec rugosités sur son bord libre, ou bien la présence de rugosités sur le *conus arteriosus* (*infundibulum*), la valvule remplissant parfaitement son office, mais ce dernier cas est rare. Lorsque la valvule ferme parfaitement, le murmure systolique reconnaît plus souvent pour cause des rugosités sur les cordons tendineux qui s'insèrent sur la cloison des ventricules, près du *conus arteriosus*, que des rugosités sur la surface du *conus arteriosus* lui-même.

L'insuffisance de la valvule tricuspide amène l'accumulation du sang dans l'oreillette droite, la veine cave, etc.; de là résulte le gonflement des veines du cou qui, sans cela, seraient rétractées et affaissées, au moins tant que la tête et le cou se trouvent dans une position plus élevée que le thorax, l'abdomen et les extrémités inférieures. Le sang repoussé, à chaque systole du ventricule, dans l'oreillette droite, détermine une accumulation du sang dans les veines caves; les veines jugulaires sont pleines et distendues; et à chaque diastole elles semblent se rétracter et s'affaisser. C'est ce phénomène qui représente ce qu'on a appelé pulsations des veines jugulaires, pulsations visibles à l'œil, mais qui ne sont pas sensibles au toucher. Les ondulations du sang peuvent cependant être senties lorsque la distension des veines est considérable, en particulier dans la veine sous-clavière, lorsqu'elle proémine au-dessus de la clavicule.

L'insuffisance de la valvule tricuspide se reconnaîtra donc à la présence d'un murmure systolique dans le ventricule droit, coïncidant avec des pulsations isochrones des veines jugulaires. Le murmure systolique seul, sans les battements ou la distension des veines jugulaires, n'indique pas l'insuffisance de la valvule tricuspide. Si ce murmure existe avec une simple distension des veines sans pulsations de celles-ci, la valvule tricuspide peut encore être insuffisante; mais, dans ce cas, il faut ou bien que l'action du cœur soit faible, ou bien que l'insuffisance de la valvule soit peu prononcée et qu'il rentre peu de sang dans l'oreillette à chaque systole du ventricule [1].

[1] Je présenterai ici mes objections aux opinions mises en avant par

*γ. L'absence de ton et de murmure, ou la présence d'un son (Schall) d'un caractère si peu défini, qu'on ne peut*

Hamernjk relativement aux usages des valvules des veines du cou et à la circulation du sang dans les veines caves. Tout ce qui suit a été en grande partie professé par moi, depuis 1836.

Les valvules des veines ont pour but, non pas de faciliter le cours du sang vers le cœur ou de diminuer le poids des colonnes de sang, mais seulement de limiter aux grosses veines le reflux inévitable du sang produit par les mouvements du corps ou par une pression sur une partie quelconque, et, par conséquent, d'empêcher des lésions des vaisseaux capillaires. Ainsi, par exemple, en frottant le bras de haut en bas et en le pressant en même temps, on produirait une rupture des capillaires, n'étaient les valvules des veines ; bref, sans ces valvules, toute contraction subite des muscles volumineux aurait presque constamment pour résultat un épanchement de sang.

Les valvules des veines du cou n'ont pas d'autre fonction que celle-ci ; et, très-certainement surtout, elles ne remplissent pas le rôle qui leur a été attribué par Hamernjk : à savoir de servir de points fixes aux colonnes de sang des veines caves pendant l'expiration ordinaire, de manière à rendre possible la pénétration du sang dans le ventricule droit par les mouvements d'expiration.

Le poumon, à l'état normal, possède une contractilité qui détermine la voussure supérieure du diaphragme et la dépression des espaces intercostaux ; cette contractilité ne cesse pas avec l'expiration. On peut s'assurer par des expériences sur des animaux vivants dont les poumons sont sains que lorsque le thorax est ouvert, le poumon se réduit souvent à plus de moitié du volume qu'il avait vers la fin de l'expiration, alors que le thorax n'était pas ouvert. La persistance de la contractilité du poumon chez l'homme pendant l'expiration et jusqu'à la fin de celle-ci est prouvée par ce fait que chez les personnes en santé le son de percussion est tout aussi peu tympanique pendant l'expiration que pendant l'inspiration, tandis que la perte de contractilité dans l'état de maladie se manifeste par la présence d'un son tympanique pendant l'inspiration et pendant l'expiration ; la présence du son tympanique, pendant l'expiration seulement, indique une diminution dans la contractilité. Par conséquent, le poumon sain exerce une traction sur les parois du thorax et sur les parties contenues dans la cavité thoracique pendant l'inspiration et l'expiration, et cette traction est plus grande pendant l'inspiration que pendant l'expiration. Toutefois, la différence ne saurait

*le classer ni parmi les tons ni parmi les murmures, ne fournissent aucune indication précise.* Dans ces cas, pour

être considérée comme suffisante pour rendre compte de tout élargissement ou rétrécissement perceptible des veines caves pendant les mouvements respiratoires ; car la tension des espaces intercostaux n'éprouve pas de rémission sensible pendant une expiration calme.

Lorsque la respiration est calme, aucune pression n'est exercée sur la veine cave, non plus que sur aucun des organes thoraciques pendant l'expiration, et, par conséquent, le sang contenu dans la veine cave n'est pas refoulé en haut, non plus que les valvules des veines du cou ne sont mises en action. Le foie n'a pas besoin de se déplacer d'une manière si extraordinairement originale dans le but de servir de soupape à la veine cave inférieure.

La pression des parois thoraciques sur les poumons et, par l'intermédiaire de ceux-ci, sur les organes contenus dans le thorax ne se produit pendant l'expiration que lorsque la contractilité du poumon est insuffisante pour chasser l'air qu'il contient. Dans ces cas, le sang est refoulé en arrière de la veine cave dans les veines du cou et des extrémités, et, n'était la présence des valvules, la veine cave serait complétement remplie de sang dans la limite du degré de pression exercée sur elle par les poumons. Il n'est donc pas besoin d'une soupape dans la veine cave entre le thorax et l'abdomen, parce qu'à chaque expiration forcée les organes de l'abdomen éprouvent la même pression que les poumons, et que le sang, dans la veine cave inférieure et dans les veines hépatiques, est aussi fortement pressé que dans la veine cave supérieure.

Avons-nous besoin de nous appuyer sur ce fait que le sang n'est pas chassé des veines caves dans les oreillettes ou dans les ventricules du cœur pendant l'expiration forcée ? La contractilité des poumons, lorsque l'expiration est calme, et la pression des parois thoraciques, lorsque l'expiration est forcée, agissent exactement de même sur le cœur que sur les veines caves. Je n'ai pas l'intention de passer en revue les différentes théories d'Hamernjk, qui résultent de ses opinions relativement à l'influence de l'expiration sur la circulation du sang. J'ajouterai seulement quelques remarques relativement au *pouls veineux.*

Le reflux du sang dans les veines caves pendant une expiration forcée est produit par la pression des parois du thorax et de l'abdomen, par la contraction de l'oreillette droite et par la contraction du ventricule droit, lorsque la valvule tricuspide est insuffisante. Le reflux du

arriver à quelque probabilité relativement aux conditions
de la valvule tricuspide, il faut procéder de la manière

sang dans la veine cave devient manifeste dans les veines du cou, ou
bien lorsque le sang est refoulé dans leur intérieur, ou bien lorsqu'il est empêché dans sa progression en avant. Dans le premier cas,
les valvules des veines cervicales ne remplissent pas leur fonction ;
dans le second, elles la remplissent convenablement. Tant que leurs
valvules fonctionnent, ces veines ont seulement à supporter la pression du sang, qui vient en arrière, et ne sont, par conséquent, que
peu distendues ; mais si elles ne ferment pas, elles ont à supporter une augmentation de pression, qui est exercée sur les organes
thoraciques et abdominaux pendant une expiration forcée, et ell s
sont bientôt fortement distendues.

Lorsque l'expiration est accomplie par la contractilité pulmonaire
seule, on n'observe qu'une ondulation très-légère, ou même nulle,
dans les veines du cou, pendant les mouvements respiratoires, et
cela est vrai, même lorsque les valvules ne ferment pas. L'élargissement de la veine cave, bien que peu considérable, qui se produit dans le thorax pendant l'inspiration, à la suite de l'augmentation de pression exercée sur la veine cave inférieure par la contraction des muscles abdominaux, est compensé par la contraction
qu'elle subit dans le thorax pendant l'expiration, à la suite de la dilatation de la veine cave abdominale et de la diminution de pression
que supporte la veine cave inférieure. Lorsque la contractilité pulmonaire est insuffisante par elle-même pour chasser l'air, les veines
cervicales, si leurs valvules sont insuffisantes, se distendent, le sang
est chassé en arrière de la veine cave dans ces veines pendant l'expiration ; si les valvules ferment exactement, et si le sang est retenu
dans la veine cave, les veines cervicales seront également distendues d'une manière aussi soudaine, mais moins prononcée.

Pendant l'inspiration, le gonflement des veines cervicales diminue
ou disparaît. Le gonflement et l'affaissement de ces veines pendant
les mouvements respiratoires ne constitue pas ce qu'on appelle le
pouls veineux.

La contraction de l'oreillette droite, qui a pour but de chasser
le sang dans le ventricule, doit également causer un reflux du sang
dans la veine cave, et ce reflux devient visible dans les veines cervicales, même si leurs valvules ferment, toutes les fois que le sang
qu'elles contiennent presse sur le sang de la veine cave, ou le sang
de la veine cave sur celui contenu dans les veines cervicales. Dans
ces cas, l'impulsion communiquée aux valvules par le reflux du

que nous avons recommandée pour s'assurer de la condition de la valvule mitrale, dans les cas où tons et mur-

sang se communique nécessairement aux colonnes de sang situées
au-dessus des valvules; les ondulations ainsi produites sont isochrones avec l'augmentation des colonnes de sang, qui survient
pendant l'occlusion des valvules et qui est produite par le reflux in-
cessant du sang.

Dans l'état de santé, la veine cave n'est jamais complétement
remplie de sang, et, par suite, le sang dans les veines cervicales ne
presse pas sur celui de la veine cave, tant que la tête est plus élevée que le thorax. Dans cette position, un reflux modéré du sang
pourrait avoir lieu, sans qu'il se manifestât dans les veines cervica-
cales; mais si la tête est située plus bas que le thorax, les veines
cervicales se gonflent, parce que le sang de la veine cave repose alors
sur le sang contenu dans les veines, et ce reflux de sang dans la
veine cave se manifeste sous forme d'ondulation dans les veines cervicales.

Chez les personnes bien portantes, on ne voit aucun mouvement
ondulatoire dans ces veines, même lorsqu'elles sont considérablement gonflées et que la tête est dans une position déclive. La raison en est que dans les circonstances normales, l'oreillette droite ne
se contracte pas assez pour communiquer un mouvement au sang.
Dans l'état pathologique, au contraire, et en particulier lorsqu'elle
est fortement distendue par suite d'une obstruction à la circulation
pulmonaire, l'oreillette droite se contracte vigoureusement, et ces
contractions produisent des battements dans les veines cervicales.
Ces contractions peuvent se montrer dans le cours de la diastole
ventriculaire ou précéder un peu la systole ventriculaire; deux, et
même trois contractions peuvent être associées à une seule systole.

Lorsque la valvule tricuspide est insuffisante, le reflux du sang
se fait dans la veine cave à chaque systole ventriculaire; l'ondulation qui en est le résultat refoule le sang dans les veines cervicales,
quoique leurs valvules soient fermées, et détermine des battements
dans ce point, pourvu que le sang contenu dans les veines cervicales repose sur le sang contenu dans la veine cave.

L'expérience nous apprend que les contractions de l'oreillette
droite peuvent être isochrones avec la systole ventriculaire: on ne
saurait donc considérer les battements des veines cervicales comme
indiquant l'insuffisance de la valvule tricuspide, à moins qu'il n'y ait
en même temps du murmure systolique dans le ventricule droit.
Les battements des veines cervicales produits par la contraction de

mures font défaut dans le ventricule gauche pendant la systole, à cette différence près que, dans le premier cas, il faut avoir égard au renforcement du second ton de l'artère pulmonaire, et, dans le second, à l'état des veines jugulaires.

### B. *Dans le ventricule droit, pendant la diastole.*

δ. Je n'ai jamais observé de murmure diastolique au niveau du ventricule droit. Le rétrécissement de l'orifice auriculo-ventriculaire droit est très-rare. La signification du second ton dans le ventricule droit, de sa présence ou de son absence, peut être déduite de ce qui précède.

### § 3. A. *Dans l'aorte, pendant la systole du cœur.*

α. *Un ton sans murmure* (1$^{er}$ ton) n'indique pas nécessairement que l'aorte soit dans des conditions parfaitement normales. Ce ton s'entend très-fort pendant les battements violents d'un cœur augmenté de volume, alors même que les parois de l'aorte sont saines et la largeur de cette artère en rapport avec le volume du cœur. Ce ton est sourd lorsque les parois de l'aorte sont plus épaisses et moins élastiques qu'à l'état normal, quand les battements du cœur sont faibles et quand le diamètre de l'aorte est ou trop large ou trop petit, par rapport aux dimensions du cœur.

l'oreillette droite ne se continuent pas pendant toute la durée de la systole ventriculaire ; plusieurs pulsations veineuses peuvent correspondre à une seule systole, et un mouvement ondulatoire des veines cervicales peut être produit seulement par des mouvements violents du cœur, indépendamment de toute contraction de l'oreillette droite ou d'insuffisance de la valvule tricuspide.

(Note de l'auteur.)

β. *Un murmure seul, ou un ton accompagné d'un mur-mure*, indique la présence de plaques rugueuses à la face interne de l'aorte ou à la face inférieure des valvules semi-lunaires. Mais un murmure d'un caractère sourd peut se montrer dans l'aorte, indépendamment de ces condi-tions anormales.

γ. *L'absence de ton et de murmure ou la présence d'un son (Schall) d'un caractère assez indéterminé pour ne pou-voir être rangé ni parmi les tons, ni parmi les murmures,* sont dues à une exagération des mêmes causes qui don-nent lieu à l'obscurité du premier ton de l'aorte.

**B. *Dans l'aorte, pendant la diastole du ventricule.***

α. *Un ton sans murmure* (2ᵉ ton) indique l'occlusion parfaite des valvules aortiques. Ce ton est fort et très-distinct, lorsque les parois de l'aorte et les valvules aor-tiques sont saines et les battements du cœur énergiques; mais il devient sourd lorsque les valvules aortiques et les tuniques de l'artère sont plus épaisses et moins élastiques qu'à l'état normal, lorsque les battements du cœur sont faibles, et dans le cas d'insuffisance ou de rétrécissement de la valvule mitrale. Dans quelques cas, le second ton de l'aorte a un caractère retentissant (*Klang*) et se transforme réellement en un véritable son musical. Ce second ton métallique (*klingenden*) ne s'entend que chez les vieillards. Dans un cas où il était très-marqué, j'ai trouvé, après la mort, l'aorte ascendante et la crosse de cette artère, ainsi que les gros troncs artériels qu'elle fournit, convertis en des canaux presque solides par la déposition de maté-riaux calcaires, les valvules aortiques étant parfaitement saines.

β. *Un murmure sans ton*, lorsqu'il se prolonge et qu'il s'entend au-dessus de la base du cœur, indique une insuffisance des valvules aortiques et la présence de rugosités sur le bord libre de ces valvules. Si le murmure est court et s'il ne s'entend qu'en remontant, sur le trajet de l'aorte, c'est qu'il est dû à la présence de rugosités à la face interne de l'aorte ; il est donc impossible, en ne tenant compte que du murmure seulement, de décider si les valvules aortiques ferment ou non complétement.

γ. *Un murmure se terminant par un ton (un murmure borné par un ton)* dépend de la présence de rugosités à la face interne de l'aorte, les valvules aortiques étant suffisantes. Les colonnes de sang qui retombent sur les valvules pendant la diastole donnent lieu à un murmure, par suite du frottement contre les plaques rugueuses de la face interne de l'aorte ; mais le murmure ne continue que pendant que le courant sanguin est en mouvement, et il cesse, par conséquent, avec l'occlusion des valvules, qui elle-même donne lieu à un ton.

δ. *Un murmure accompagné d'un ton, si le murmure a une durée plus longue que le ton*, indique que les valvules aortiques sont distendues par le sang, mais qu'elles sont insuffisantes et que le sang produit un murmure prolongé en rentrant dans le ventricule.

ε. *L'absence de tout ton ou murmure, ou la présence d'un son (Schall) assez sourd pour ne pouvoir être rangé ni parmi les tons, ni parmi les murmures, n'ont aucune signification distincte.* Lorsqu'on n'a que des signes aussi mal définis, on peut encore arriver à quelque notion relativement aux conditions des valvules aortiques, en prenant en considération les conséquences de leur insuffisance. En effet, lorsque les valvules aortiques sont insuffisantes, la puissance dont les artères sont animées pour chasser le sang en avant s'exerce en arrière, sur le ventricule gauche, pendant la diastole, et produit la dilatation avec hypertrophie de ce ventricule. Par conséquent, toutes les fois qu'on découvre les signes de l'hypertrophie du ventricule gauche, et que les signes qui indiquent l'occlusion des valvules aortiques sont eux-mêmes douteux, il est très-probable que ces valvules ne ferment pas; mais si le ventricule gauche a conservé son volume, on peut être certain que les valvules ferment parfaitement, alors même que le second ton aortique serait très-peu distinct ou manquerait même entièrement.

### § 4. A. *Dans l'artère pulmonaire, pendant la systole.*

Dans l'artère pulmonaire, la présence d'un murmure systolique indique parfois une hypertrophie avec dilatation du ventricule droit, occasionnée par une insuffisance de la valvule mitrale. S'il existe quelque communication entre l'artère pulmonaire et l'aorte (persistance du trou de Botal, ouverture d'un anévrysme de l'aorte dans l'artère pulmonaire), on entend un murmure systolique très-fort dans l'artère pulmonaire; murmure qui devient quelquefois continu, tout en se renforçant pendant la systole[1]. Dans le plus grand nombre des cas, la pré-

---

[1] M. Skoda ne dit pas un mot du rétrécissement de l'orifice pulmonaire, dont les caractères sont cependant si nets et si tranchés. Dans le fait que j'ai observé il y a quelques années, il existait à la base du cœur, le long du bord inférieur du troisième cartilage sterno-costal gauche, près du sternum, un murmure très-fort et très-rude, accompagné d'un frémissement cataire. Le murmure se propageait jusqu'au bord droit du sternum, mais pas au delà, tandis qu'on le suivait sur le trajet de l'artère pulmonaire jusqu'au sommet du

sence d'un murmure dans l'artère pulmonaire, pendant la systole du cœur, ne dépend d'aucune altération de structure de l'artère, mais d'autres causes non encore expliquées.

**B. Dans l'artère pulmonaire, pendant la diastole.**

Je n'ai jamais observé de murmure dans l'artère pulmonaire pendant la diastole du cœur. L'insuffisance des valvules pulmonaires est une maladie très-rare. Le ton est fort et l'accent tombe sur lui, lorsqu'il y a insuffisance de la valvule mitrale, dans le cas de rétrécissement de l'orifice auriculo-ventriculaire gauche sans insuffisance, ou dans le cas d'hypertrophie avec dilatation du ventricule droit et lorsque le cœur se contracte vigoureusement.

**§ 5. Signification des doubles tons et des doubles murmures.**

*Un double 1er ton, pendant la systole,* peut se montrer dans l'état normal et dans l'état anormal du cœur. Il indique seulement une action irrégulière du cœur, probablement un défaut d'isochronisme dans la contraction des ventricules. *Un double 2e ton, pendant la diastole,* n'indique

sternum ; il n'y avait pas de trace de murmure dans les vaisseaux du cou, non plus que sur le trajet de l'aorte. L'autopsie vint nous montrer un rétrécissement de l'infundibulum du ventricule droit à sa partie supérieure, rétrécissement tel qu'on eût pu tout au plus y glisser une plume d'oie; l'orifice pulmonaire proprement dit, situé à un pouce au-dessus, n'avait qu'un quart de pouce de circonférence. Il existait une perforation congéniale de la cloison ventriculaire, au-dessous de l'aorte. J'ai eu depuis, dans deux autres circonstances, l'occasion de constater un bruit de souffle avec les mêmes caractères, chez deux enfants affectés de cyanose; mais je n'ai pas pu vérifier le diagnostic.     (*Note du traducteur.*)

pas non plus une altération organique du cœur ; il peut dépendre ou du défaut d'isochronisme dans la dilatation des
ventricules, ou bien de ce que les deux tons, ainsi que nous
l'avons fait remarquer, sont les moments (*Momente*) où
l'on perçoit le mieux les murmures faibles appartenant
à un rétrécissement de l'orifice auriculo-ventriculaire gauche et à une insuffisance des valvules aortiques ; ou bien
d'un nouveau second ton, produit par les mouvements du
cœur, indépendamment du 2<sup>e</sup> ton ordinaire.

On peut parfois entendre plus de deux murmures, accompagnés ou non de tons dans l'intervalle compris entre
une systole et une autre systole, lorsqu'il existe à la fois
de l'endocardite et de la péricardite, ou bien lorsque les
valvules se trouvent dans des conditions anormales et
que le péricarde est devenu rugueux. Ce fait peut s'expliquer par cela que les murmures du péricarde ne sont
pas isochrones à ceux de l'endocarde. Nous devons faire
nos efforts pour séparer et saisir à part chaque murmure
et chaque ton ; cela est toujours possible, à l'aide des règles précédentes, pourvu que les mouvements du cœur ne
soient ni trop faibles ni trop rapides ; le murmure ou le
ton une fois bien séparé, il n'y a plus aucune difficulté à
en déterminer la signification.

On rencontre çà et là des cas dans lesquels on entend
simultanément deux murmures dans le même point ; ces
murmures peuvent se produire ou bien dans le même endroit, par exemple dans le ventricule gauche, ou bien l'un
dans l'aorte et l'autre dans l'artère pulmonaire ; on doit se
comporter à leur égard comme dans les autres cas. La
chose principale est de déterminer quel est le siége du
murmure et s'il est isochrone avec la systole ou avec la
diastole du cœur.

## IV. RHYTHME DES BATTEMENTS DU CŒUR.

Les déviations du rhythme normal des battements du cœur sont de plusieurs sortes. Ainsi, le nombre des battements du cœur dans un temps donné peut être anormalement augmenté ou diminué ; de simples battements peuvent être inégaux en durée et en force ; et la relation qui existe entre la longueur de la systole et celle de la diastole peut être altérée. Plusieurs de ces conditions anormales du rhythme du cœur peuvent être mélangées les unes aux autres et leurs combinaisons constituer une autre classe d'irrégularités ; ou bien les mouvements du cœur peuvent être tels qu'il soit impossible de les ramener à un ordre quelconque.

Nous fondons notre jugement, relativement aux mouvements du cœur à l'état normal ou à l'état anormal, sur la nature de l'impulsion, des tons et des murmures et sur l'état du pouls artériel. Or, l'opinion qu'un observateur prendra, dans un cas particulier, relativement au caractère de ces mouvements, dépendra beaucoup des vues qu'il a sur les causes de l'impulsion du cœur et de ses tons ou murmures. Laënnec, par exemple, nous dit que, dans certains cas de palpitations du cœur, on peut observer deux contractions des oreillettes, et même davantage pour une seule contraction des ventricules ; il croyait que le second bruit était le résultat de la contraction des oreillettes. D'un autre côté, M. Bouillaud parle d'une diastole ventriculaire double et même triple qu'on observe parfois associée à une seule systole.

L'impulsion du cœur est une indication certaine de la systole ventriculaire ; mais nous ne pouvons à l'aide des tons décider avec certitude de la nature des mouvements du cœur. Car si nous connaissons *quelques-unes* des causes dont les tons dépendent, nous sommes loin de les connaître toutes.

Les anomalies de rhythme des mouvements du cœur dépendent très-fréquemment d'altérations de structure du cœur ; mais il est certain néanmoins que les irrégularités les plus marquées dans le rhythme, dans l'impulsion et dans les tons peuvent exister dans des cas dans lesquels la structure de l'organe offre en apparence toutes les conditions de l'état normal. D'un autre côté, il n'y a peut-être pas une seule altération organique du cœur et de ses valvules, qui ne puisse exister avec la régularité la plus parfaite dans le rhythme des mouvements du cœur. Aussi, les grandes irrégularités dans le rhythme ne sauraient-elles nous autoriser à affirmer l'existence d'une maladie organique du cœur.

## REMARQUES DU TRADUCTEUR.

Sans renfermer un aussi grand nombre de choses neuves et originales que nous en offrent les chapitres qui précèdent, le chapitre où M. Skoda traite des murmures ou bruits anormaux renferme encore quelques résultats d'observation neufs et intéressants. Citons, par exemple, le renforcement du second bruit de l'artère pulmonaire, dont le savant professeur a certainement exagéré l'importance au point de vue du diagnostic, mais qui n'en est pas moins un phénomène digne d'être mentionné, et tout à fait méconnu avant lui.

Ce que nous aimons à louer sans réserve dans ce chapitre où l'auteur s'éloigne très-peu des idées généralement reçues en auscultation cardiaque, c'est l'ordre parfait qu'il a suivi dans l'étude des divers phénomènes, c'est la clarté, la netteté et la précision des règles qu'il a établies pour le diagnostic des murmures

du cœur, des artères et du péricarde, c'est la simplicité du pro -
cédé à l'aide duquel il a déterminé la signification des bruits
normaux et anormaux dans leurs divers sièges. Beaucoup trou-
veront peut-être puériles et superflues ces répétitions pour
chaque cavité de *ton sans murmure*, *murmure seul*, *ton associé
à un murmure*, *absence de tons et de murmures*. Pour nous, qui
nous rappelons encore les difficultés que nous avons éprouvées
nous-même pendant nos études, pour nous reconnaître au milieu
de cette complication de phénomènes, nous ne pouvons, au contraire, qu'approuver M. Skoda d'avoir présenté dans un cadre
complet et bien fait le tableau des principaux phénomènes qui
peuvent se produire dans chaque ventricule, et en les ratta-
chant à des lésions aussi bien déterminées que possible.

Qu'il nous soit permis cependant de faire quelques réserves
sur deux points. Pourquoi M. Skoda a-t-il cru devoir admettre,
parmi les bruits ou murmures cardiaques, une classe de sons
*d'un caractère tellement mal défini, qu'on ne peut les classer
ni parmi les tons, ni parmi les murmures?* C'est donc ici le
pendant des bruits *indéterminés*, *indistincts*, admis par le savant
professeur parmi les phénomènes d'auscultation des voies respiratoires. L'objection que nous avons présentée ailleurs subsiste
encore ici; nous reconnaissons néanmoins que la forme sous
laquelle M. Skoda représente ces bruits, la place où il les relègue
font disparaître une partie des inconvénients qui pourraient résulter de l'admission de cette singulière catégorie. Mais un autre
point au sujet duquel on regrette, au contraire, que M. Skoda
n'ait pas osé s'affranchir des idées traditionnelles, c'est lorsqu'il
rapporte le murmure seul (*premier murmure*) des ventricules
gauche et droit *à l'occlusion imparfaite de la valvule mitrale
ou tricuspide pendant la systole;* tandis que s'il est un fait d'observation bien établi aujourd'hui, c'est la coïncidence de ce murmure avec un rétrécissement de l'orifice auriculo-ventriculaire.
M. Skoda ajoute plus loin, il est vrai, et en cela il se rapproche
davantage de la vérité, que « lorsque les mouvements du cœur
sont précipités, le murmure systolique peut être confondu avec
le murmure diastolique, de sorte que l'on n'entend qu'un seul

murmure prolongé, commençant avec la systole, continuant pendant la première partie de la diastole et s'interrompant seulement pendant le très-court intervalle qui correspond à la période de repos du ventricule, murmure qui ne saurait être distingué d'un murmure simple prolongé. » Malheureusement M. Skoda affaiblit beaucoup la portée de cette remarque, en posant, un peu plus haut, en règle générale, ce qui est au moins une exception très-rare, qu'un murmure (*deuxième murmure*) dans le ventricule gauche ou droit indique un rétrécissement de l'orifice auriculo-ventriculaire. La théorie a induit ici en erreur M. Skoda.

# DEUXIÈME PARTIE.

EXPOSITION DES PHÉNOMÈNES FOURNIS PAR L'AUSCULTATION ET PAR LA PERCUSSION DANS CHAQUE ÉTAT PARTICULIER DU THORAX ET DE L'ABDOMEN.

Les phénomènes que l'auscultation et la percussion peuvent fournir dans tel ou tel état déterminé des organes thoraciques et abdominaux, se déduisent naturellement de l'explication que j'ai donnée précédemment de ces phénomènes. Mais, pour mieux faire comprendre le sujet en question, je présenterai ici l'application de ces recherches.

## CHAPITRE I.

### ÉTAT NORMAL DES ORGANES THORACIQUES ET ABDOMINAUX.

Le son fourni par la percussion et la sensation de résistance varient beaucoup dans les différentes régions du thorax et de l'abdomen, les organes sous-jacents étant à l'état normal. Le son de percussion varie encore, suivant les individus, dans des points correspondants. Il en est de même pour les phénomènes de l'auscultation.

**A. Phénomènes fournis par la percussion [1].**

A. Variations du son de percussion et de la résistance sur le thorax.

1º *Suivant la région du thorax.* — La moitié droite de la face antérieure du thorax, comprise entre le ster-

[1] Comparer les résultats de la percussion à l'état normal et anor-

num et la région latérale droite d'une part, la clavicule et la cinquième côte d'autre part, fournit à la percussion un son égal, plein, clair, non tympanique et très-peu de résistance. A partir de la sixième côte jusqu'au bord inférieur du thorax, le son devient presque complétement sourd, par suite de la présence du foie, et rappelle le son fourni par la percussion de la cuisse; la résistance est considérable à ce niveau. Le son obscur donné par le foie passe graduellement, en haut au son clair du poumon, et, au bord inférieur du thorax, au son étouffé ou au son clair tympanique de l'intestin. La moitié supérieure du sternum fournit le plus souvent un son aussi plein et aussi clair que la portion voisine du côté droit du thorax; plus bas, et particulièrement à gauche, le son sous le sternum devient plus sourd, par suite de la présence du cœur; le lobe gauche du foie arrive ordinairement jusqu'au cartilage xiphoïde.

A gauche du sternum et en s'éloignant en dehors jusqu'à la région latérale gauche, et de la clavicule jusqu'à la quatrième côte, la surface du thorax fournit à la percussion le même son et la même résistance que les parties correspondantes du côté droit. De la quatrième côte gauche, jusqu'à un pouce au-dessus du bord inférieur de la poitrine ou même jusqu'à ce bord, et du sternum à la région latérale gauche, la percussion fournit un son

mal, tels qu'ils sont exposés par M. Skoda, avec les résultats consignés par M. le professeur Piorry dans ses différents ouvrages sur la percussion, *De la percussion médiate et des signes obtenus par un nouveau moyen d'exploration dans les maladies des organes thoraciques et abdominaux; Du procédé opératoire à suivre dans l'exploration des organes par la percussion médiate ;* enfin, l'*Atlas de plessimétrisme,* publié en 1851 par ce professeur, atlas qui complète ces deux ouvrages.

(Note du traducteur.)

étouffé et moins plein et une résistance plus grande.

La diminution du son est à son maximum dans le point où le cœur se trouve en contact avec la poitrine et aussi dans un espace de demi-pouce et plus autour de ce point. Toutefois, le son, à la région du cœur, n'est pas complétement sourd. L'obscurité du son, que l'on constate au-dessous du cœur, est causée en partie par la présence du lobe gauche du foie. Un pouce au-dessus du bord inférieur du thorax, et même un peu plus haut, on constate généralement le son stomacal ou étouffé, ou très-clair et tympanique ; parfois il est accompagné d'une résonnance métallique (*son humorique* de M. Piorry). Dans la région latérale droite, le son donné par la percussion est clair, mais pas aussi plein que sous les clavicules ; à mesure qu'on s'éloigne de l'aisselle, en descendant, le son devient graduellement plus vide, et vers la sixième côte il est étouffé ; à partir de ce point jusqu'au bord du thorax, il est complétement sourd. Dans la région latérale gauche, le son n'est pas si vide que du côté droit.

En descendant et à partir de la sixième côte gauche, on trouve généralement le son tympanique de l'estomac, étouffé d'abord par la présence de la rate, puis devenant parfaitement clair vers le bord du thorax. En remontant de la sixième côte vers l'aisselle, la percussion fournit ou bien le son non tympanique des poumons, qui est en même temps aussi plein que sous les clavicules, ou une combinaison du son du poumon et du son de l'estomac, qui peut avoir plus d'intensité que le son que l'on perçoit sous les clavicules.

Le son de percussion est moins distinct et la sensation de résistance plus forte à la partie postérieure qu'à la partie antérieure du thorax. Le son est le plus sourd et

la résistance le plus considérable au niveau des omopla-
tès. Le son n'est pas moins sourd au niveau des vertèbres, à moins que la percussion ne soit très-forte. L'espace inter-scapulaire, que l'on peut augmenter en dépla-
çant les omoplates, fournit un son plus sourd et plus vide
et une résistance plus grande que les parties situées au-
dessous de l'aisselle droite; l'obscurité augmente à mesure que l'on remonte. A partir des omoplates et en descendant jusqu'à la troisième ou quatrième fausse côte, le
son fourni par la percussion est plus plein qu'entre les
omoplates, vers la sixième ou la septième vraie côte environ, plus plein même que dans l'aisselle droite, bien que
moins clair.

2° *Suivant les individus.* — Il y a des différences no-
tables dans le caractère des sons que fournit la percussion du thorax, suivant les individus, les organes thoraciques étant d'ailleurs parfaitement sains. Chez un, une
percussion très-légère donne un son intense, tandis que
chez un autre, et dans le même point, une percussion
forte est nécessaire pour produire même un son très-mé-
diocre. La percussion donne un son incomparablement
plus fort chez les personnes maigres, non musclées, et
dont les côtes sont minces et flexibles, que chez celles
dont la poitrine offre une conformation opposée. A peine
s'il est besoin de faire remarquer que le son donné par la
percussion est altéré par la présence de la mamelle chez
la femme; aussi, toutes les fois que cela est possible,
cet organe doit être déplacé, de manière à permettre de
constater le son de percussion propre aux parties sous-
jacentes.

Chez les enfants, par suite du peu d'épaisseur de leurs
muscles et de la flexibilité de leurs côtes, le son fourni par

la percussion est beaucoup plus fort que chez les personnes adultes. Il est aussi fréquemment plus fort chez les vieillards que chez les individus de l'âge moyen de la vie, fait que M. Raciborski a expliqué, d'après la théorie de MM. Hourman et Dechambre, par une prétendue raréfaction du parenchyme pulmonaire et par un accroissement de rigidité des parois thoraciques. Dans ma conviction, cette intensité du son de percussion chez les personnes âgées tient à l'amaigrissement, à l'atrophie des muscles, à l'amincissement des côtes et à l'élargissement de la cavité thoracique, résultant de l'abaissement du diaphragme ; car lorsque le système musculaire des vieillards n'est pas apauvri, le son reste chez eux ce qu'il est chez l'adulte, et il s'entend d'ailleurs aussi fort que chez les vieillards chez les jeunes sujets dont les côtes et le système musculaire sont atrophiés et amaigris à la suite de maladies.

### B. Percussion de l'abdomen.

Dans l'état normal des organes abdominaux, le son fourni par la percussion de l'abdomen varie, tantôt distinctement tympanique et clair, tantôt indistinct et pas du tout tympanique. Ces différences dépendent en partie de la proportion variable des gaz qui peuvent exister dans l'intestin, en partie de la pression exercée sur les intestins par les parois abdominales ; moins cette pression est forte, plus le son fourni par les intestins est clair et tympanique, lorsqu'ils contiennent de l'air. Le son fourni par la percussion n'est pas le même dans tous les points de l'abdomen, et il varie suivant que les intestins sont plus faciles à déplacer.

C'est la région de l'estomac qui fournit en général le

son tympanique le plus fort et le plus clair ; il est quelque.
fois accompagné d'un cliquetis métallique. La région latérale droite fournit un son plus fort que la région latérale
gauche; la région lombaire fournit en général un son complétement sourd, ou on y entend le son tympanique d'une
portion d'intestin voisine.

### B. Phénomènes fournis par l'auscultation.

#### 1º Auscultation des organes de la respiration.

Lorsqu'une personne parle, de deux choses l'une, ou
bien la personne qui applique son oreille sur la poitrine
n'entend rien, ou bien elle entend seulement un bourdonnement sourd, confus, à l'aide duquel on ne peut avoir la
moindre idée des mots qui sont prononcés. Ce bourdonnement est beaucoup plus fort dans l'espace inter-scapulaire que partout ailleurs, et on peut parfois distinguer
dans ce point quelques-uns des mots qui sont prononcés;
ce bourdonnement est d'autant plus fort et plus net que
l'on se rapproche davantage en auscultant de la partie supérieure de cet espace ; autrement dit, on y entend de
la bronchophonie. Plus la voix est grave et plus la bronchophonie est forte; plus la voix est aiguë et plus la
bronchophonie est distincte.

Un fort bourdonnement, par conséquent la transition
à la bronchophonie, s'observe assez souvent immédiatement au-dessous des clavicules. L'intensité du bourdonnement n'est pas la même dans tous les points de la poitrine; elle diminue à mesure qu'on s'éloigne du voisinage
des grosses bronches. Presque toujours on entend, au-
dessus des clavicules, une bronchophonie forte, qui procède du larynx.

Le murmure inspiratoire, sur le thorax, peut être ou bien vésiculaire, ou bien indéterminé, ou bien tout à fait imperceptible. Chez les enfants, la respiration vésiculaire est très-forte ; chez les adultes, elle est très-distincte chez ceux dont les muscles sont faibles et dont le thorax est très-mobile. Lorsque la respiration vésiculaire est très-forte, on peut l'entendre, même dans ces points du thorax au-dessous desquels il n'y a pas de poumon, par exemple, dans toute l'étendue de la région du cœur, dans une certaine étendue de la région du foie ou de l'estomac, etc.

Chez les individus dont le système musculaire est fortement développé, le murmure respiratoire, à l'état normal, est rarement assez fort pour présenter le caractère vésiculaire ; c'est un bruit respiratoire indéterminé, ou bien il n'y a pas de bruit du tout. Parfois une inspiration profonde et rapide fait entendre la respiration vésiculaire, mais il n'en est pas toujours ainsi. C'est pendant des inspirations profondes et rapides chez une personne qui parle ou dans les inspirations que l'on est obligé de faire pendant la toux, que l'on entend le bruit inspiratoire le plus fort ; mais on rencontre encore de temps en temps des personnes chez lesquelles le bruit respiratoire ne devient même pas distinct dans ces circonstances. Chez les personnes âgées, il est généralement indistinct et plus ou moins fort, suivant que le murmure des plus petits tuyaux bronchiques et des cellules aériennes est mélangé plus ou moins à celui des grosses bronches. Chez les vieillards, on rencontre parfois une modification particulière de la respiration vésiculaire qui est aiguë et se rapproche de la sibilance.

Le bruit inspiratoire, dans l'état normal des organes

de la respiration, peut ou bien se faire entendre de la même manière dans tout le thorax, ou bien être plus distinct dans certains points que dans d'autres, ou bien enfin manquer dans certains points, tandis qu'il est plus ou moins distinct dans d'autres. La respiration vésiculaire s'entend, à son maximum de pureté et de netteté, dans ces points du poumon qui sont le plus éloignés des grosses bronches : lorsque le bruit d'inspiration est très-faible, il s'entend, à son maximum, dans l'espace inter-scapulaire, mais, généralement, avec le caractère du bruit respiratoire indéterminé.

L'expiration, dans l'état normal des organes de la respiration, produit à peine un bruit; il est difficile d'en découvrir une trace, sous forme d'un bruit très-court et faible; dans l'espace inter-scapulaire seulement, on entend quelquefois un bruit indéterminé pendant l'expiration.

La respiration bronchique ne s'entend point sur le thorax à l'état normal des organes de la respiration, excepté dans le voisinage des vertèbres dorsales supérieures, et encore pas souvent dans ce point. Toutefois, dans les cas de violente dyspnée, on peut l'entendre, avec l'expiration, dans tout le dos et même à la partie antérieure du thorax, pourvu que le poumon ne soit ni infiltré ni comprimé.

2° Auscultation du cœur, des troncs artériels et des veines.

Il faut chercher l'impulsion du cœur vers les cartilages des 5e ou 6e côtes; presque imperceptible dans l'état de calme du corps et de l'esprit, elle peut augmenter, même dans un cœur normal, au point d'imprimer un ébranlement à la tête de l'observateur; mais, en pareil cas, on remarquera que le choc n'est pas perçu dans une aussi grande étendue que lorsque le cœur est augmenté de volume. On observe parfois, à chaque systole, un ébranlement, sur le trajet de l'aorte et de l'artère pulmonaire en particulier, chez les personnes dont la partie antérieure du thorax est plus rapprochée des vertèbres.

Les tons dans les ventricules, aussi bien que dans les artères, peuvent être très-clairs et forts, ou très-faibles et à peine appréciables ; les tons des ventricules peuvent ressembler à ceux des artères ou différer les uns des autres ; tantôt les tons ventriculaires sont les plus forts, tantôt ce sont ceux des artères. Les tons ventriculaires se distinguent généralement des tons artériels à ce que, dans les premiers, l'accent tombe sur le premier ton, et, dans les seconds, l'accent tombe sur le deuxième ton. Le premier ton peut être très-fort dans un ventricule ou dans tous les deux, et le second faible ou à peine appréciable, tandis que, dans les artères, les deux tons peuvent être faibles ou forts, ou l'un d'eux faible et l'autre fort. Les tons, dans les deux artères, peuvent aussi différer sous le rapport de leur force. Enfin, on peut encore observer des variations dans la clarté, dans la tonalité, etc., des tons dans les ventricules et dans les artères.

Le second ton suit rapidement le premier ; puis vient une pause, interrompue par le premier ton suivant. Dans quelques cas rares, l'intervalle qui existe entre le premier et le second ton est un peu prolongé, et la pause qui succède au second ton est très-courte, de sorte qu'il devient difficile, et même impossible de décider avec l'oreille seule quel est le premier et quel est le second ton.

Les murmures ne se produisent pas dans les ventricules d'un cœur sain ; mais chez les individus faibles, chez lesquels la circulation est rapide, il se produit facilement dans les grosses artères du cou, et en particulier dans la carotide un bruit soufflant ou sibilant, qui accompagne chaque pulsation artérielle. Ce murmure s'entend rarement dans l'aorte, alors même qu'il est très-distinct dans les artères du cou ; lorsqu'il s'entend dans l'aorte, il est toujours très-sourd et faible.

Chez les jeunes sujets, on entend souvent, dans l'espace creux compris entre les deux têtes des sterno-mastoïdiens, un bruit de diable qui se passe dans la veine jugulaire interne et qui s'observe plus souvent du côté droit que du côté gauche. Ce bruit ne s'entend ni chez les vieillards, ni chez les jeunes sujets chez lesquels les veines du cou sont distendues par suite d'une gêne de la circulation pulmonaire. Ce bruit de diable ne peut être considéré comme signe ni de la chlorose ni d'un appauvrissement du sang.

### 3° Auscultation de l'utérus pendant la gestation.

On sait que c'est à Kergaradec qu'appartient la découverte des phénomènes que peut fournir l'auscultation dans l'état de grossesse. Kergaradec avait signalé les tons du cœur du fœtus et ce qu'on appelle le bruit placentaire. Plus tard, Nœgele a décrit un souffle isochrone avec les battements du cœur du fœtus. Les tons du cœur du fœtus peuvent être entendus sur l'utérus, à partir du sixième mois de la grossesse ; ils deviennent de plus en plus distincts à mesure que la grossesse approche de son terme. On ne les entend pas, en général, dans une grande étendue, mais parfois cependant on peut les entendre sur une grande partie de l'utérus ; leur présence est un signe certain de la vie du fœtus. Il ne faut pas une grande habitude de l'auscultation pour découvrir les tons du cœur du fœtus et pour les distinguer d'autres bruits accidentels. Ce serait faire preuve d'une grande inexpérience que d'affirmer que des bruits accidentels peuvent imiter les pulsations fœtales. On avait pensé que l'on pourrait peut-être diagnostiquer la position du fœtus à l'aide des tons du cœur de celui-ci, mais cette idée paraît aujourd'hui abandonnée[1]. Il serait possible, dans certains cas, de reconnaître une grossesse gémellaire à l'aide des battements du cœur des fœtus, lorsque les deux cœurs ne battent pas avec la même rapidité.

Il faudrait bien se garder de conclure d'un seul examen dans lequel on n'aurait pu découvrir les battements du cœur du fœtus, que la grossesse n'existe pas ou que l'enfant est mort; mais si, après examens répétés avec le plus grand soin, on ne trouve pas de battements du fœtus, on peut être autorisé à conclure, ou bien que la grossesse n'est pas assez avancée, ou bien que l'enfant est mort.

L'avenir dira si l'on peut découvrir, à l'aide de l'auscultation, les états anormaux du cœur du fœtus et la grossesse extra-utérine.

Ce que l'on appelle le bruit placentaire, dont j'ai déjà fait connaître le mode de production, n'est pas, à beaucoup près, un signe aussi certain de la grossesse que le pouls fœtal; car on l'a entendu dans des cas de développement morbide de l'utérus et des ovaires, lorsque la

---

[1] M. Skoda se trompe : cette idée n'est rien moins qu'abandonnée; elle a été surtout développée avec talent par mon savant collègue M. Depaul, dans son excellent *Traité d'auscultation obstétricale*, auquel je renvoie le lecteur désireux d'avoir des renseignements plus précis et plus complets sur les ingénieuses applications que l'on peut faire de l'auscultation au diagnostic de la grossesse.

(Note du traducteur.)

grossesse n'existait pas. Mais ces cas sont rares, et, par conséquent, la présence de ce bruit, au niveau de l'utérus, doit faire considérer comme très-probable l'existence de la grossesse.

On suppose que le souffle de Nœgele, qui est isochrone aux battements du cœur du fœtus, existe dans le cas d'entortillement particulier du cordon ombilical.

# CHAPITRE II.

### ETAT ANORMAL DES ORGANES THORACIQUES ET ABDOMINAUX [1].

**A. Position anormale des organes thoraciques et abdominaux.**

*Signes fournis par la percussion.* — Les organes du thorax et de l'abdomen peuvent être parfaitement sains et remplir normalement leurs fonctions, et cependant donner lieu à des changements dans les sons normalement fournis par la percussion, par suite d'anomalie dans leur position. Ainsi, le foie peut remonter très-haut et rendre le son fourni par la percussion de la poitrine, obscur jusque dans l'aisselle droite ; tandis que le son tympanique de l'intestin se retrouve à un pouce et même davantage au-dessus du bord inférieur de la poitrine.

Lorsque l'estomac est fort remonté dans l'abdomen et

[1] Dans l'impossibilité où je suis de relever à chaque pas les dissidences qui séparent M. Skoda de l'École française, au point de vue du diagnostic des maladies des organes thoraciques et abdominaux, j'engage le lecteur à rapprocher la description des signes physiques de ces diverses maladies, telle qu'elle est donnée par M. Skoda, de cette description consignée dans les traités les plus récents et les plus estimés de pathologie, et surtout dans les excellents traités de séméiologie et de diagnostic, de MM. Roulin, Piorry, etc., etc.    *(Note du traducteur.)*

qu'il contient de l'air, la percussion peut donner un son tympanique dans toute l'étendue de la région précordiale, jusqu'au niveau de la 4e côte du côté gauche. D'un autre côté, le foie et l'estomac peuvent être situés plus bas que d'habitude, et donner lieu à des changements considérables dans le son de percussion de l'abdomen. De même, le foie peut être situé dans l'hypocondre gauche, la rate dans l'hypocondre droit, le cœur dans le côté droit du thorax, etc. La présence d'une certaine portion d'intestins dans la cavité de la plèvre peut, en général, être reconnue à l'aide de la percussion.

*Signes fournis par l'auscultation.* — L'auscultation, qui nous permet de reconnaître les changements de position du cœur, ne nous fournit aucun signe qui puisse nous indiquer les positions anormales du foie, de l'estomac, etc. Lorsque le foie remonte très-haut sous les parois thoraciques, le bruit respiratoire ne s'entend plus aussi bas que d'ordinaire dans la région latérale droite ; mais il faut se rappeler que ce bruit est, en général, faible dans ce point lorsque le foie occupe sa position naturelle, et, bien plus, qu'il peut être naturellement faible et presque imperceptible dans toute l'étendue du thorax. Si le bruit respiratoire est très-fort, on peut l'entendre par en bas, en descendant, alors même que le foie est très-élevé sous les parois thoraciques.

### B. Conformation anormale du thorax.

*Signes fournis par la percussion.* — Les déviations de la forme naturelle du thorax produisent des changements dans le son de percussion. Plus les côtes sont aplaties, moins elles présentent de résistance, et, par suite, plus le son est fort. La courbure des côtes en dehors augmente leur résistance, et dans les points où elles forment un angle et par suite des saillies en dehors, le son est sensiblement diminué à la percussion. D'après cela, on peut juger des altérations que doivent produire dans les sons de percussion les dépressions ou les saillies qui résultent des déformations du sternum et des courbures des côtes.

Ce sont les déviations de l'épine qui produisent les altérations les plus considérables dans la forme du thorax et de ses cavités. Non-seulement les côtes peuvent être recourbées d'une manière anormale, mais encore il arrive souvent qu'une moitié tout entière du thorax est considérablement diminuée de volume ; ou bien que dans une moitié du thorax, l'espace supérieur est très-grand, tandis que l'inférieur est rétréci, les conditions inverses pouvant se retrouver dans l'autre moitié. L'altération de forme du thorax et de sa cavité entraîne nécessairement un changement dans la position des organes qui y sont contenus. Dans la portion rétrécie du thorax, le poumon est comprimé ; dans la portion dilatée, son expansion est plus forte. Le foie augmenté de volume remonte plus haut et se porte fortement à gauche, sous les parois thoraciques ; le cœur, dont la moitié droite est aussi augmentée de volume, occupe généralement un espace plus grand que d'habitude.

*Signes fournis par l'auscultation.* — La portion du poumon qui se trouve comprimée et diminuée de volume par suite de l'altération de forme du thorax fournit, ou bien un bruit respiratoire vésiculaire, ou bien un bruit respiratoire indéterminé, suivant qu'elle est plus ou moins comprimée. La portion du poumon qui est distendue fournit de la respiration vésiculaire, qui est en général très-claire, mais quelquefois aussi indistincte. Le bruit respiratoire reste rarement pur, lorsque la poitrine a subi une altération considérable dans sa forme ; la portion comprimée du poumon donne lieu en général à des bruits de sifflement, de sibilance, de ronflement. Je n'ai pas rencontré un seul cas dans lequel la respiration bronchique ou la bronchophonie m'ait paru dépendre seulement de la compression du poumon, produite par une déviation de la colonne vertébrale. Ordinairement, mais non toujours, les déviations de la colonne vertébrale déterminent une hypertrophie avec dilatation du ventricule droit et, par suite, une augmentation dans l'intensité des tons du cœur au niveau des points du thorax qui correspondent au ventricule droit. Plus constamment, on trouve le second ton de l'artère pulmonaire très-fort, plus fort même que le second ton de l'aorte.

**C. État pathologique des organes thoraciques et abdominaux.**

**I. Maladies des bronches.**

*Signes fournis par la percussion.* — Les maladies des bronches n'amènent aucun changement dans le son de percussion, tant que le parenchyme pulmonaire reste sain. Dans l'inflammation catarrhale et croupale des bronches, dans le catarrhe suffocant, dans la bronchorrée chronique, dans la dilatation des bronches, dans l'hémorrhagie bronchique, etc., le son de percussion reste le même que dans un poumon sain.

*Signes fournis par l'auscultation.* — L'inflammation catarrhale de la membrane interne des bronches fournit à l'auscultation divers signes, qui diffèrent suivant que l'inflammation occupe les petites ou les grosses bronches, ou les deux à la fois, et suivant que la membrane interne de ces tuyaux est seulement tuméfiée ou gonflée, ou qu'il existe en même temps des sécrétions.

Le degré le plus léger du gonflement de la membrane muqueuse des bronches a pour résultat de rendre le bruit respiratoire plus fort et plus rude qu'à l'ordinaire. Au début d'une inflammation catarrhale, qui a son siége dans les petites bronches, on entend souvent une respiration vésiculaire très-forte et rude ; si l'inflammation porte sur les grosses bronches, la respiration vésiculaire est souvent masquée par un bruit indéterminé et rude. Les bruits respiratoires rudes, vésiculaires et indéterminés, se transforment en bruits de sifflement, de sibilance et de ronflement. Si la respiration n'est pas précipitée, il arrive quelquefois, au début de la maladie, que l'on n'entend rien dans quelques points du thorax. Lorsqu'une sécrétion s'est établie dans les voies aériennes, si elle n'existe que dans les petites bronches et les cellules aériennes, il survient des râles à bulles fines, des bruits de sibilance, de sifflement ; si le liquide est moins visqueux, on n'entend que des râles à bulles fines.

En outre des râles, des bruits de sibilance, de sifflement et de ronflement, on peut encore entendre la respiration vésiculaire ; dans ce cas, il y a peu de liquide secrété ; on n'entendra, au contraire, aucune espèce de bruit, même la respiration sera plus forte, dans le cas où il y a une plus grande quantité de liquides sécrétés. Ces liquides peuvent exister, en grande ou en petite quantité, dans les cellules aériennes et dans les petites bronches, sans donner lieu à des bruits ; dans le dernier cas, il faut, pour qu'il en soit ainsi, que la respiration soit faible et lente.

Dans les grosses bronches, la sécrétion produit, suivant son degré de viscosité, ou bien des râles graves à bulles inégales, ou bien, en outre de ces râles, des bruits de sifflement et de ronflement, ou bien ces derniers bruits seulement. En outre de ces râles et de ces bruits de sifflement et de ronflement, on peut aussi entendre le bruit respiratoire vésiculaire ou indéterminé. Lorsque le liquide est sécrété dans le larynx ou dans la trachée, les râles, les bruits de sifflement et de ronflement qui se produisent dans ces points s'entendent quelquefois dans toute l'étendue du thorax ; le bruit respiratoire, vésiculaire ou indéterminé peut, ou bien être encore perçu, on bien être complétement masqué par ces bruits.

L'intensité de ces différents bruits, qui reconnaissent pour cause l'inflammation catarrhale de la membrane interne des voies aériennes, dépend principalement de l'étendue et de la rapidité des mouvements respiratoires. Les râles sont à bulles plus grosses si la respiration est accélérée et forte.

Dans l'état normal, l'expiration est imperceptible ; mais dans l'inflammation catarrhale des bronches, on entend dans l'expiration un bruit qui se présente comme bruit indéterminé, ou bien sous forme de râles, ou de bruits de sifflement, de sibilance, de ronflement. L'expiration peut même donner lieu à un bruit plus fort que l'inspiration. Les râles, les bruits de sifflement, de ronflement peuvent se propager à une distance considérable de leur origine. Lorsqu'ils se produisent dans une grosse bronche, on peut même les entendre dans toute la moitié correspondante du thorax. Lorsqu'ils se forment dans la trachée, on peut les entendre avec une force presque égale dans tous les points du thorax. Dans l'inflammation catarrhale des bronches, la voix se fait entendre de la même manière que dans l'état normal des organes de la respiration.

Le catarrhe chronique des bronches fournit à l'auscultation les mêmes signes que le catarrhe aigu, et la nature de ces signes dépend du degré de gonflement de la muqueuse bronchique, ainsi que de la quantité et de la viscosité du liquide sécrété.

Il en est de même de toutes les maladies qui produisent l'épaississement de la muqueuse bronchique ou qui donnent lieu à des sécrétions dans les voies aériennes, telles que la coqueluche, le catarrhe suffocant, l'inflammation des voies aériennes avec sécrétion pseudo-membraneuse ou purulente, et l'hémorrhagie qui se fait dans les bronches ou les cellules aériennes.

Les exanthèmes aigus, variole, rougeole, scarlatine, etc., le typhus abdominal, la pneumonie, la tuberculisation à développement rapide, et surtout le ramollissement des tubercules, sont presque constamment associés à un catarrhe bronchique, c'est-à-dire à un gonflement de la membrane interne des bronches et à une augmentation de sécrétion; ils offrent les mêmes signes à l'auscultation que le catarrhe pulmonaire. Ces signes ne sont pas aussi constants dans la péricardite, l'endocardite, la cardite et la pleurésie; mais le plus ordinairement ils se manifestent dans le cours des maladies organiques du cœur ou d'épanchements pleurétiques ou péricardiaques d'ancienne date.

La dilatation des bronches peut se présenter sous l'une des deux formes suivantes : ou bien la dilatation porte d'une manière uniforme sur toute la longueur d'un tuyau bronchique ou sur une partie seulement de sa longueur, où bien la dilatation se compose de plusieurs renflements de dimensions variables. La première espèce de dilatation ne fournit à l'auscultation d'autres signes que ceux d'un catarrhe bronchique concomitant, au moins tant que le parenchyme pulmonaire qui entoure la bronche dilatée contient de l'air. La seconde forme de dilatation des bronches, la dilatation sacciforme, lorsqu'elle envahit la totalité d'un poumon adhérent à la plèvre costale, donne à l'auscultation un signe particulier, le râle crépitant sec et à grosses bulles ou craquement. Si les dilatations bronchiques sont vastes et les ouvertures qui les font communiquer petites, le craquement est précédé d'une sibilance très-forte. L'expiration, ou bien n'est pas accompagnée de bruits, ou bien s'accompagne de bruits de sifflement, de sibilance et de ronflement. Si une portion dilatée en forme de sac de la bronche est voisine de la surface du poumon, un bruit de frottement pleural s'ajoute, en général, au craquement.

L'augmentation et l'épaississement (hypertrophie) des cartilages des bronches, de même que l'ossification de ces cartilages, sont rarement portés assez loin pour donner naissance à la respiration bronchique, à moins qu'il n'y ait en même temps une atrophie complète du parenchyme pulmonaire. Cet état normal des tuyaux bronchiques fournit à l'auscultation les mêmes phénomènes que le catarrhe, qui l'accompagne invariablement.

## II. Maladies du parenchyme pulmonaire.

### 1° Pneumonie.

L'inflammation du parenchyme pulmonaire amène de nombreux changements dans les signes fournis tant par la percussion que par l'auscultation du thorax. Ces changements dépendent des diverses altérations que subit le parenchyme enflammé, des divers degrés de l'affection catarrhale, qui accompagne toujours l'inflammation du poumon, et de la force et de la rapidité des mouvements respiratoires.

Les différentes altérations du parenchyme pulmonaire, qui sont le résultat de l'inflammation, ne produisent pas toutes des changements particuliers dans les signes de percussion et d'auscultation. Deux différences essentielles doivent être établies dans l'état du poumon, suivant qu'il est ou non perméable à l'air. Le poumon est perméable dans la première période de l'inflammation et pendant sa résolution; il est imperméable lorsque l'hépatisation est complète.

**A. Signes de la pneumonie, lorsque le tissu du poumon est perméable à l'air, c'est-à-dire au commencement et dans la période de résolution de la pneumonie.**

*Signes fournis par la percussion.* — Le son fourni par la percussion reste sans altération, quelque intense que puisse être la congestion des vaisseaux pulmonaires, tant qu'il ne s'est pas fait d'excavation dans le parenchyme pulmonaire et que le poumon n'a pas perdu sa contractilité. La vérité de cette proposition est facile à démontrer, non-seulement par l'observation de la pneumonie à la première période, mais encore, et d'une manière plus frappante et plus concluante, par ce qui se passe dans le cas de rétrécissement de l'orifice auriculo-ventriculaire gauche du cœur, où la congestion des vaisseaux pulmonaires atteint son plus haut degré, sans qu'il se produise aucun changement dans le son de percussion normal des poumons.

Le son de percussion ne commence à s'altérer que lorsqu'il s'est fait une exsudation dans le tissu pulmonaire, ou lorsque la contractilité du poumon a augmenté ou diminué. Dans le premier cas, le changement de son dépend de la proportion relative de l'air contenu dans le tissu pulmonaire et de la quantité de l'exsudation, et nullement de l'intensité du travail inflammatoire ou de sa durée. Les portions du thorax, correspondant à la portion du poumon qui est le siége de l'exsudation, fournissent à la percussion, et tant que celle-ci contient de l'air, un son un peu tympanique, pourvu que les parois thoraciques ne soient pas très-rigides ; en même temps, on trouve la résistance à la percussion augmentée. Il est rare que le son tympanique soit parfaitement clair ; il reste plein jusqu'à un certain degré de l'exsudation, qu'il n'est pas possible de déterminer d'une manière précise. Si le son devient vide, on peut être sûr que l'hépatisation est proche. Le son vide est causé par la diminution de la contractilité du poumon.

Le son de percussion conserve dans quelques cas rares son caractère tympanique, alors même qu'il est devenu très-vide ; d'autres fois, cependant, il ne tarde pas à se perdre, et la percussion ne donne plus qu'un son sourd et vide. Pour que ces changements se produisent dans le son de percussion ou dans la résistance, il faut que la portion de poumon enflammée ait au moins un pouce d'épaisseur et l'étendue du plessimètre. C'est ce que m'ont appris mes expériences sur le cadavre.

Le tissu pulmonaire non infiltré, qui entoure la portion infiltrée, donne à la percussion un son normal ; si ce son n'est pas très-clair, clair et plein, la percussion peut donner, au niveau de la partie infiltrée, un son très-sonore. Dans ce dernier cas, c'est seulement en comparant le son fourni par la percussion dans divers points, et en particulier dans les points correspondants des deux côtés, que l'on pourra déterminer quel est le son normal et le son anormal.

On ne constate rien d'anormal dans le son de percussion ou dans la résistance, tant que la portion infiltrée du tissu pulmonaire n'est pas arrivée au contact immédiat avec les parois thoraciques. Néanmoins, il se peut qu'il y ait une altération dans le son et dans la résistance, lorsque l'infiltration occupe tout le centre du poumon et qu'il ne reste autour qu'une couche mince du tissu pulmonaire normal.

*Signes fournis par l'auscultation.* — Les différents degrés d'affection catarrhale qui accompagnent l'inflammation, et les différents degrés de force et de rapidité des mouvements respiratoires ne produisent de changements que dans les signes d'auscultation.

Lorsque les vaisseaux du poumon sont simplement gorgés de sang, et qu'il n'y a ni infiltration dans son tissu ni sécrétion dans les voies aériennes, les signes d'auscultation sont ceux de l'état normal, ou indiquent simplement un gonflement de la muqueuse bronchique.

L'infiltration du tissu pulmonaire, associée à des sécrétions liquides dans les voies aériennes, donne lieu aux mêmes signes que le catarrhe bronchique avec sécrétion de liquide, tant que l'air peut pénétrer dans la portion du poumon enflammée. La nature des râles qu'on entend au commencement ou pendant la résolution de la pneumonie dépend, par conséquent, du siége occupé par la sécrétion dans les petits tuyaux bronchiques et dans les cellules aériennes, ou bien dans les grosses bronches, ou seulement dans ces dernières ; elle dépend aussi de la viscosité plus ou moins grande du liquide et des mouvements respiratoires plus ou moins forts et accélérés. Par suite, on peut entendre au début et pendant la période de résolution de la pneumonie toute espèce de râles et de bruits de sifflement, de sibilance et de ronflement, excepté les bruits consonnants ; les râles et les bruits peuvent aussi se combiner diversement ensemble, et ils ne sont pas nécessairement limités à la partie du thorax correspondant au poumon enflammé, mais on peut les entendre au delà et même dans toute l'étendue du thorax.

Ces différents râles et ces différents bruits peuvent, comme dans le catarrhe simple, masquer complétement le murmure respiratoire, qu'il soit vésiculaire ou indéterminé, ou bien on peut entendre ce murmure en même temps qu'eux. Si la respiration est lente et faible, il peut y avoir absence complète de toute espèce de bruit.

Dans quelques cas rares, l'infiltration du tissu pulmonaire survient sans ligature dans les voies aériennes, et, dans des cas plus rares encore, il n'y a pas de sécrétion dans les voies aériennes pendant la résolution de la pneumonie, alors que les matériaux d'infiltration sont en voie d'absorption. Dans ces cas, il n'y a de râles d'aucune espèce et la respiration est ou indéterminée ou vésiculaire, ou bien il y a des bruits de sifflement, de sibilance, de ronflement, qui deviennent très-forts, s'il y a en même temps de la dyspnée. Le murmure vésiculaire, en particulier, peut être plus fort que chez les enfants et plus rude qu'à l'état normal, ou très-aigu, auquel cas il prend le caractère sibilant. Si la respiration est faible et lente, il arrive quelquefois qu'on n'entend au niveau du poumon enflammé ni bruits respiratoires, ni râles, ni bruits de sifflement, etc.

**B. Signes de la pneumonie, lorsque le tissu pulmonaire enflammé est devenu imperméable à l'air** (*Hépatisation*).

*Signes fournis par la percussion.*—Les parois thoraciques, au-dessous desquelles se trouve le poumon hépatisé, fournissent à la percussion un son sourd, et donnent sous le doigt une augmentation de résistance, pourvu que la partie hépatisée du poumon ait un pouce d'épaisseur et une étendue plus grande que celle du plessimètre. Plus la partie hépatisée est étendue et épaisse, plus le son est sourd et plus la sensation de résistance est marquée. Il faut se rappeler, cependant, que la flexibilité des parois thoraciques varie suivant les personnes, et que, par conséquent, il ne faut pas prendre le degré d'obscurité du son et de résistance à la percussion comme mesure exacte de l'étendue de l'hépatisation. Si le son de percussion est vide, c'est une preuve certaine que la partie hépatisée a une épaisseur considérable, et si le son est assez sourd au niveau des parties flexibles du thorax pour prendre le caractère du son de percussion de la cuisse, c'est une preuve certaine que le poumon sous-jacent est hépatisé dans toute son épaisseur.

Autour de la partie hépatisée, le poumon peut être ou bien infiltré, quoique encore perméable à l'air, ou bien non infiltré et normalement distendu, ou bien anormalement distendu et emphysémateux. L'emphysème se montre très-fréquemment sur le bord des lobes du poumon. Les portions du poumon, éloignées de l'hépatisation, peuvent être emphysémateuses ou à l'état normal, ou bien encore, par suite de l'inflammation, elles peuvent être infiltrées de liquides de consistance diverse, ou simplement de sérosité, tout en contenant encore de l'air. Ce sont là les circonstances dont dépendent les variations du son de percussion dans les portions du thorax qui ne correspondent pas à la partie du poumon hépatisée.

Le poumon emphysémateux qui entoure immédiatement les portions hépatisées donne le plus ordinairement un son tympanique; tandis que, règle générale, la portion emphysémateuse du poumon, éloignée de l'hépatisation, ne donne pas de son tympanique. Les portions de poumon infiltrées, mais encore perméables à l'air, donnent souvent un son tympanique, là où elles sont voisines des parois thoraciques; les parties saines du poumon donnent leur son naturel.

Le son donné par la percussion à l'état normal ne saurait être caractérisé d'une manière distincte, parce que ce n'est pas un son déterminé, et qu'il varie considérablement suivant les individus, et chez le même individu, suivant les parties du thorax que l'on percute. Il est donc important, dans les cas d'hépatisation du poumon, de comparer le son fourni par la percussion dans différents points du thorax, surtout dans les points correspondants des deux côtés, afin d'établir la distinction entre les sons normaux et les sons anormaux. Sans cette comparaison, il serait impossible de déclarer anormal avec quelque certitude un son quelconque, sauf le son tout à fait sourd, entendu dans les portions du thorax où, dans les conditions normales des organes respiratoires, on n'obtient jamais un son semblable.

*Signes fournis par l'auscultation.* — Lorsque l'hépatisation occupe une portion assez étendue du poumon pour qu'il s'y trouve compris au moins un des gros tuyaux bronchiques, et si ce tuyau bronchique contient de l'air, et n'est obstrué ni par des exsudations solides ou liquides, ni par des caillots sanguins, et si la communication est libre entre l'air renfermé dans ce tuyau bronchique et l'air de la trachée, alors la voix du malade consonnera dans le tuyau bronchique et se fera entendre comme bronchophonie faible ou forte, au niveau des points du thorax les plus rapprochés de ce tuyau bronchique. Les phénomènes qui accompagnent la respiration varient suivant que dans le larynx, ou dans la trachée, ou dans la bronche, que l'air doit traverser pour pénétrer dans le tuyau bronchique entouré par le tissu hépatisé, on entend le murmure respiratoire seul, ou en outre des râles, des bruits de sifflement, de sibilance, de ronflement, ou bien un de ces râles ou de ces bruits seulement, ou bien plusieurs de ces bruits combinés entre eux.

Comme la voix, tous ces bruits peuvent consonner dans un tuyau bronchique entouré par du tissu pulmonaire hépatisé et se faire entendre dans les mêmes points du thorax que la bronchophonie, quoique se produisant à distance.

Ainsi donc, dans l'hépatisation pulmonaire et dans les conditions qui viennent d'être indiquées, on peut entendre ou bien la respiration bronchique simple, ou bien, outre celle-ci, des râles consonnants, des bruits de sifflement, des râles, du ronflement, ou un de ces derniers bruits, ou plusieurs en même temps; et tous ces bruits sont d'autant plus distincts et plus forts que la respiration sera plus profonde et plus accélérée.

La voix et le bruit respiratoire, les râles, les bruits de

sifflement, de ronflement, etc., consonnants reconnaissent les mêmes causes ; mais lorsqu'il existe de la bronchophonie, il ne s'ensuit pas nécessairement qu'il doit y avoir en même temps de la respiration bronchique, ou des râles élevés, clairs, consonnants, ou un sifflement ou ronflement consonnant, etc.; pas plus que d'un autre côté la respiration bronchique, etc., ne doit être nécessairement associée à la bronchophonie. La raison en est que tous les bruits ne consonnent pas dans un espace déterminé. Ainsi on entend un bruit respiratoire indéterminé, mais jamais la respiration vésiculaire, accompagnant quelquefois la bronchophonie forte; ou l'on entend un râle grave, du sifflement, du ronflement, etc. Dans d'autres cas, la respiration bronchique, des râles consonnants, des bruits de sifflement et de ronflement peuvent être très-distincts, alors qu'il n'existe pas de bronchophonie. Des râles sourds, etc., peuvent accompagner également la respiration bronchique, et des bruits respiratoires indéterminés peuvent être associés à des râles consonnants.

Si la portion hépatisée du poumon n'est pas assez étendue pour comprendre dans son épaisseur un des gros tuyaux bronchiques, ou si, étant assez étendue pour cela, le tuyau bronchique est lui-même rempli de matières liquides ou solides, ou si la communication entre ce tuyau et la trachée est interrompue par du mucus, du sang, etc., la consonnance ne peut avoir lieu à l'intérieur de l'hépatisation ; aussi, dans ces conditions, n'entend-on, au niveau de l'hépatisation, ni bronchophonie, ni respiration bronchique, ni râles clairs et élevés, ni bruits consonnants de sifflement, de sibilance, de ronflement : la voix peut ne pas se faire entendre du tout, ou seulement comme un murmure sourd ; le bruit respiratoire peut être également indistinct ou ne pas se faire entendre du tout, et les bruits de sifflement, de sibilance, de ronflement qui peuvent exister ne sont pas consonnants, et les râles, s'il en existe, ne sont pas clairs.

La toux ou l'expectoration peuvent faire disparaître l'obstacle qui s'oppose à la libre communication entre la bronche et la trachée, obstacle qui consiste dans la présence de matériaux liquides ou solides dans le tuyau bronchique ; aussi voit-on souvent paraître, après la toux ou l'expectoration, de la bronchophonie, de la respiration bronchique, des râles consonnants, etc., dans des cas où on n'en entendait pas un instant auparavant.

Les signes fournis par l'auscultation et par la percussion sont les mêmes, que l'hépatisation soit rouge ou grise, que le poumon soit dur ou mou, que son tissu soit ferme ou friable.

J'ai souvent examiné des malades atteints de pneumonie, chez lesquels j'ai trouvé, après la mort, des abcès de formation récente dans les poumons ; mais je n'ai jamais pu, dans aucun cas, reconnaître la présence de ces abcès à l'aide de l'auscultation et de la percussion. Dans tous les cas, les abcès, bien que communiquant avec les tuyaux bronchiques, étaient remplis de pus ou de sanie. Pour qu'un abcès, qui s'est vidé du liquide qu'il contenait, perde l'habitude de la sécrétion, il faut toujours un temps assez long ; il faut, en outre, que ses parois aient pris de la consistance.

Nous ferons observer ici que l'auscultation et la percussion ne nous fournissent aucun signe à l'aide duquel on puisse dire, pour un poumon hépatisé, s'il contient une petite quantité d'air ou s'il n'en contient pas du tout. Dans beaucoup de cas, les signes fournis par la percussion ou ceux fournis par l'auscultation, ou ces signes réunis, indiquent l'existence d'une hépatisation, alors que l'air continue à pénétrer dans le poumon enflammé, et cela n'a rien de difficile à comprendre, si l'on veut bien se rappeler que la consonnance peut se produire alors qu'il n'y a qu'une grosse bronche ou plusieurs entourées par quelques lignes de tissu pulmonaire hépatisé, et que l'infiltration d'un poumon qui n'est pas entièrement privé d'air peut donner au son fourni par la percussion une obscurité complète, dans les points du thorax où le son est naturellement un peu sourd dans les conditions normales.

On observe assez souvent, au niveau de la portion hépatisée du poumon, une impulsion isochrone avec chaque battement du cœur. Laënnec pensait qu'elle était due à la propagation de l'impulsion du cœur, mais on ne saurait douter que l'impulsion que l'on perçoit au niveau d'un poumon hépatisé ou d'un poumon infiltré de tubercules, est causée par le battement des artères qui traversent le poumon.

L'auscultation ne fournit pas toujours les mêmes signes dans les points du thorax au niveau desquels se trouve le poumon non hépatisé ; la raison en est que la portion non hépatisée peut, ou bien être à l'état normal, ou bien être affectée, à divers degrés, par l'infiltration, que les bronches peuvent être saines ou bien enflammées et contenir des liquides sécrétés, que la respiration peut être précipitée et profonde, ou lente et incomplète. Par suite, on peut entendre, dans les points du thorax qui ne correspondent pas au poumon hépatisé, ou bien un murmure vésiculaire fort ou faible, ou bien des bruits respiratoires indéterminés, ou bien des râles non consonnants à grosses et à petites bulles, ou bien des bruits de sifflement, de sibilance, de ronflement, etc. La voix ne donne pas de bronchophonie à ce niveau.

### C. Phénomènes qui accompagnent l'inflammation bornée à une petite portion du poumon.

L'inflammation du poumon, qui est bornée à une petite portion du parenchyme, *pneumonie lobulaire*, ne donne aucun signe à la percussion, qu'elle soit limitée à un point ou qu'elle existe dans plusieurs points à la fois ; cependant, l'auscultation donne presque constamment les signes du catarrhe qui accompagne habituellement cette forme de pneumonie, signes que l'on entend, soit dans quelques points seulement, soit dans toute l'étendue du thorax.

### D. Phénomènes qui accompagnent l'induration, la formation des excavations dans le poumon et la dilatation des tuyaux bronchiques, qui persistent quelquefois à la suite de la pneumonie.

L'auscultation et la percussion fournissent, dans le cas d'induration du poumon, les mêmes signes que dans l'hépatisation pulmonaire, et ce que nous avons dit des circonstances par suite desquelles ces signes peuvent se modifier dans l'hépatisation s'applique très-bien à l'induration. La présence d'excavations vides dans la partie indurée rend le son de percussion plus plein et moins sourd ; si l'excavation a les dimensions d'un plessimètre et si elle est située au voisinage des parois thoraciques, elle peut donner un son tympanique vide, lequel devient plus clair et plus plein à mesure que la cavité devient plus grande. Dans quelques cas rares, la percussion détermine le bruit de pot fêlé ; il faut que la cavité soit très-vaste pour donner naissance au tintement métallique.

Au niveau de ces parties du thorax qui correspondent à la portion ulcérée du poumon, on entend ou bien de la bronchophonie, ou bien un murmure obscur de la voix, ou bien il n'y en a pas de trace. Le bruit respiratoire, à ce niveau, est ou bien bronchique, ou bien indéterminé, ou bien tout à fait inappréciable ; il peut être clair, ou mélangé à toute espèce de râles ou à des bruits de siffle-ment, de ronflement ; dans de très-larges excavations, on peut entendre le tintement métallique ou l'écho amphori-que, comme retentissement de la voix, de la respiration, des râles et du sifflement. La dilatation des bronches se montre au moins aussi souvent dans l'induration pulmo-naire qui persiste après la pneumonie, que la formation d'excavations dans le parenchyme induré à la suite d'ul-cération. La dilatation des tuyaux bronchiques fournit à l'auscultation les mêmes signes que l'induration du tissu pulmonaire.

### E. Signes fournis par l'auscultation dans la pneumonie, d'après Laënnec.

L'exposition faite par Laënnec des signes fournis par l'auscultation dans la pneumonie, diffère beaucoup de la précédente. D'après l'auteur du *Traité de l'auscul-tation*, le râle crépitant est le signe pathoguomonique de la première période de la pneumonie. Ce signe se manifeste dès les premiers moments de l'inflamma-tion, engouement inflammatoire du poumon, et il s'en-tend en même temps que le bruit respiratoire. L'éten-due dans laquelle le râle crépitant se fait entendre indique celle de la partie enflammée du poumon ; souvent elle est à peine plus grande que le diamètre du stéthoscope. Dans les environs de ce point, le râle crépitant devient plus obscur, il s'entend comme dans le lointain, et à deux ou trois pouces de distance on ne l'entend plus du tout. A mesure que l'engouement augmente et qu'il se rapproche du degré d'hépatisation, le râle crépitant devient plus humide, les bulles sont moins égales, plus rares, le bruit respiratoire qui l'accompagne diminue et finit par disparaître ; enfin le râle crépitant cesse dès que l'hépatisation est établie.

Laënnec croyait qu'à l'aide du râle crépitant il pouvait non-seulement reconnaître les inflammations superficielles et étendues des poumons, mais encore les pneumonies centrales et les pneumonies très-limitées ; celles, par exemple, qui ne cubent pas plus qu'une amande ou qu'une aveline. Bien plus, il croyait pouvoir déterminer si la pneumonie était centrale, et si elle commençait par plusieurs points peu étendus à la fois. Il affirmait que lorsque la pneumonie est centrale et médiocrement étendue, le râle crépitant s'entend profondément dans un point circonscrit, et que superficiellement on entend le bruit respiratoire pur, et quelquefois presque puéril ; à mesure que l'inflammation se rapproche de la surface, le bruit respiratoire diminue. Il croyait aussi pouvoir distinguer le râle crépitant, même au milieu des râles muqueux bruyants de l'agonie ou du catarrhe suffocant, et pouvoir diagnostiquer, par conséquent, l'existence d'une pneumonie centrale et circonscrite [1].

<hr>

[1] On a prétendu qu'à l'époque où Laënnec a fait ses recherches, les pneumonies étaient pures, ce qui fait qu'il a si souvent observé du râle crépitant ; tandis que, de nos jours, les pneumonies étant

L'absence du bruit respiratoire et du râle crépitant, et, dans certains cas, la bronchophonie, tels sont, d'après lui, les signes fournis par l'auscultation dans l'hépatisation des poumons. La bronchophonie n'a point lieu, ou est très-obscure quand la pneumonie est centrale ; elle devient de plus en plus manifeste à mesure que l'hépatisation gagne la surface du poumon. Là respiration bronchique et la toux bronchique accompagnent toujours la bronchophonie ; dans la pneumonie centrale, cependant, la respiration bronchique et la toux bronchique ont lieu profondément sans bronchophonie, ce qui tient à ce que la surface du poumon est encore perméable à l'air ou simplement engouée, et n'est pas par conséquent bon conducteur du son. S'il existe du râle dans les bronches en même temps que la respiration bronchique, l'hépatisation le rend beaucoup plus fort et beaucoup plus sensible. A la racine ou au sommet des poumons, la bronchophonie devient presque semblable à la pectoriloquie ; elle est souvent alors accompagnée de la sensation du *souffle dans l'oreille*, et s'il se trouve une portion de substance pulmonaire peu épaisse et non encore hépatisée entre les parois thoraciques et la bronche qui résonne, on a la sensation du *souffle voilé*.

Tant que l'inflammation augmente, le râle crépitant s'étend chaque jour aux environs de la partie hépatisée, ou paraît dans de nouveaux points ; il marche, en quelque sorte, devant les signes de l'hépatisation, qui, ordi-

gastriques, il n'est pas étonnant que je l'aie rencontré si rarement. Cette division des pneumonies en *pures*, *gastriques*, *bilieuses*, *etc.*, malgré son ancienneté, n'en est pas moins fondée sur des idées purement théoriques. En ce qui concerne les altérations anatomiques, elles sont aujourd'hui ce qu'elles étaient du temps de Laënnec.

(Note de l'auteur.)

nairement, sont très-manifestes le lendemain dans les points où ils existaient la veille.

L'infiltration du pus dans le tissu pulmonaire n'amène aucun nouveau signe, tant que ce pus est concret [1]. Lorsqu'il commence à se ramollir, on entend dans les bronches un râle muqueux plus ou moins marqué, accompagné de respiration caverneuse et de pectoriloquie. Si l'abcès est voisin de la surface du poumon, la respiration et la toux donnent dans le même point le *souffle dans l'oreille*, et si quelque partie des parois de l'abcès est mince et molle, le souffle devient *voilé*. Il y a peu de difficulté, suivant Laënnec, à distinguer les résonnances purement bronchiques des résonnances caverneuses. Les dernières se font dans un espace évidemment circonscrit et qui paraît plus vaste que ne le sont les plus gros troncs bronchiques. L'intensité du râle qui se joint à tous les autres signes, quand l'abcès est encore à demi-plein, le bredouillement qui accompagne dans le même cas la pectoriloquie, et le peu d'étendue de la maladie qui a été toujours partielle, ou qui l'est devenue par suite de la résolution qui s'est opérée dans le reste du poumon, sont encore autant de signes qui, dans la plupart des cas, ne permettent aucun doute.

Quant aux signes de la résolution de la pneumonie, ce sont les suivants : lorsque la résolution commence avant que la pneumonie ait passé à l'état d'hépatisation, le râle crépitant devient chaque jour moins sensible, et le bruit respiratoire naturel ou pulmonaire devient d'autant plus marqué et finit enfin par s'entendre seul.

---

[1] M. Fournet indique un râle particulier appartenant au passage de l'hépatisation rouge à l'hépatisation grise. (Voir p. 168.)

(*Note de l'auteur.*)

La résolution de la pneumonie arrivée au degré d'hépatisation s'annonce par le retour du râle crépitant ; ceci est de toute certitude. Je ne l'ai jamais vu manquer, ajoute Laënnec, chez aucun pneumonique que j'ai suivi jour par jour. Je le désigne communément sous le nom de *râle crépitant de retour.* A ce râle crépitant se joint peu à peu le bruit de l'expansion pulmonaire, qui, tous les jours, devient plus marqué et finit par exister seul.

Le râle crépitant annonce également la résolution de la pneumonie parvenue au degré d'infiltration purulente ; mais il est ordinairement précédé par un râle muqueux ou sous-muqueux, indice du ramollissement d'une partie du pus. Le bruit de l'expansion pulmonaire se joint beaucoup plus tard au râle crépitant dans ce cas que dans les précédents. Au bout de peu de jours et quelquefois de peu d'heures, le râle crépitant devient sous-crépitant et indique l'apparition de l'œdème, qui accompagne ordinairement la résolution de la pneumonie à ce degré. La même chose a lieu quand l'œdème survient pendant la résolution des deux autres degrés de la pneumonie[1]. J'ai déjà exprimé mes opinions relativement à

[1] Stokes a parlé d'un degré de la pneumonie qui précède le premier degré de Laënnec ; il attribue la couleur d'un rouge vif des poumons à la congestion des petites artères, et il considère celle-ci comme l'état particulier qui précède toujours la sécrétion, le râle crépitant. La production rapide de l'hépatisation, sans être précédée des signes du premier degré de la pneumonie de Laënnec, ne peut avoir lieu, d'après Stokes, que d'une manière secondaire pendant le typhus et jamais dans la pneumonie sthénique. L'hépatisation rouge est produite par la congestion excessive du parenchyme, et non par le dépôt d'une exsudation plastique dans son épaisseur. C'est ce qui peut faire comprendre comment cette altération morbide des poumons peut se développer si rapidement et disparaître si subitement. Quant à la formation si rare d'abcès dans la pneumonie, il l'explique par cette circonstance, que la maladie, qui est

la valeur des signes d'auscultation que Laënnec regardait comme pathognomoniques de la pneumonie, et je ne m'arrêterai ici qu'à l'ordre dans lequel il les place.

Dans l'immense majorité des cas, d'après mon expérience, les signes fournis par l'auscultation dans la

rarement circonscrite, tue avant que l'abcès ait eu le temps de se former ; par conséquent, il ne pense pas que les abcès du poumon soient aussi rares qu'on le croit généralement. Mais Rokitansky nous apprend, dans son *Anatomie pathologique,* que la couleur rouge vif des poumons est le résultat de l'anémie et n'a rien à voir avec l'inflammation commençante. Je renvoie à l'ouvrage de Stokes pour ce qui concerne l'interprétation de l'hépatisation rouge et des abcès pulmonaires, etc.

Stokes nous donne comme signes de ce prétendu premier degré de la pneumonie l'apparition subite de la respiration puérile dans un point circonscrit, associée à de la fièvre et à un trouble du système respiratoire. Il est bien vrai que la respiration vésiculaire forte précède quelquefois le râle crépitant ; mais ce n'est pas une raison pour en faire un premier degré particulier de la pneumonie, ce symptôme étant encore moins constant que le râle crépitant.

Pour Stokes, les signes du second degré, premier degré de Laënnec, sont la présence du râle crépitant et la disparition graduelle de la respiration vésiculaire ; mais il n'attache pas une importance particulière au râle crépitant, parce qu'il n'existe pas constamment dans la pneumonie ; comme signe physique, à ses yeux, ce râle n'indique rien de plus que la présence d'une sécrétion dans les cellules aériennes. Stokes n'a pas rencontré non plus d'une manière constante le râle crépitant dans la résolution de la pneumonie ; au contraire, il a vu des cas dans lesquels la matité complète à la percussion et la respiration bronchique ont passé à la respiration vésiculaire et au son clair de percussion, sans intervention intermédiaire du râle crépitant.

Stokes croit encore que la production de la respiration bronchique réclame non-seulement la condensation du poumon, mais encore un certain degré de distension du côté affecté du thorax pendant la respiration, et que, lorsque tout le poumon est condensé, la respiration bronchique cesse, parce que le côté affecté reste immobile. C'est là, d'après lui, la raison pour laquelle la respiration bronchique, dans la pneumonie, augmente en force jusqu'à un certain point, puis décroît et finit par cesser entièrement, lorsque le

pneumonie ne suivent pas l'ordre qui leur a été assigné par Laënnec.

Si l'on désigne, comme Laënnec, sous le nom de râle crépitant un râle à bulles fines et égales, on pourra observer plusieurs pneumonies à leur début, sans entendre

son est obscur partout à la percussion et que la résonnance de la voix disparaît. Lorsque la résolution de l'inflammation commence, fût-ce même dans un espace limité, ou lorsqu'un abcès se forme, la respiration bronchique reparaît, et, de nouveau, augmente en force pendant un certain temps.

Je ne saurais admettre ces assertions de Stokes relativement à la respiration bronchique. Il ne serait pas difficile d'établir, même par l'ouvrage de cet auteur, combien elles sont insoutenables. Je ne saurais admettre non plus que le passage de l'hépatisation rouge à l'infiltration purulente soit marqué par l'existence simultanée de la respiration bronchique et d'un râle particulier aigu, muqueux et crépitant.

Il est probable que cette espèce de râle, à laquelle Stokes fait allusion, est ce que j'appelle *râle consonnant*. Ce médecin considère les signes donnés par Laënnec, dans le cas d'abcès du poumon, comme presque infaillibles, pourvu qu'on ait soin de tenir compte des phénomènes antécédents. Il explique le son tympanique à la percussion par une exhalation de gaz dans la plèvre.

Williams a donné l'explication suivante du râle crépitant : Les cellules aériennes et les plus petits tuyaux bronchiques sont comprimés par les vaisseaux sanguins distendus dans la première période de la pulmonie, de sorte que l'air ne peut les traverser dans un courant continu, non plus que le mucus qui les tapisse, mais les traverse sous forme d'une série de très-petites bulles, qui, en se rompant, donnent lieu à la crépitation en question. La bronchophonie d'un poumon hépatisé perd beaucoup de sa force lorsqu'on l'écoute avec un stéthoscope bouché par un obturateur ; mais il n'en est pas de même pour la pectoriloquie dans une excavation. La résonnance tympanique à la percussion est fournie quelquefois par l'estomac, lorsque le poumon gauche est hépatisé ; près du sternum, on peut parfois trouver de la résonnance tubulaire ou le son creux des gros tuyaux aériens. Sous les autres rapports, les opinions de Williams ne diffèrent pas de celles de Laënnec.

(Note de l'auteur.)

20

un râle de ce genre. Beaucoup plus souvent on rencontre à cette époque des râles à bulles inégales, râles muqueux de Laënnec, ou des bruits de sifflement, de ronflement. Dans quelques cas plus rares, la maladie peut n'être accompagnée au début d'aucun râle, les parties enflammées donnant un bruit respiratoire indéterminé, ou bien de la respiration vésiculaire, ou bien encore un bruit respiratoire très-bruyant, qui finit par se transformer en respiration bronchique.

Tant que l'hépatisation continue, il peut y avoir de la respiration bronchique sans mélange de râles ou associée à des bruits de sifflement et de ronflement consonnants ou non consonnants, ou bien la respiration peut être indéterminée, avec ou sans râles, avec ou sans bruits de sifflement, etc.; ou bien il ne peut y avoir ni murmure respiratoire, ni râles d'aucune espèce. Les râles consonnants peuvent être composés de très-petites bulles, et lorsqu'ils ont le caractère sec, ils ressemblent à la crépitation, ou le mot *crépitation* devrait plutôt, dans beaucoup de cas, être appliqué aux *râles consonnants*. Il serait difficile de dire si le râle que l'on entend avant l'hépatisation, ou le râle consonnant qui accompagne l'hépatisation, n'ont pas été pris souvent pour le râle crépitant de Laënnec.

La période de résolution de la pneumonie, loin de commencer invariablement avec l'apparition du râle crépitant, est au contraire, dans la plupart des cas, accompagnée d'une grande variété de râles ou de bruits de sifflement et de ronflement. Dans quelques cas rares, la résolution de la pneumonie s'accomplit sans qu'on entende aucune espèce de râles, la respiration bronchique devient d'abord indéterminée et plus tard vésiculaire.

Le râle crépitant, ou un râle qui lui ressemble, se fait entendre pendant la résolution des pneumonies modérément graves ; on l'observe aussi parfois dans des cas plus graves, à une époque plus avancée de la résolution, lorsque la sécrétion est peu abondante. Dans le plus grand nombre des cas, la respiration vésiculaire ne reparaît pas immédiatement à la résolution de la maladie ; habituellement on entend encore pendant longtemps, lorsque toutes les fonctions sont revenues à leurs conditions normales et lorsque la percussion ne donne plus aucun son anormal, ou bien le bruit respiratoire indéterminé, ou bien des râles, des bruits de sifflement, de sibilance, de ronflement. L'auscultation donne les mêmes signes lorsque la résolution est incomplète.

Il résulte de ce qui précède que la présence de la pneumonie ne peut être déterminée par les signes d'auscultation seulement ; que ceux-ci sont souvent des signes tout à fait indifférents, et que seulement la bronchophonie, la respiration bronchique et les autres râles consonnants, aussi bien que la respiration vésiculaire et que les râles à bulles fines et égales, sont des phénomènes qui donnent, relativement aux conditions du parenchyme pulmonaire, des renseignements plus certains que ceux que l'on peut obtenir par la réunion des autres phénomènes.

### 2° Gangrène du poumon.

La gangrène du poumon peut se développer, comme on sait, ou bien dans un point enflammé, ou bien sans pneumonie antécédente, et elle peut s'associer à divers états morbides du poumon. Dans le premier cas, la percussion et l'auscultation nous donnent les signes de la

pneumonie, et dans le second, ceux du catarrhe ou de l'é-
tat pathologique qui a précédé la gangrène. L'auscultation et la percussion ne fournissent pas de signes particuliers pour la gangrène.

Laënnec assure que les signes fournis par la percussion
et l'auscultation dans la gangrène sont à peu près les
mêmes que ceux des abcès du poumon, sauf que le râle
crépitant s'entend plus rarement que dans la pneumonie
ordinaire et cela sans doute parce que, le début de la
maladie étant ordinairement très-insidieux, on ne songe
pas toujours à examiner la poitrine dans les premiers
jours. Il dit avoir observé, de plus, que le râle crépitant ne
se manifeste qu'après la mortification de l'escarre, et
qu'il indique par conséquent la formation du cercle inflammatoire qui doit la détacher. Plus tard, on entend le râle
caverneux. Lorsque l'excavation commence à se vider, la
pectoriloquie se manifeste. Cette pectoriloquie est beaucoup plus nette et plus forte que dans les abcès du poumon ; elle n'a rien d'une espèce de flottement qui semble
avoir lieu dans les parois de ces derniers et qui indique
leur état de détritus ; et il est aussi rare qu'elle soit accompagnée du souffle voilé que cela est commun dans
les abcès pulmonaires. A peine si nous avons besoin de
faire remarquer que toutes ces assertions de Laënnec sont
purement arbitraires.

### 3° APOPLEXIE PULMONAIRE DE LAENNEC.

Cette dénomination me semble mal choisie ; car les
mots *apoplexie pulmonaire* semblent indiquer, à proprement parler, quelque altération anatomique dans la
structure des poumons, tandis que, jusqu'ici, on les a em-

ployés seulement dans le but de désigner un ensemble de troubles fonctionnels, sans avoir égard aux altérations de structure organique. Les troubles fonctionnels qui se montrent dans l'apoplexie pulmonaire de Laënnec n'ont aucune ressemblance avec les troubles du côté du cerveau, qu'entraîne l'apoplexie cérébrale. Ces mots désignent un épanchement de sang dans le parenchyme pulmonaire, qui devient par suite aussi dense et aussi pesant que s'il était hépatisé. A la coupe, le poumon offre un aspect granulé et une couleur d'un brun rougeâtre, ou une teinte qui rappelle exactement celle du sang veineux [1].

Cette altération pathologique du parenchyme du poumon est assez rare, et il n'est qu'un petit nombre d'hémoptisies qui reconnaissent pour cause un épanchement de sang dans le parenchyme pulmonaire, Cet épanchement a été observé dans quelques cas sans hémoptisie.

Les portions infiltrées du poumon sont rarement assez considérables pour donner quelque différence dans le son fourni par la percussion.

Dans l'apoplexie pulmonaire, l'auscultation fait entendre des râles ou bien des bruits de sifflement et de ronflement ; la portion infiltrée du poumon est rarement assez étendue pour qu'elle puisse donner lieu à la bronchophonie, à la respiration bronchique, etc.

D'après Laënnec, l'auscultation donne deux signes principaux de l'engorgement hémorrhagique du tissu pulmonaire : le premier est l'absence de respiration dans une partie peu étendue du poumon ; le second est un râle crépitant, qui existe aux environs des points où la

---

[1] D'après Bochdalek, l'infarctus hémoptoïque est produit par l'inflammation des plus petites ramifications de l'artère pulmonaire.                              (*Note de l'auteur.*)

respiration ne s'entend pas, et qui indique la légère infiltration sanguine ; ce râle crépitant a toujours lieu au
début de la maladie ; plus tard, il cesse souvent de se
faire entendre. Ces deux signes nous permettent de distinguer l'apoplexie pulmonaire de l'hémorrhagie qui a
son siége dans les bronches. J'ai bien souvent recherché
ce râle crépitant dans l'hémoptisie, et je ne l'ai rencontré
que rarement. Dans quelques cas qui se sont terminés
d'une manière funeste, dans lesquels j'avais entendu de
la crépitation sur plusieurs points du thorax, très-peu
de temps avant la mort, je n'ai trouvé aucune trace d'a-
poplexie pulmonaire. Il est possible que le râle crépitant
soit associé quelquefois à l'infiltration hémorrhagique,
mais j'ai toujours entendu jusqu'ici quelque autre espèce
de râles ou de bruits de sifflement et de ronflement.

### 4° ŒDÈME DU POUMON.

L'œdème du poumon s'observe fréquemment sur le cadavre, et, on ne saurait en douter, il est loin de ne se produire que pendant l'agonie, bien qu'il en soit ainsi dans le
plus grand nombre des cas. Lorsque l'œdème n'a pas complétement chassé l'air des cellules aériennes, ce qui est
le cas ordinaire, le son à la percussion est naturel ou un
peu plus tympanique qu'à l'état normal. L'auscultation
fait entendre différentes espèces de râles non consonnants, de bruits de sibilance, de sifflement et de ronflement, etc.

Dans un très-petit nombre de cas dans lesquels j'ai pu
m'assurer par l'examen cadavérique que l'œdème existait depuis quelque temps avant la mort, j'ai entendu
un bruit respiratoire parfaitement vésiculaire et même
très-fort, quelques heures avant la mort, sans mélange

de râles ou de bruits de sifflement et de ronflement. Le murmure vésiculaire avait toutefois un caractère aigu et se rapprochait d'un sifflement. Je n'ai jamais vu de poumon œdémateux entièrement privé d'air, sans qu'il eût été en même temps comprimé.

Laënnec donne deux signes pour reconnaître par l'auscultation l'œdème du poumon : la respiration s'entend beaucoup moins qu'on ne devrait s'y attendre, à raison des efforts avec lesquels elle se fait et de la grande dilatation du thorax dont elle est accompagnée. En même temps, l'on entend, comme dans la pneumonie au premier degré, une légère crépitation plus analogue au râle qu'au bruit naturel de la respiration. Ce râle crépitant, ou plutôt sous-crépitant, est moins sec que dans la pneumonie au premier degré ; les bulles en paraissent plus grosses et donnent à l'oreille une sensation plus manifeste d'humidité. Tous ces phénomènes mentionnés par Laënnec peuvent sans doute exister quelquefois dans l'œdème du poumon, mais sont loin d'être des signes caractéristiques de cette affection.

### 5° Emphysème du poumon.

Laënnec a divisé l'emphysème du poumon en deux espèces, l'emphysème vésiculaire et l'emphysème interlobulaire. Dans l'emphysème vésiculaire, il y a simple dilatation des cellules aériennes, sans rupture ; dans l'emphysème interlobulaire, l'air s'échappe des cellules aériennes déchirées ou des tuyaux bronchiques dans le tissu cellulaire qui réunit les cellules, et il se produit des vessies aériennes d'un volume différent, soit dans l'épaisseur du poumon, soit à sa surface. Dans mon opinion, on ne peut véritablement parler de formation d'une vessie aérienne dans le parenchyme du poumon, que lorsque cette vessie aérienne ne communique ni avec les vésicules, ni avec les tuyaux bronchiques, et lorsqu'on ne peut, par conséquent, expulser l'air qu'elle contient.

Une vessie aérienne, même d'un volume considérable, qui communique avec un tuyau bronchique, peut avoir été formée par une cellule aérienne distendue, dont les parois se sont épaissies en même temps. Il n'est guère probable que l'air qui s'est infiltré dans le tissu cellulaire du poumon, par suite de la rupture d'une vésicule aérienne ou d'un tuyau bronchique, puisse communiquer de nouveau avec les bronches. L'emphysème vésiculaire peut occuper les deux poumons, ou un poumon seulement, ou être borné à un lobe, à une partie d'un lobe, ou même à quelques cellules. Dans l'emphysème interlobulaire, les vessies aériennes peuvent offrir le volume d'un grain de millet et atteindre jusqu'à celui d'un œuf d'oie et même davantage.

Dans l'emphysème vésiculaire, ou bien le nombre des vésicules aériennes n'est pas diminué, ou bien ces vésicules sont agrandies parce qu'elles sont moins nombreuses. Dans le premier cas, c'est-à-dire lorsque les cellules sont agrandies sans avoir diminué de nombre, l'altération ne peut occuper tout un poumon ou un lobe entier, à moins que le thorax ne soit dilaté au delà de l'état normal ; et, d'un autre côté, une dilatation anormale du thorax indique toujours un emphysème, pourvu que la dilatation ne soit pas produite par la présence d'air, de gaz, de corps liquides ou solides dans la plèvre ou dans le péricarde. Cette dilatation anormale de la cavité de la poitrine ne peut s'opérer que par l'augmentation de voussure des parois thoraciques, et encore principalement par l'abaissement du diaphragme. Si l'on trouve par la percussion que les poumons descendent par en bas, presque jusqu'au bord inférieur du thorax, on peut être certain qu'il existe un emphysème vésiculaire, et si le son de percussion est très-plein et offre ce caractère d'une manière égale dans tout un côté du thorax, on peut affirmer que l'emphysème s'étend à tout le lobe ; si les portions supérieures du poumon donnent à la percussion un son moins plein, c'est que l'emphysème est limité aux parties inférieures du poumon. L'emphysème vésiculaire ne donne pas toujours un son tympanique à la percussion ; il faut pour cela que la portion la plus distendue du poumon soit limitée par une autre portion du poumon entièrement privée d'air, ce qui arrive assez souvent dans l'hépatisation et l'infiltration tuberculeuse, ou bien que le poumon emphysémateux ait perdu complétement sa contractilité.

A l'exception de ces cas, l'emphysème du poumon ne donne pas lieu au son de percussion tympanique, que la cavité thoracique soit agrandie, diminuée, ou qu'elle ait conservé son volume normal. Le son de percussion peut être très-plein et clair, ou ne l'être pas plus qu'à l'état normal ; cette différence dépend en partie des conditions des parois thoraciques. Si les espaces intercostaux sont fortement tendus par suite de la distension du thorax, les parois offrent plus de résistance, mais elles sont plus flexibles et par conséquent plus élastiques que dans l'état ordinaire.

Que l'emphysème vésiculaire soit partiel ou général, la respiration peut être vésiculaire ou indéterminée, sans aucune espèce de râle, etc. C'est ce qui a lieu lorsque le poumon, anormalement distendu, n'a pas perdu sa contractilité, et lorsque, par suite, l'emphysème est récent, ainsi que nous le voyons autour des portions hépatisées du poumon, pourvu cependant que les tuyaux bronchiques ne soient pas affectés de catarrhe. Mais cela n'est rien moins qu'ordinaire ; en effet, le plus généralement, et principalement dans l'emphysème vésiculaire, il existe une grande variété de râles et de bruits de ronflement et de sifflement, mais non de bruits consonnants, produits par le catarrhe dont l'existence est presque constante.

L'emphysème interlobulaire, c'est-à-dire celui dans lequel il existe des vessies aériennes dans le parenchyme ou à la surface des poumons, sans communication avec les tuyaux bronchiques, ne donne lieu à aucune modification dans le son de percussion ; l'auscultation ne fournit non plus aucun signe propre à ces vessies aériennes. Celles qui sont situées dans l'épaisseur du poumon ne peuvent donner lieu à un bruit, parce qu'elles ne frottent nulle part ; il en est de même de celles qui sont recouvertes par la plèvre et qui se trouvent à la surface des poumons, sauf lorsque cette membrane est moins lisse qu'à l'état normal ; plus elles dépassent le niveau de la surface des poumons, et plus facilement elles peuvent donner lieu à un bruit de frottement (*frottement ascendant et descendant de Laënnec*). Lorsque l'emphysème n'est pas porté très-loin, Laënnec attachait une grande importance, comme signes de cet état morbide, à la clarté extrême du son fourni par la percussion, contrastant avec la faiblesse ou même avec l'extinction du murmure respiratoire. Je n'ai jamais observé ni l'un ni l'autre de ces phénomènes comme caractère constant.

### 6° HYPERTROPHIE DU POUMON.

Le poumon est dit hypertrophié lorsque les parois des vésicules aériennes sont épaissies, mais sans qu'elles aient diminué de nombre. Les vésicules aériennes d'un poumon hypertrophié ne peuvent contenir autant d'air qu'un poumon sain, à moins que la cavité thoracique ne soit élargie ; et lorsqu'il en est ainsi, ces vésicules peuvent contenir autant d'air et même davantage. De ce qu'un poumon ne s'affaisse pas après l'ouverture du thorax, mais continue à remplir la cavité ou même fait saillie au dehors, on ne peut pas conclure à une hypertrophie de cet organe ; cela prouve seulement que quelque obstacle s'oppose à la sortie de l'air des poumons. Quelque hypertrophié que puisse être un poumon, il s'affaisse sur le cadavre, comme un poumon normal, si une portion de l'air peut s'échapper des cellules aériennes. Par lui-même le poumon n'a aucune force d'expansion, mais sa contractilité est continuellement en action ; il est continuellement distendu par la pression atmosphérique, autant que l'exige la cavité thoracique. Un poumon hypertrophié ne peut par lui-même agrandir la cavité thoracique, un poumon atrophié ne peut la diminuer. Les caractères anatomiques de l'hypertrophie du poumon sont : l'augmentation de densité, et habituellement aussi la solidité du parenchyme, la densité ne dépendant pas d'une infiltration sanguine ou séreuse, etc., et le poumon contenant encore de l'air. Un poumon hypertrophié donne à la percussion le même son qu'un poumon normal, et il n'y a de différence dans le son que si le poumon est fortement distendu par l'emphysème. Si l'hy-

pertrophie n'est pas accompagnée de catarrhe bronchique, le murmure respiratoire est toujours très-fort
et vésiculaire.

### 7° ATROPHIE DU POUMON.

Si la cavité thoracique est à l'état normal, un poumon
atrophié contient une plus grande quantité d'air qu'un
poumon sain, les cellules aériennes étant plus grandes
qu'à l'ordinaire, sans que la cavité thoracique soit devenue plus large pour cela. L'atrophie du poumon offre
plusieurs degrés; dans le plus avancé, les cellules aériennes ont disparu complétement, et il ne reste plus que
des bronches dilatées et épaissies. Un poumon atrophié
donne toujours à la percussion un son plus fort qu'un
poumon sain, mais cela dépend de l'amaigrissement
simultané et de l'augmentation de flexibilité des parois
thoraciques. Les signes d'auscultation sont ceux ceux du
catarrhe.

### 8° TUBERCULES DU POUMON.

La matière tuberculeuse se développe dans les poumons, comme dans les autres organes, sous deux formes:
la première, de granulations isolées; la seconde, de
masses cohérentes infiltrées dans le parenchyme. Les
tubercules isolés peuvent être tellement petits qu'ils
échappent à l'observation d'un œil peu expérimenté; les
tubercules isolés peuvent rendre imperméables à l'air des
parties étendues des poumons, soit par leur augmentation de volume et leur accollement successif, soit par le
développement de nouveaux tubercules dans leurs inter-
stices.

Les signes fournis par la percussion et l'auscultation

dans le cas de tubercules ne sont pas toujours les mêmes. La raison en est facile à comprendre; les tubercules isolés sont encore séparés les uns des autres par du tissu pulmonaire contenant de l'air; par conséquent, quelque nombreux qu'ils puissent être, la portion du poumon où ils se trouvent peut encore renfermer une certaine quantité d'air, tandis que l'air ne pénètre pas dans le parenchyme infiltré de matière tuberculeuse ou rempli de tubercules isolés qui ont augmenté de volume, et se sont joints les uns aux autres. Certains phénomènes spéciaux s'observent aussi parfois dans les cavernes qui résultent du ramollissement de la matière tuberculeuse. La quantité et la viscosité des sécrétions qui se forment dans les bronches et dans les cellules aériennes, sécrétions qui manquent rarement dans la tuberculisation pulmonaire, ont aussi une grande influence sur la nature des phénomènes. Quels que soient les signes observés, on remarquera que ces signes sont plus ou moins distincts, suivant l'étendue et la rapidité plus ou moins grandes des mouvements respiratoires.

### A. Tubercules isolés.

*Signes fournis par la percussion.*—Les tubercules isolés n'amènent par eux-mêmes aucun changement dans le son fourni par la percussion des poumons, même lorsque ces tubercules sont disséminés dans toute l'étendue de ces organes et en très-grande quantité. Tout changement dans le son de percussion dépend de quelque altération du tissu interstitiel, survenue dans le poumon ainsi affecté. Le son est tympanique quand le tissu interstitiel a perdu sa contractilité; mais l'infiltration de sang, de sérosité, etc., dans ce tissu, en chassant l'air du poumon, rend le son sourd et vide. Tant que le tissu interstitiel reste sain, le son conserve son caractère normal; mais il est moins sonore (*weniger sonor*), si le tissu pulmonaire est plus hypertrophié et plus tendu qu'à l'état normal. C'est à tort que Stokes a soutenu que les tubercules isolés, lorsqu'ils sont très-abondants, donnent à la percussion un son un peu sourd. On peut s'assurer du contraire sur le cadavre.

*Signes fournis par l'auscultation.* — Le bruit respiratoire peut être distinctement et même fortement vésiculaire, ou bien indistinct, ou tout à fait imperceptible, et cela sans râles, sans bruits de sifflement ou de ronflement. Des râles de toute espèce, aussi bien que des bruits de sifflement, de ronflement, etc., non consonnants, peuvent être mélangés au bruit inspiratoire vésiculaire ou indéterminé, ou on n'entend que des râles ou de la sibilance. L'expiration peut être tout à fait imperceptible, ou bien aussi forte et même plus forte que l'inspiration, et, comme celle-ci, elle peut être associée à des râles, à des bruits de sifflement, de ronflement.

Les tubercules peuvent être déposés en assez grande quantité, exister même pendant un certain temps sans que la membrane muqueuse des bronches se gonfle et sécrète. Ces derniers accidents se développent plus fréquemment lorsque les tubercules se développent lentement; si le développement des tubercules est rapide, ces accidents ne durent que quelques jours. Dans ces cas, l'inspiration est ou vésiculaire ou indéterminée, et l'expiration presque imperceptible; en d'autres termes, la respiration est à peu près anormale.

A mesure que la matière tuberculeuse se dépose en plus

grande abondance, et, dans quelques cas, à partir de son
premier dépôt, la muqueuse bronchique se gonfle avec
ou sans sécrétion ; aussi voit-on apparaître les phénomènes d'auscultation qui ont été décrits à propos du catarrhe. On sait que c'est au sommet du poumon que les tubercules se déposent presque constamment, lorsque leur
développement est lent ; on constate l'existence constante
en ce dernier point des signes d'auscultation du catarrhe, le murmure respiratoire étant sain partout ailleurs. Les tubercules dont le développement est rapide
ne se montrent pas en premier lieu au sommet des poumons, mais se trouvent souvent disséminés uniformément
dans toute la portion d'un poumon ou dans tout un lobe.
Je ferai remarquer ici qu'il n'y a pas de signes distincts à l'aide desquels on puisse diagnostiquer avec
certitude l'existence de tubercules solitaires aigus ; on
peut seulement réunir en faveur de leur présence des
probabilités plus ou moins grandes. Laënnec était bien
convaincu de ce fait, et Stokes s'est exprimé de la manière suivante, relativement au diagnostic des tubercules
solitaires aigus : « Si, dans un cas où l'on trouve les signes et les symptômes d'une bronchite intense ou dans
lequel on constate un râle crépitant, continuant sans interruption, on trouve en outre une matité incomplète dans
une étendue considérable du thorax, sans respiration bronchique, et si le stéthoscope nous montre que le poumon
est presque partout perméable à l'air et seulement obstrué dans certains points, ou bien si la crépitation est
trop faible pour rendre compte de la matité à la percussion, on peut diagnostiquer un développement inflammatoire aigu des tubercules. »

D'après ma propre expérience, la plupart des cas de

tuberculisation aiguë ne sont accompagnés d'aucun de ces signes, et tous ces signes peuvent exister, sans qu'il y ait d'affection tuberculeuse.

### B. Masses tuberculeuses conglomérées et infiltration tuberculeuse.

*Signes fournis par la percussion.* — De même que les tubercules, dans leur développement lent, se montrent d'abord au sommet du poumon, de même ils augmentent de volume, se réunissent, et finissent par former des masses considérables.

L'infiltration tuberculeuse se produit également sous forme d'un travail lent dans les parties supérieures du poumon. Aussi, dans le plus grand nombre des cas de maladie tuberculeuse du poumon, surtout lorsque la maladie est un peu ancienne, trouve-t-on sous une clavicule, ou sous toutes les deux, un son plus sourd et plus vide qu'à l'état normal, ou même un son complétement sourd. Partout ailleurs, le son est normal, ou plus fort, ou sourd. En général, lorsque dans cette maladie le son est plus sourd sous les clavicules qu'à l'état normal, il est plus fort que dans l'état normal sur les parties latérales du thorax ; ce qui tient à ce que la partie-inférieure du poumon est plus distendue qu'à l'ordinaire, par cela que la respiration est empêchée dans la partie supérieure. L'infiltration tuberculeuse aiguë se produit le plus communément, mais non toujours, dans les lobes supérieurs des poumons. Elle donne lieu aux mêmes modifications dans le son de percussion que l'hépatisation pulmonaire.

*Signes fournis par l'auscultation.* —Tant que les masses ou que l'infiltration tuberculeuses n'ont pas acquis une étendue assez grande pour embrasser au milieu d'elles au moins un gros tuyau bronchique, on ne constate ni bronchophonie, ni respiration bronchique, ni bruits anormaux d'aucun genre. La respiration vésiculaire peut continuer à se faire entendre sous les clavicules, même lorsque des masses assez considérables de tubercules se trouvent dans les lobes supérieurs des poumons, pourvu qu'il y ait assez de tissu pulmonaire sain, et que la muqueuse bronchique ne soit ni gonflée ni couverte de mucus. Mais c'est ce qui n'a pas lieu ordinairement ; presque constamment, en effet, on entend un bruit inspiratoire indéterminé, offrant différents degrés de force, souvent même très-fort, et, dans la plupart des cas, accompagné de râles humides, de bruits de sifflement, de sibilance et de ronflement. L'expiration est presque aussi forte, ou même plus forte que l'inspiration, et elle est également combinée à différentes espèces de râles et à des bruits de sifflement, de ronflement.

Si les masses ou l'infiltration tuberculeuses sont assez étendues pour embrasser des tuyaux bronchiques dans lesquels la voix ou le bruit respiratoire peuvent consonner, on entendra la bronchophonie et la respiration bronchique au-dessous des clavicules, pourvu que les bronches ne soient pas remplies d'exsudations liquides ou solides ; et s'il y a quelques râles ou des bruits de sifflement ou de ronflement dans la trachée ou dans de gros tuyaux bronchiques, on entendra aussi des râles consonnants ou des bruits de sifflement et de ronflement également consonnants. Mais si les tuyaux bronchiques en question sont oblitérés, on n'entendra ni bronchophonie, ni respiration bronchique, ni râles consonnants, et à leur place, il y aura ou bien des bruits respiratoires indéter-

minés, avec ou sans râles sourds, ou bien pas de bruit
du tout. Il arrive souvent, lorsque les tuyaux bronchiques
sont remplis de mucus dans un moment et s'en débarras-
sent dans d'autres par la toux ou par l'expectoration,
qu'en quelques minutes on entend de la bronchophonie alternant avec une résonnance très-sourde de la voix,
de la respiration bronchique avec respiration indistincte,
et des râles clairs, aigus, avec des râles sourds, profonds, etc. ; on peut entendre également et à la fois des
râles consonnants et non consonnants.

Si les masses ou l'infiltration tuberculeuses ne sont pas
développées dans les lobes supérieurs du poumon, la
respiration peut être parfaitement normale sous les clavicules ; les signes d'auscultation de la maladie n'existant
que dans les parties du thorax qui correspondent aux
portions affectées des poumons.

La portion de poumon qui est saine ou qui ne contient
que des tubercules isolés fournit un bruit respiratoire
vésiculaire faible, ou fort, ou un bruit respiratoire indéterminé ; ou bien l'on peut entendre toutes les variétés
possibles de râles, de bruits de sifflement et de ronflement, suivant que les bronches sont ou ne sont pas le
siége d'affection catarrhale. L'auscultation ne fournit
aucun signe spécial de la tuberculisation pulmonaire ; et
aucun signe ne peut nous permettre de conclure avec
certitude qu'il n'existe pas de tubercules dans un poumon
et dans une portion quelconque du poumon.

### C. Excavations tuberculeuses.

Le ramollissement des tubercules isolés, des tubercules
conglomérés et de l'infiltration tuberculeuse entraîne la
production de cavernes ; celles-ci peuvent avoir un vo-

lumé fort différent, depuis celui d'une tête d'épingle, jusqu'à celui du poing et au delà. Leurs parois sont constituées ou bien par du tissu infiltré de matière tuberculeuse, formant une couche plus ou moins dense autour d'elles (cette couche peut avoir dans certains cas une solidité telle, que si elle a une certaine épaisseur, elle s'oppose à toute dilatation ou tout resserrement de la cavité), ou bien sans infiltration tuberculeuse, par une espèce de membrane, quelquefois très-mince, qui donne à l'excavation l'aspect d'un sac membraneux, soudé par sa périphérie au parenchyme pulmonaire sain. Les excavations tuberculeuses communiquent en général avec les tuyaux bronchiques et contiennent presque toujours du mucus, du pus, etc. Toutes ces différences et quelques autres circonstances encore rendent très-variables les signes fournis par l'auscultation et par la percussion.

*Signes fournis par la percussion.* — Une excavation creusée dans une portion du parenchyme pulmonaire contenant de l'air, ne donne lieu à aucun changement dans le son de percussion ; et il en est ainsi pour une petite comme pour une assez grande excavation. Le seul signe que fournissent, dans des cas rares, les excavations situées dans l'intérieur du parenchyme pulmonaire sain, est le bruit de pot fêlé. Les choses se passent autrement lorsque l'excavation est voisine des parois thoraciques, contient de l'air et n'a pas plus que les dimensions du plessimètre ; dans ce cas le son est plus tympanique à ce niveau que dans d'autres points du thorax.

Les excavations qui contiennent de l'air et qui sont situées à l'intérieur d'un parenchyme pulmonaire infiltré de matière tuberculeuse, même profondément, donnent un son tympanique. Il faut pour cela qu'elles aient au moins

le volume d'une grosse noix, ou que plusieurs petites excavations soient réunies. Plus les parois du thorax sont
flexibles au niveau de l'excavation, et plus facilement on
obtiendra le son tympanique ; le son est d'autant plus
clair que l'excavation est plus rapprochée de la surface
du poumon, et d'autant plus plein que l'excavation est
plus vaste. Le bruit de pot fêlé s'obtient très-facilement
au niveau des excavations larges et superficielles. D'après
mon expérience, une excavation ne peut fournir le son
de cliquetis métallique, à moins qu'elle n'ait les dimensions du poing ; mais, même avec ces vastes dimensions,
il n'est pas dit que le son de cliquetis métallique doive s'y
développer d'une manière nécessaire.

*Signes fournis par l'auscultation.* — Des excavations
assez grandes, dont les parois sont flexibles et qui se dilatent et sont comprimées pendant l'inspiration et l'expiration, à cause des adhérences du poumon à la plèvre
costale, donnent du râle crépitant sec à grosses bulles,
et cela d'autant plus facilement qu'il y a de petites excavations du volume d'un pois ou d'une fève dans un seul
lobe ; on n'entend jamais ce râle seul, mais toujours
combiné à d'autres râles, ou à des bruits de sifflement
et de ronflement ou de sibilance, par suite de la sécrétion
presque constante de mucus, etc. Si les autres râles sont
prédominants, on peut ne pas entendre la crépitation
sèche à grosses bulles.

Lorsqu'il n'y a que quelques excavations situées profondément dans un poumon, sain d'ailleurs, on peut entendre à leur niveau la respiration vésiculaire entrecoupée
de quelques bulles d'un râle sourd ; le plus ordinairement
cependant, dans ces cas, le murmure respiratoire n'est
pas vésiculaire, mais indéterminé. Des excavations aux

parois membraneuses, situées au milieu d'un tissu contenant de l'air, ne donnent ni bronchophonie, ni respiration bronchique, ni râles consonnants, alors même qu'elles sont assez vastes.

La bronchophonie, la respiration bronchique, les râles consonnants, les bruits de sifflement et de ronflement peuvent se produire dans des excavations dont les parois ont une épaisseur d'au moins plusieurs lignes ; et, si leur grandeur est considérable, la respiration et la voix peuvent être accompagnées de tintement métallique et de résonnance amphorique de la voix, de la respiration, etc. Si leurs parois sont épaisses et inflexibles, il n'y a ni accroissement, ni diminution dans le volume de l'excavation, pendant l'inspiration ou l'expiration ; il n'y entre et il n'en sort pas d'air ; par suite, il ne s'y produit pas de bruits, et quant à ceux qui semblent en provenir, ce sont des bruits consonnants ; mais si leurs parois sont flexibles, si elles se dilatent pendant l'inspiration, et sont comprimées pendant l'expiration, à l'entrée et à la sortie de l'air, des râles et des bruits de sifflement peuvent se produire, même lorsque la circulation de l'air est empêchée par la présence de mucus, etc. Le déplacement qui est imprimé au mucus contenu dans l'excavation par l'inspiration et surtout par la toux, s'accompagne de râles ou de bruits de sifflement, lorsqu'il existe dans la caverne de l'air et du liquide réunis.

Il suit de ce qui précède que la percussion et l'auscultation ne fournissent fréquemment aucun signe certain de la présence d'une excavation. Toutefois, l'expérience nous apprend que les masses et l'infiltration tuberculeuses ne peuvent exister pendant un certain temps sans qu'il se forme d'excavations ; nous pouvons donc

supposer avec quelque probabilité leur présence, toutes
les fois que la tuberculisation a déjà une certaine durée.
Une respiration bronchique forte, des râles intenses à
grosses bulles et de la bronchophonie, s'entendent souvent au niveau des excavations ; mais souvent aussi et
plus souvent encore on rencontre, à l'autopsie, des excavations qui n'avaient révélé leur présence par aucun signe
d'auscultation.

**D. Signes de tuberculisation pulmonaire, d'après M. Fournet.**

M. Fournet divise le premier degré de la phthisie en
trois périodes :

La *première période* se termine avec la formation des
tubercules crus, et elle est caractérisée par les signes
suivants :

*Modifications subies par le bruit inspiratoire.* — Une
augmentation d'intensité du bruit respiratoire, par laquelle ce bruit s'élève du chiffre 10 aux chiffres 12, 15
ou 18. Cette augmentation croît dans un rapport assez
exactement proportionnel à l'altération physique de l'organe. Une diminution de durée, qui a lieu en même temps
que l'augmentation d'intensité, et qui abaisse le bruit
inspiratoire du chiffre 10 aux chiffres 8, 7, ou même 6
et 5. Il arrive assez souvent que l'intensité et la durée du
bruit inspiratoire n'ont pas subi de modification appréciable, et que ce bruit est seulement modifié en ce qu'il
est devenu plus sec, plus dur, plus rude. Le bruit inspiratoire sec, dur, rude, existe constamment dans la première période de la phthisie pulmonaire. Ce caractère augmente sensiblement, à mesure que s'accroît l'infiltration
tuberculeuse ; on ne peut plus le percevoir quand les al-

térations de timbre ont envahi le bruit respiratoire.

*Modifications subies par le bruit expiratoire.*—Le bruit expiratoire présente constamment une augmentation qui porte à la fois sur son intensité et sur sa durée, augmentation qui peut élever ce bruit du chiffre 2 au chiffre 8 et au delà. L'augmentation d'intensité mesure d'une manière assez exacte les progrès de l'affection. La loi qui régit l'augmentation de durée et d'intensité du bruit expiratoire est une des plus constantes. Cette augmentation n'est point soumise, comme certaines autres modifications des bruits normaux, à des temps de disparition. Il est rare qu'elle ne porte pas à la fois et régulièrement sur l'intensité et sur la durée du bruit expiratoire ; quelquefois cependant elle porte peu sur l'intensité, beaucoup plus sur la durée de ce bruit. Le caractère de rudesse, de difficulté, de sécheresse appartient au bruit expiratoire comme au bruit de l'inspiration. Parfois, on entend un craquement d'une espèce particulière, *froissement pulmonaire*.

La résonnance de la voix, aussi bien que celle de la toux, est plus grande dans le point où existent des tubercules que partout ailleurs.

Dans la *seconde période*, qui est en réalité un degré avancé de la première, le timbre du bruit respiratoire est altéré, et les signes de la première période sont tous exagérés. Le plus léger degré d'altération dans le timbre, le timbre clair, se montre d'abord dans l'expiration, et ne s'étend que plus tard à l'inspiration. Dans un degré plus avancé, l'expiration prend successivement le timbre métallique, le timbre résonnant et le caractère soufflant, et par degrés l'expiration subit à son tour les mêmes altérations. Le craquement particulier auquel nous avons fait allusion plus haut, le froissement pulmonaire, persiste encore parfois; mais le plus ordinairement il disparaît pour être remplacé par le craquement sec. Le son devient plus mat à la percussion, et les vibrations des parois thoraciques, si elles sont perceptibles lorsque le malade parle, ont perdu de leur force. Une bronchophonie très-marquée se fait entendre au-dessous de la clavicule du côté affecté, et les tons du cœur sont aussi plus forts que d'ordinaire dans ce point. Il ne faut pas oublier cependant que les tons du cœur sont naturellement plus forts au-dessous de la clavicule gauche que de la droite.

La *troisième période* commence avec la respiration bronchique et avec la conversion du craquement sec en craquement humide.

La respiration bronchique se fait entendre d'abord pendant l'expiration et ensuite pendant l'inspiration.

Le second degré de la phthisie est marqué par la présence de râles humides à timbre clair, aussi bien que par un degré plus marqué de la respiration bronchique ou par le passage de la respiration bronchique à la respiration caverneuse.

Dans le troisième degré, râles caverneux, respiration et voix caverneuses, et à mesure que la caverne s'élargit, l'écho amphorique et le tintement métallique surviennent.

M. Fournet ne nous fournit aucun signe d'auscultation à l'aide duquel on puisse reconnaître le premier degré de développement des tubercules, c'est-à-dire lorsque ces tubercules ne sont encore que rudimentaires et presque microscopiques ; il croit cependant avoir reconnu la présence de tubercules peu nombreux, épars çà et là, ne formant pas de masses compactes, et laissant entre eux des portions considérables de tissu pulmonaire sain.

D'après M. Fournet, les tubercules sont plus faciles à reconnaître lorsqu'ils sont superficiels que lorsqu'ils sont situés profondément. M. Fournet croit qu'on peut les distinguer si les tubercules sont par petits groupes, quoique fort disséminés, tandis que la chose est à peu près impossible lorsqu'ils sont très-peu nombreux et très-disséminés.

Je répéterai de nouveau ici que les altérations dans l'intensité, dans la durée, dans la sécheresse, dans le moelleux, etc., des bruits respiratoires, dont a parlé M. Fournet, pas plus que le froissement pulmonaire et les râles de craquement sec et humide, ne sont en rapport avec la tuberculisation, et qu'ils dépendent, ou bien du catarrhe qui accompagne constamment le développement des tubercules, ou bien d'une inflammation partielle de la plèvre, ou bien enfin d'une altération de contractilité du parenchyme pulmonaire.

Quant à la succession que M. Fournet assigne aux phénomènes d'auscultation dans la tuberculisation pulmonaire, ce qu'il y a de vrai, c'est que dans tous les cas dans lesquels le développement des tubercules n'est pas très-rapide, la respiration bronchique et les signes qui lui sont associés, ceux qui appartiennent à l'infiltration tuberculeuse ou aux agglomérations circonscrites de tubercules, sont précédés par les signes du catarrhe, tels qu'un murmure respiratoire fort et rude, ou une respiration vésiculaire faible ou indéterminée, une expiration forte et prolongée, des râles secs et humides offrant beaucoup de variétés dans la forme et le nombre des bulles qui les constituent, etc.

Mais quant à ces assertions que l'inspiration devient plus courte et l'expiration plus prolongée, en rapport direct avec le développement des tubercules, que le *craquement sec* ne s'entend que lorsque les tubercules sont à l'état cru, et que le *craquement humide* indique le ramollissement des tubercules, ce sont des idées purement spéculatives.

9° Les *tumeurs encéphaloïdes*, les *kystes*, les *acéphalocystes*, les *concrétions pierreuses, cartilagineuses* et *calcaires*, qui existent dans les poumons donnent, à l'auscultation, les mêmes signes que de la matière tuberculeuse déposée dans une égale étendue.

### III. Maladies de la plèvre.

#### 1° Pleurésie.

*Signes fournis par la percussion.* — Le son de percussion n'est pas altéré par le simple épaississement de la plèvre, non plus que par la présence d'une couche de plusieurs lignes d'exsudations liquides ou solides[1]. L'exsuda-

---

[1] « J'ai constaté par l'autopsie, dit M. Fournet (*ouvr. cité*, t. I, p. 518), qu'il suffisait souvent d'une fausse membrane, même récente, de l'épaisseur d'une ligne, pour communiquer au son que développe la percussion une obscurité bien distincte. Dans les mêmes circonstances anatomiques, il existe aussi quelquefois un peu moins de vibration vocale des parois thoraciques au niveau des points occupés par les fausses membranes. » — On peut vérifier facilement sur le cadavre la valeur de cette assertion. (*Note de l'auteur.*)

Est-ce à la présence pure et simple des fausses membranes, ou bien à l'obstacle apporté par elles au déplissement des cellules pulmonaires, qu'il faut rapporter cette obscurité du son? Toujours est-il que c'est là un fait constant. Il n'y a pas de pleurésie à la suite de laquelle les malades ne conservent une diminution très-marquée dans le son de percussion, au niveau des points qui ont été occupés par l'épanchement; et cette diminution de sonorité se prolonge ordinairement des mois entiers, quelquefois même des années, au point de permettre au médecin d'annoncer, par l'examen plessimétrique, quel a été le côté

tion peut avoir jusqu'à un pouce d'épaisseur sans qu'il en résulte aucune altération marquée dans le son. Cela dépend beaucoup de la condition du poumon, qui est situé derrière l'exsudation, et de la flexibilité et de la résistance des parois thoraciques. Lorsque le poumon s'est contracté à un plus petit volume, ou qu'il est comprimé, tout en contenant de l'air, il donne à la percussion un son plus tympanique, quelquefois nettement tympanique, et assez souvent plus fort que celui du poumon normalement distendu. Si le poumon est complétement privé d'air par la compression, il ne rend plus que le son fourni par la percussion de la cuisse. Une portion flexible du thorax, au-dessous de laquelle s'est faite une exsudation, donne un son tympanique à la percussion, pourvu que le poumon sous-jacent à l'exsudation ne soit pas privé d'air.

L'épaisseur de la couche d'exsudation nécessaire pour faire rendre au poumon un son franchement tympanique est variable et ne saurait être déterminée d'une manière précise. Plus cet organe distendu contient de l'air, moins il contient de matériaux solides et liquides, plus grande est la contractilité, et plus il devra être réduit de volume pour donner lieu à un son tympanique, et par conséquent plus l'exsudation devra avoir d'épaisseur ; tandis que, d'un autre côté, lorsque le poumon est infiltré de sérosité ou autrement, etc., ou qu'il a perdu sa contractilité, il suffit d'une petite quantité d'exsudation pour amener ce changement dans le son de percussion. Mais à mesure qu'augmente l'épaisseur de la couche d'exsudation, le son fourni par la percussion devient plus sourd, de sorte qu'il arrive

affecté. Le fait indiqué par M. Fournet est donc parfaitement vrai, et il est surprenant qu'il soit mis en doute par M. Skoda.

( Note du traducteur.)

fréquemment qu'on ne peut plus reconnaître le caractère tympanique dans ce son de percussion sourd. Si l'exsudation se fait au-dessous de quelque partie inflexible des parois thoraciques, il faut bien moins d'exsudation pour donner au son le caractère sourd ; par conséquent, dans ce dernier point, un son complétement sourd et vide n'indique pas, à beaucoup près, l'existence d'une exsudation aussi abondante que si on le constatait au niveau d'une partie flexible des parois thoraciques.

Lorsqu'il n'y a pas d'adhérence entre les plèvres costale et pulmonaire, l'exsudation liquide s'accumule, conformément aux lois de la pesanteur, dans les parties postérieures et inférieures du thorax, au-dessus du diaphragme ; la portion de poumon, immédiatement en contact avec l'épanchement, se contracte à un volume plus petit, ou est comprimée suivant l'abondance de l'épanchement. Si la portion de poumon ainsi comprimée contient de l'air, elle continuera à s'élever et à flotter à la surface du liquide, étant plus légère que lui, et les choses resteront ainsi tant que les parties supérieures du poumon empêcheront cette ascension, ce mouvement d'élévation ; mais il y aura un temps d'arrêt dans le mouvement, lorsque la portion supérieure du poumon aura subi un certain degré de compression, par suite du mouvement ascensionnel du lobe inférieur de l'organe, ou lorsqu'elle aura augmenté de densité et de poids, par suite d'une infiltration de sérosité ou de sang, etc. Une fois submergée dans le liquide, une portion de poumon ne tarde pas, à ce qu'il paraît, à être privée d'air par la compression ; par suite, sa pesanteur spécifique est augmentée, elle tend à descendre jusqu'aux couches inférieures de l'épanchement, et elle ne s'élève plus jusqu'au moment où, par suite de la diminution de l'épanchement ou de l'augmentation de capacité de la poitrine, la résistance offerte par les portions supérieures du poumon à l'entrée de l'air devient assez grande pour produire l'élévation de la portion submergée. Par suite de l'augmentation de l'épanchement, le poumon qui contient de l'air devient plus petit, et il n'est pas rare de voir un lobe entier être complétement comprimé. Le poumon, complétement privé d'air, est refoulé en arrière vers cette partie de la colonne vertébrale où se trouve le point de pénétration des bronches et des gros vaisseaux; et il peut être réduit à la moitié de son volume normal, plus ou moins, suivant qu'il contient une plus ou moins grande quantité de matériaux liquides ou solides.

Un poumon qui est ainsi complétement privé d'air peut encore diminuer de volume, après avoir été soumis un certain temps à la pression d'un épanchement pleurétique, par suite de l'expulsion du sang ou de la sérosité du parenchyme de cet organe, ou par suite d'une diminution dans la nutrition. Aussi peut-il arriver, et arrive-t-il souvent, que le liquide, qui paraissait pendant un certain temps remplir complétement la cavité pleurale, baisse de niveau, sans que pour cela sa quantité ait diminué. Par suite de cet abaissement de niveau, l'air pénètre de nouveau dans les parties supérieures du poumon, et cet organe s'élève au-dessus de la surface du liquide. Mêmes résultats que ceux que donne la diminution de la partie comprimée, à la suite de l'augmentation de capacité du thorax, que cette augmentation de capacité reconnaisse pour cause la distension des espaces intercostaux, une augmentation de voussure des côtes, ou un abaissement du diaphragme.

Les adhérences partielles de la plèvre pulmonaire à la plèvre costale empêchent quelquefois le liquide de descendre vers les parties les plus déclives du thorax. Des exsudations pleurétiques sacciformes peuvent se montrer dans tous les points de la poitrine, entre le poumon et les parois thoraciques, entre les poumons et le diaphragme, entre les poumons et le péricarde, le médiastin, la colonne vertébrale, et entre les lobes du poumon.

La percussion du thorax peut donner un son parfaitement normal dans des cas de pleurésie accompagnée de beaucoup de douleur et de beaucoup de fièvre ; en revanche, le son peut être tout à fait altéré dans des cas où la maladie paraît très-bénigne. Dans la plupart des cas de pleurésie, sinon dans tous, on constate d'abord la diminution du son en arrière au-dessous des omoplates, et ensuite, à mesure que l'épanchement augmente, on la retrouve sur la partie latérale, et enfin à la partie antérieure du thorax ; jamais, cependant, on ne la voit remonter aussi haut en avant qu'en arrière. Le son fourni par la percussion peut être parfaitement tympanique dans la moitié supérieure du côté affecté, et, en même temps, parfaitement sourd dans la moitié inférieure. C'est ce qui arrive lorsque la partie inférieure du poumon a été privée d'air par l'épanchement et que la partie supérieure a seulement éprouvé une légère compression[1].

Lorsque la plèvre est remplie par l'épanchement, le côté affecté donne à la percussion, dans toute son éten-

---

[1] D'après M. Williams, si le son est tympanique sous les clavicules, c'est que la partie supérieure du poumon est complétement infiltrée ou comprimée. Rien n'est plus facile, cependant, que d'arriver à des conclusions certaines sous ce rapport avec quelques expériences sur le cadavre. (*Note de l'auteur.*)

due, un son complétement sourd ; après un certain temps cependant, le son au-dessous de la clavicule et même un peu plus bas devient plus clair et même distinctement tympanique et plein, et cela sans diminution dans la quantité de l'épanchement, mais seulement par le fait de la dilatation de la cavité thoracique ou de la diminution de volume de la portion inférieure du poumon comprimé.

Les adhérences du poumon qui se produisent presque constamment avec les parties voisines à la périphérie de l'exsudation empêchent le déplacement du liquide dans les mouvements du malade et, par conséquent, le son reste sourd, en général, dans ces mêmes points, quelque position qu'on imprime au malade. Cette assertion, que le son sourd de la percussion varie avec la position du malade, est inexacte dans la grande majorité des cas.

*Signes fournis par l'auscultation.* — La voix thoracique, ou bien ne se fait pas entendre distinctement, ou bien est entendue seulement comme bourdonnement indistinct, au niveau de ces parties du thorax qui correspondent au point occupé par l'épanchement, tant que le poumon n'est pas complétement privé d'air. Le murmure respiratoire peut être ou bien vésiculaire, ou bien indéterminé, ou bien tout à fait imperceptible. L'auscultation peut donner les mêmes signes au niveau des parties du thorax, derrière lesquelles il ne se trouve pas d'épanchement, pourvu qu'il n'y ait pas dans ces mêmes points d'autre altération morbide des poumons. Lorsque les feuillets opposés de la plèvre sont tapissés par une exsudation plastique et entrent en contact l'un avec l'autre pendant les mouvements respiratoires, il se produit un bruit de frottement. Par conséquent, ce bruit de frottement indique, dans le point où il se produit, qu'il n'y a pas à ce niveau d'épanchement séreux ni d'adhérence des surfaces pleurales.

On entend rarement le bruit de frottement au début de la pleurésie, sans doute parce que les matériaux plastiques fraîchement déposés n'ont pas une consistance suffisante pour en déterminer le développement. Il se montre beaucoup plus souvent à une période plus avancée de la maladie et en particulier lorsque l'épanchement séreux a été résorbé en partie et que le poumon peut se mettre de nouveau en contact avec les parois thoraciques, là où précédemment il en était séparé par l'épanchement séreux. Le poumon est presque toujours recouvert par une couche d'exsudation plastique, et comme au commencement de la maladie il n'adhère pas aux parois thoraciques, le bruit de frottement se produit, en général, dans les grands mouvements respiratoires.

Les signes fournis par l'auscultation au niveau d'une portion de poumon complétement privée d'air par l'épanchement sont, ou bien une bronchophonie faible et une respiration bronchique, ou bien l'un de ces phénomènes seulement; ou bien on entend la voix, mais sans augmentation d'intensité; ou bien on ne l'entend pas du tout, et le bruit respiratoire est indéterminé ou tout à fait imperceptible. La respiration bronchique et la bronchophonie faible s'entendent, dans la plupart des cas, dans l'espace compris entre l'angle inférieur de l'omoplate et les vertèbres, et un peu au-dessus et au-dessous de cette ligne. On peut aussi les entendre dans tout autre point du thorax.

La bronchophonie et la respiration bronchique ne peuvent se produire lorsque les gros tuyaux bronchiques qui pénètrent dans la portion comprimée du poumon sont bouchés par du mucus, du sang, de la sérosité, etc., ou lorsqu'ils sont oblitérés par compression. Plus l'exsudation sera abondante et plus faible sera la consonnance de la voix dans les tuyaux bronchiques, plus faible sera le bruit respiratoire consonnant ; ces signes peuvent même être tout à fait indistincts, lorsque les épanchements sont très-abondants. Un épanchement qui ne comprime que la portion supérieure du poumon donne rarement lieu à la respiration bronchique et à la bronchophonie, par suite du trajet courbe qu'affectent les tuyaux bronchiques dans la partie supérieure du poumon et de la facilité avec laquelle ces tuyaux se laissent oblitérer par une pression.

Telles sont les raisons pour lesquelles on n'entend pas la respiration bronchique et la voix forte et claire dans le cas où une partie considérable du poumon est privée d'air. Telles sont les raisons pour lesquelles, au lieu de ces symptômes, on constate parfois seulement un bruit respiratoire indéterminé, ou l'absence de murmure respiratoire et un bourdonnement faible et sourd, lorsque le malade parle, ou même pas de bruit quelconque. Dans les points du thorax correspondant à une portion du poumon qui n'est que peu ou point comprimée, la voix ne s'entend que comme un bourdonnement sourd, le murmure respiratoire étant ou très-fort, ou faible, ou vésiculaire, ou indéterminé, ou presque imperceptible. Cette dernière condition dépend surtout de la manière dont le malade respire, suivant que la respiration est rapide et profonde, ou lente [1].

---

[1] Une grande dyspnée peut, ainsi que nous l'avons déjà dit, faire entendre de la respiration bronchique, dans tout le dos, en particulier pendant l'expiration, sans que le poumon soit privé d'air. Une dyspnée considérable accompagne généralement la for-

Si de la sérosité, du sang ou du mucus, etc., se trouvent dans les bronches, il peut y avoir des râles dans la
pleurésie. Des bruits de sifflement, de sibilance ou de ronflement se développent lorsque la muqueuse bronchique
est tuméfiée ou tapissée par une exsudation plastique ou
par du mucus épais. Mais on rencontre bien moins souvent des râles dans la pleurésie que dans des maladies du
parenchyme pulmonaire; et lorsque les signes fournis
par la percussion et par l'auscultation sont douteux, on
peut considérer l'existence d'un râle à bulles nombreuses
et fines, comme indiquant bien plus probablement une
pneumonie qu'une pleurésie.

Les râles qu'on entend dans la pleurésie présentent
toutes les variétés possibles sous le rapport du volume des
bulles qui les forment, de la clarté et du ton; lorsque la respiration bronchique existe ou peut exister, les râles peuvent prendre le caractère consonnant ou bien être sourds.
Des râles peuvent se faire entendre aussi bien dans ces
points du thorax, au-dessous desquels se trouve un épanchement, que dans tout autre point. La sibilance, le sifflement et le ronflement sont moins fréquents dans la pleurésie que les râles qui se produisent très-souvent dans
cette portion du poumon qui n'est pas comprimée par
l'épanchement, et qui rendent la respiration vésiculaire
imperceptible.

2° Épanchements séreux dans la plèvre, qui ne sont pas causés par la pleurésie (*hydrothorax*).

La percussion donne un son obscur, et l'obscurité du

mation des épanchements pleurétiques; aussi entend-on de l'expiration bronchique dans le dos, avant qu'on puisse constater de l'obscurité dans le son de percussion.          (*Note de l'auteur.*)

son se déplace avec les changements de position que l'on imprime au malade ; en d'autres termes, le liquide séreux, pourvu qu'il ne soit pas retenu dans un point particulier par des adhérences du poumon, se porte d'un côté à l'autre du thorax, à mesure que le malade se remue. Des changements semblables se produisent dans le son de percussion, dans le cas d'épanchement de sang ou de pus dans la cavité de la plèvre (*hémothorax, pyothorax*).

### 5° Pneumothorax.

Sous ce nom, je comprends la présence de l'air atmosphérique ou des gaz dans la cavité de la plèvre. Il est rare cependant qu'on les y trouve seuls, leur présence coïncide en général avec des liquides ; aussi l'air atmosphérique, lorsqu'il pénètre dans la plèvre chez l'homme, amène presque constamment une exsudation pleurétique. Il est probable que les liquides et que les matières contenues dans les cavernes tuberculeuses, la sanie gangréneuse, le sang, etc., qui pénètrent en général avec l'air dans la plèvre, contribuent à la production de l'épanchement. Les gaz développés dans la plèvre doivent provenir de la décomposition du liquide qui s'y trouve contenu. La sécrétion de gaz dans la plèvre me semble une chose fort peu probable.

*Signes fournis par la percussion.* — Dans le pneumothorax, le son fourni par la percussion est, dans la plupart des cas, nettement tympanique ; mais si les parois thoraciques sont fortement tendues, le son peut être peu ou point tympanique. Le tintement métallique s'entend aussi en général, mais rarement est-il assez fort pour qu'on puisse l'entendre à distance ; pour le développer, il est nécessaire de pratiquer en même temps l'auscultation et la percussion[1].

Le liquide qui existe dans la plèvre avec de l'air ou des gaz, occupe les parties les plus déclives de la cavité pleurale, et change de position suivant les situations imprimées au malade; il faut qu'il soit en quantité considérable pour que la percussion en fasse reconnaître la présence dans le cas de pneumothorax. En réalité, le son de percussion est tympanique, même au-dessous du niveau du liquide, et il conserve ce caractère tant que l'épaisseur du liquide n'est pas considérable. On peut évaluer, dans le pneumothorax, la quantité du liquide épanché au double de ce qu'indique la percussion.

*Signes fournis par l'auscultation.* — De la résonnance amphorique ou du tintement métallique sont associés à la voix, et, pendant la respiration, on entend le murmure respiratoire, et des râles, des bruits de sifflement, de ronflement, accompagnés par le tintement métallique; ou bien il n'y a ni tintement métallique, ni résonnance amphorique appréciable, mais seulement un murmure respiratoire indéterminé, des râles sourds ou des bruits de sifflement, de ronflement, ou une résonnance sourde de la voix; ou bien enfin il peut n'y avoir ni voix, ni murmure respiratoire, ni râles.

Les variations dans les phénomènes fournis par l'auscultation ne dépendent pas de ce que l'air contenu dans la plèvre se trouve, dans certains cas et non dans d'autres, en communication avec les tuyaux bronchiques. Je

---

[1] C'est le seul cas dans lequel la méthode de l'auscultation et de la percussion simultanée, c'est-à-dire la méthode qui consiste à ausculter le son de percussion, puisse rendre quelques services.

(Note de l'auteur.)

n'ai jamais vu un pneumothorax récent dans lequel la communication ait été persistante ; mais, au contraire, j'ai constamment trouvé la perforation fermée en partie par la compression du poumon, en partie par l'épanchement. Dans quelques cas très-rares de pneumothorax ancien, une ouverture peut se faire par ulcération dans le poumon comprimé, et une communication s'établir ainsi entre l'air extérieur et l'air contenu dans la plèvre. Ces variations dans les signes d'auscultation dépendent de l'épaisseur de la couche de tissu pulmonaire qui se trouve interposée entre la cavité pleurale qui contient l'air, et le tuyau bronchique dans lequel consonnent la voix, les bruits respiratoires, etc.

### 4° TUBERCULES ET FONGUS MÉDULLAIRE DE LA PLÈVRE, ETC.

Ces maladies n'amènent aucune altération dans le son de percussion, à moins qu'elles ne soient fort étendues, et l'auscultation ne nous fournit non plus aucun signe qui puisse servir à les caractériser.

### IV. Maladies du péricarde.

#### 1° PÉRICARDITE.

*Signes fournis par la percussion.* — Le son fourni par la percussion reste normal jusqu'à ce qu'il se soit fait un abondant épanchement dans le péricarde. Impossible de dire d'une manière précise quelle est la quantité de liquide nécessaire pour amener un changement appréciable à la percussion. Tantôt le son sera très-obscur pour quelques onces de liquide, tantôt une demi-livre de liquide et au delà n'amènera aucun changement dans le son. Ces différences tiennent à la situation des poumons, qui se trouvent refoulés au devant du cœur plus dans certains cas que dans d'autres.

Le cœur, dont la pesanteur spécifique est plus grande que celle de l'épanchement, gravite vers la partie inférieure du péricarde distendu, au moins autant que ses attaches le lui permettent, le liquide occupant la partie supérieure; de sorte que si l'épanchement n'est pas très-abondant, on trouve le liquide rassemblé autour de la base du cœur et de l'origine de l'aorte et de l'artère pulmonaire, le reste du péricarde étant occupé par le cœur. Il n'y a pas d'exception à cette règle, à moins que, par suite d'un relâchement partiel ou total, ou de l'inclinaison en dehors du péricarde, cette membrane se refuse à se laisser distendre, parce qu'elle renferme le cœur et l'épanchement, ou bien, à moins de quelques adhérences entre le péricarde et l'aorte, l'artère pulmonaire et la base du cœur.

Mais si l'épanchement est considérable, il n'est plus limité à la base du cœur et à l'origine des vaisseaux. Lorsque le malade est couché sur le dos, le cœur s'enfonce dans le liquide pendant la diastole, en s'éloignant des parois thoraciques; tandis que, pendant la systole, il est porté en avant et en bas, se rapprochant des parois thoraciques, et que le liquide se porte vers la partie postérieure du thorax. Il résulte de ce qui précède que lorsqu'il se fait un épanchement dans le péricarde, l'obscurité du son se montre d'abord presque constamment vers l'origine de l'aorte et de l'artère pulmonaire, ou, en d'autres termes, suivant le diamètre longitudinal du cœur, et que l'extension de l'obscurité du son dans le sens transversal indique que l'épanchement a augmenté. Il n'y a que peu d'exceptions à ces règles. Lorsque le péricarde contient deux livres de liquide, le son de percussion devient complétement sourd, depuis le second cartilage costal gauche jusqu'à la limite inférieure du thorax, et depuis le bord droit du sternum jusqu'au milieu de la région latérale gauche; la résistance au doigt qui percute est alors aussi marquée que dans les épanchements pleurétiques très-étendus.

*Signes fournis par l'auscultation.* — Au début de la péricardite, l'action du cœur est généralement augmentée, et, par conséquent, l'impulsion plus forte et les tons plus clairs qu'à l'état normal; mais à mesure que la maladie marche, les mouvements deviennent plus faibles, souvent même ils sont très-faibles, l'impulsion n'étant que très-faiblement ou même pas du tout perceptible, et les tons du cœur et des artères très-faibles et même imperceptibles. Toutefois, la faiblesse des mouvements du cœur peut exister aussi bien avec un épanchement très-abondant qu'avec un épanchement peu abondant. Lorsqu'il y a beaucoup d'épanchement et que le malade est couché sur le dos, le cœur est séparé des parois thoraciques pendant la diastole, la partie antérieure du péricarde étant remplie de liquide, et pendant la systole, s'il vient frapper contre les parois thoraciques, il doit se mouvoir dans un plus grand espace qu'il ne fait normalement lorsqu'il est en contact avec les parois pendant la diastole.

Règle générale, l'impulsion du cœur est plus faible qu'à l'état normal lorsque l'épanchement est abondant dans le péricarde, et les tons sont moins clairs et moins forts. L'impulsion et les tons peuvent parfois aussi être à peine perceptibles, ou cesser de l'être entièrement, lorsque le cœur et les artères sont séparés des parois thoraciques par l'épanchement. Un cœur hypertrophié peut offrir une impulsion distincte et des tons intenses, quoiqu'il soit plongé au milieu d'une quantité assez considérable de liquide, et il ne faut pas oublier que l'impulsion du cœur est souvent très-faible et même imperceptible, que les tons peuvent être étouffés ou inappréciables, alors même qu'il n'y a pas d'épanchement dans le péricarde.

Les caractères de l'impulsion et des tons du cœur ne peuvent donc nous permettre de déterminer d'une manière certaine la présence ou l'absence de l'épanchement péricardiaque. Lorsque les surfaces du péricarde sont tapissées par des exsudations plastiques solides et entrent en contact pendant les mouvements du cœur, il se produit des bruits de frottement; ces bruits se présentent tantôt sous forme de bruits de frôlement, de frottement, de raclement et de craquement, tantôt sous forme de bruits de souffle, de râpe ou de scie.

Les bruits de frottement coïncident avec les mouvements du cœur, mais ne sont pas exactement isochrones avec les tons; nous avons donc là un moyen de distinguer les murmures exocardiaques des murmures endocardiaques. Il n'y a aucune différence entre les bruits de frottement qui se produisent dans le péricarde et ceux qui se produisent à sa surface externe, et qui sont causés par le frottement du péricarde, pendant les mouvements du cœur, contre quelque portion du poumon, dont la surface pleurale est tapissée par une exsudation.

Le bruit de frottement peut se montrer aussi bien au commencement de la péricardite que pendant ses progrès, et il peut se prolonger longtemps après la cessation des conditions inflammatoires du péricarde. Ce bruit n'existe pas dans tous les cas de péricardite, et son intensité n'est pas en rapport avec la violence de l'inflammation ; il n'indique pas non plus que l'épanchement soit peu abondant, car il peut exister lorsque celui-ci est très-abondant. Si l'épanchement est purement séreux ou purulent, s'il n'y a pas d'exsudation plastique dans le péricarde, on n'entendra pas de bruit de frottement.

2º ÉPANCHEMENTS DANS LE PÉRICARDE, QUI NE SONT PAS PRODUITS PAR LA PÉRICARDITE (*hydropéricarde*).

L'hydropisie du péricarde fournit à l'auscultation et à la percussion les mêmes phénomènes que l'épanchement qui succède à la péricardite, et il en est de même des épanchements de sang dans cette cavité séreuse, au moins autant que l'on peut en conclure des observations qui ont été faites jusqu'ici [1].

3º PNEUMOPÉRICARDE.

Je n'ai jamais observé de pneumo-péricarde. Lorsqu'il existe, le son doit être parfois tympanique à la percussion ; l'auscultation doit fournir aussi quelques signes spé-

---

[1] Le professeur Schul a eu à soigner un malade affecté d'un pneumothorax du côté gauche, survenu à la suite d'une violente compression de la poitrine entre deux voitures. Le mouvement du cœur était accompagné d'un râle qui ressemblait parfaitement au gargouillement d'une excavation (*râle consonnant*), et qui était particulièrement marqué pendant la diastole ventriculaire. Nous pensâmes qu'un peu de sang avait été épanché dans le péricarde et rendait les surfaces de cette membrane plus adhérentes que dans l'état normal, de sorte que la séparation de ces surfaces, pendant les mouvements du cœur, donnait naissance au râle en question. Le malade fut sauvé par la ponction du thorax, qui donna issue à l'air renfermé dans la plèvre. La guérison fut complète ; le bruit péricardiaque disparut après quelques jours.        (*Note de l'auteur.*)

ciaux. Le développement de gaz dans le péricarde est un fait qui doit être très-rare, excepté dans le cas de décomposition du liquide contenu dans sa cavité. Dans ces cas, le liquide doit être fouetté par les battements du cœur et donner naissance à un murmure, qui rappelle celui que l'on produit en agitant un liquide dans une bouteille à moitié vide [1].

4° ADHÉRENCES DU PÉRICARDE AU CŒUR.

Je ne sache pas que l'auscultation et la percussion nous fournissent des signes diagnostiques de l'adhérence du péricarde. D'après Hope, on entend dans ces cas un bruit de soufflet qui accompagne le premier ton du cœur, sur le trajet de l'aorte, et ce bruit de souffle manque rarement de se produire lorsque le cœur bat avec énergie. Mais il semble que le signe le plus caractéristique doit être un mouvement brusque et saccadé (*polternd*) du cœur, facile à reconnaître avec le stéthoscope et très-distinct dans le cas où il existe en même temps une hypertrophie avec dilatation, auquel cas le mouvement saccadé correspond en général à la systole et à la diastole des ventricules. Le fait est qu'aucun de ces signes n'a un rapport quelconque avec les adhérences du péricarde. S'il existe un bruit de soufflet dans le cœur ou dans l'aorte,

---

[1] M. Bricheteau a consigné dans les *Archives de médecine* (troisième série, t. IV, p. 334, 1844) l'observation d'un cas dans lequel des gaz furent trouvés dans le péricarde, en même temps qu'un épanchement sanieux. La percussion donnait un son remarquablement clair; à chaque systole du cœur, on entendait un bruit qui ressemblait à celui d'une roue de moulin. L'autopsie montra le péricarde distendu par des gaz, et contenant en outre 250 grammes d'un épanchement sanieux.

(Note du traducteur.)

c'est qu'il y a altération des valvules, ou des rugosités sur la membrane interne des ventricules ou de l'aorte. Quant au mouvement saccadé, il dépend de l'irrégularité de rhythme du cœur, irrégularité qui peut se montrer dans des conditions anormales variées de cet organe, et même lorsqu'il semble être tout à fait à l'état normal [1].

### 5° Tubercules du péricarde.

Altération portée rarement assez loin pour donner lieu à une modification quelconque dans le son de percussion. Si les surfaces du péricarde n'ont pas contracté d'adhérences, cette affection tuberculeuse est accompagnée

[1] M. Skoda a publié au mois d'avril 1852, dans les *Zeitschrift der K. K. Gesell. der Aertze zu Wienn* et les *Archives de médecine* ont reproduit dans leur numéro de septembre de la même année un mémoire sur les *signes auxquels on reconnaît pendant la vie la présence des adhérences du péricarde au cœur*. En voici les données principales :
Le diagnostic de ces adhérences repose presque entièrement sur les modifications éprouvées par l'impulsion du cœur : au lieu de se porter en bas et à gauche pendant la systole, la pointe du cœur est entraînée en haut et à droite. La pointe du cœur ne donne pas d'impulsion systolique ; ou bien cette impulsion est imperceptible, ou bien le choc a lieu pendant la diastole. Lorsqu'il existe, indépendamment d'adhérences du péricarde au cœur, des adhérences de cette membrane avec la plèvre, on constate pendant la systole une dépression visible dans l'espace intercostal correspondant à la pointe, et souvent même dans un ou plusieurs espaces au-dessus de celui-ci. La rétraction systolique des espaces intercostaux gauches ne suffit pas à elle seule pour permettre de diagnostiquer l'adhérence du péricarde ; il faut de plus que, en même temps que cette rétraction, la pointe du cœur ne vienne frapper nulle part contre les parois thoraciques. La rétraction systolique de la moitié inférieure du sternum est un signe certain de la présence d'adhérences du cœur et du péricarde et de leur fixation à la colonne vertébrale. Les limites de la matité à la percussion restent les mêmes pendant l'inspiration et pendant l'expiration. |
(*Note du traducteur.*)

d'un épanchement séreux, souvent très-abondant. Des tubercules, aussi bien que des exsudations plastiques solides, peuvent donner lieu à un bruit de frottement.

### 6° Cancer du péricarde.

Cette maladie peut, dans quelques cas rares, être assez étendue pour donner de la matité à la percussion sur une assez large surface.

### V. Conditions anormales de la substance du cœur.

#### 1° Hypertrophie avec dilatation des deux ventricules.

A la percussion, le son est généralement plus obscur qu'à l'ordinaire à la région précordiale, dans le cas d'hypertrophie avec dilatation des deux ventricules ; toutefois, si le diaphragme est abaissé, le thorax anormalement élargi et le poumon emphysémateux, le son peut ne pas changer, bien qu'un peu plus obscur à la limite inférieure du thorax.

Impulsion du cœur généralement augmentée, et souvent à tel point que l'ébranlement des parois thoraciques, dans le point où le cœur se trouve en contact avec elles, est sensible à la fois à l'œil et au toucher ; mais cette augmentation de l'impulsion n'est pas constante ; car l'impulsion peut être faible et même imperceptible, bien que le cœur soit hypertrophié. Les tons des ventricules peuvent être très-forts, faibles, étouffés ou imperceptibles ; ou bien un de ces tons, ou plusieurs de ces tons peuvent être remplacés par des murmures. Ces différences dépendent de la conformation des valvules et de l'état de la membrane interne des cavités du cœur.

### 2° Hypertrophie des ventricules, sans dilatation.

L'auscultation et la percussion fournissent les mêmes phénomènes dans l'hypertrophie sans dilatation que dans l'hypertrophie avec dilatation des ventricules ; la différence n'est que dans le degré. L'impulsion du cœur ne communique pas un soulèvement aux parois thoraciques, mais frappe contre la tête de l'observateur comme un coup de marteau.

### 3° Dilatation des ventricules sans hypertrophie.

Le son est le même à la percussion que dans l'hypertrophie avec dilatation des ventricules. L'impulsion n'ébranle pas la tête de l'observateur, et le soulèvement des parois thoraciques peut être faible ou même imperceptible. Dans la péricardite et dans toutes les conditions dans lesquelles l'action du cœur est beaucoup augmentée, l'impulsion peut être aussi forte pour un cœur simplement dilaté que pour un cœur hypertrophié et dilaté. Les tons ou murmures sont forts, faibles ou imperceptibles, comme dans l'hypertrophie avec dilatation ; on peut les entendre à la région précordiale seulement, ou bien dans toute l'étendue du thorax. Les tons peuvent être remplacés par des murmures.

### 4° Hypertrophie avec dilatation du ventricule droit, le ventricule gauche étant à l'état normal.

La matité à la percussion est augmentée ici dans la direction de la largeur du cœur, mais il y a des exceptions, en rapport avec la conformation particulière du thorax et en particulier avec la position des poumons.

L'impulsion peut être augmentée, ou bien ne différer que très-peu de sa force normale. Règle générale, le second ton de l'artère pulmonaire est augmenté et en général sensiblement plus fort que le second ton de l'aorte. On observe beaucoup moins souvent le renforcement du premier ton. Les tons au niveau du ventricule droit peuvent être ou normaux, ou augmentés, ou plus faibles qu'à l'état normal. Au niveau du ventricule gauche, les tons peuvent être ou normaux, ou faibles, ou bien l'un d'eux peut être remplacé par un murmure; mais le second ton sur le trajet de l'aorte n'est pas remplacé par un murmure.

### 5° HYPERTROPHIE AVEC DILATATION DU VENTRICULE GAUCHE, LE VENTRICULE DROIT RESTANT NORMAL.

Augmentation de la matité à la percussion dans le sens de la longueur du cœur, excepté lorsque les poumons sont anormalement distendus. L'impulsion est augmentée ou normale; ou bien elle peut être très-forte à un moment et faible dans un autre. Lorsque l'hypertrophie avec dilatation du ventricule gauche reconnaît pour cause une insuffisance des valvules aortiques, l'impulsion peut être aussi forte que dans l'hypertrophie avec dilatation des deux ventricules. Les tons des ventricules et de l'aorte sont ou normaux, ou étouffés, ou imperceptibles, ou remplacés par des murmures.

### 6° DIMINUTION DE CAPACITÉ DU VENTRICULE DROIT, AVEC ÉTAT NORMAL, HYPERTROPHIE OU ATROPHIE DE SES PAROIS.

Lorsque cet état anormal du ventricule droit est associé à l'hypertrophie avec dilatation du ventricule gauche,

la percussion donne les mêmes résultats que dans le cas
d'hypertrophie avec dilatation de ce dernier ventricule,
coïncidant avec un état normal du ventricule droit. L'impulsion du cœur peut être augmentée si les valvules aortiques sont en même temps insuffisantes ; autrement elle
est plus faible qu'à l'état normal. Si le ventricule droit
diminue de volume et que le gauche conserve son volume
normal ou ait diminué également de volume, l'impulsion
est faible et peut même être imperceptible.

7° DIMINUTION DE CAPACITÉ DU VENTRICULE GAUCHE, AVEC CONSERVATION
DU VOLUME NORMAL, HYPERTROPHIE OU ATROPHIE DE SES PAROIS.

Si cet état du ventricule gauche est accompagné d'hypertrophie et de dilatation du ventricule droit, la matité
à la percussion sera augmentée dans la direction du diamètre transversal du cœur. Si la valvule tricuspide est
insuffisante, l'impulsion sera un peu augmentée ; sans
cela, elle sera plus faible ou même imperceptible ; et si le
ventricule droit a son volume normal ou a diminué de volume, l'impulsion sera également très-faible ou imperceptible. Le second ton de l'aorte n'est jamais remplacé par
un murmure.

8° INFLAMMATION DE LA SUBSTANCE MUSCULAIRE DU CŒUR (*Cardite*).

L'auscultation et la percussion ne nous fournissent aucun signe caractéristique de l'inflammation de la substance
musculaire du cœur. Le son reste normal à la percussion,
sauf lorsque les ventricules se sont dilatés ou lorsque
leurs parois se sont épaissies à la suite de l'inflammation ;
mais ce sont là des accidents qui ne peuvent survenir que
lorsque l'inflammation a eu déjà une certaine durée

L'impulsion du cœur peut ou bien être augmentée, de manière à ressembler à celle d'un cœur hypertrophié, ou bien être plus faible qu'à l'état normal. Les tons peuvent être forts ou faibles, ou presque imperceptibles; l'inflammation de la substance musculaire du cœur ne s'accompagne de murmures que s'il existe en même temps de l'endocardite ou de la péricardite. Le rhythme des battements du cœur est altéré, la rapidité de ses mouvements est augmentée et la force des battements devient inégale, ils sont forts dans un moment, faibles dans un autre; les tons également sont forts dans un instant et faibles dans un autre, etc. Néanmoins, toutes ces irrégularités peuvent se montrer dans bien d'autres conditions anormales du cœur, et même lorsque le cœur semble parfaitement sain; d'un autre côté, elles peuvent manquer parfois ou n'exister qu'à un léger degré, lorsque la substance du cœur est enflammée.

9° RAMOLLISSEMETT OU INDURATION DE LA SUBSTANCE DU CŒUR. — CONCRÉTIONS CALCAIRES DANS SON ÉPAISSEUR. — OSSIFICATION DES ARTÈRES CORONAIRES.

Il n'y a aucun signe caractéristique de ces altérations morbides du cœur.

## VI. Conditions anormales de l'endocarde.

### 1° ENDOCARDITE.

Dans l'endocardite, la percussion donne un son normal, à moins qu'un des ventricules ou tous les deux ne se soient dilatés et hypertrophiés à la suite d'une altération des valvules, etc., produite par l'inflammation. L'augmentation de volume du cœur peut devenir sensible dans

le cours de quelques jours. Les battements sont généralement plus vigoureux et plus rapides qu'à l'ordinaire, et
parfois irréguliers ; par suite, l'impulsion du cœur est
augmentée, etc.

Les tons peuvent être entièrement normaux ou être
plus forts ou plus sourds qu'à l'état normal , ou à peine
perceptibles ; ou bien encore les tons peuvent être entendus dans quelques points, et des murmures dans d'autres. Là où le courant du sang n'est pas rapide, comme
dans la partie inférieure des ventricules, il ne se produit
aucun murmure, même lorsque l'endocarde est enflammé
et couvert d'excroissances, mais un courant sanguin rapide sur l'endocarde enflammé donne lieu à un murmure
que l'on perçoit très-distinctement sur les parties des parois thoraciques qui semblent le plus rapprochées du point
d'origine des murmures. L'inflammation peut mettre les
valvules dans l'impossibilité de fermer parfaitement les
orifices, les rendre insuffisantes ; ou bien elle peut déterminer un rétrécissement des orifices correspondant à leur
base. Bien plus, dans l'endocardite, on peut entendre un
murmure systolique, soit au niveau du ventricule droit ou
du ventricule gauche, soit borné à l'aorte ou à l'artère pulmonaire, les tons naturels s'entendant sur d'autres points;
ou le murmure peut être perceptible dans plusieurs points
en même temps.

Il est rare d'observer un murmure diastolique au commencement d'une attaque d'endocardite ; cependant, un
murmure de ce genre peut se montrer dans l'aorte au bout
de quelques jours, lorsque l'inflammation a mis les valvules de cette artère dans l'impossibilité de s'opposer au
reflux du sang dans les ventricules.

## 2° Maladies des valvules.

*a. Insuffisance de la valvule mitrale.* — Ici la matité à la percussion est généralement augmentée dans la direction de la largeur du cœur, et il en est ainsi parce que l'hypertrophie et la dilatation du ventricule droit sont les suites presque inévitables de l'insuffisance de la valvule mitrale.

Un murmure systolique se fait entendre au niveau de ce point du thorax contre lequel vient frapper la pointe du cœur, et parfois aussi dans son voisinage, à une plus ou moins grande distance de ce point. Le second ton de l'artère pulmonaire est renforcé, et l'accent tombe nettement sur lui. Quelquefois, et particulièrement lorsque les battements du cœur sont faibles, on entend pendant la systole, au niveau du ventricule gauche, un son indéterminé (*Schall*), que l'on ne peut considérer ni comme un vrai ton ni comme un murmure. Pendant la diastole, au niveau du même ventricule, on perçoit, ou bien un son indéterminé, ou bien pas de son du tout. Si l'insuffisance de la valvule mitrale est considérable, les tons aortiques sont faibles, et, règle générale, l'impulsion est augmentée.

*b. Rétrécissement de l'orifice auriculo-ventriculaire gauche.*—Matité à la percussion, augmentée comme dans le cas précédent, et l'hypertrophie du cœur survient même plus rapidement.

Le second ton, dans le ventricule gauche, est remplacé par un murmure qui est souvent assez prolongé pour n'être que momentanément interrompu pendant la systole du cœur. Le second ton dans l'artère pulmonaire est augmenté. Pendant la systole, dans le ventricule gauche, ou bien on n'entend pas de son du tout, ou bien seulement un son indéterminé, ou un murmure, parce que l'insuffisance de la valvule mitrale est le plus ordinairement associée au rétrécissement auriculo-ventriculaire gauche. Règle générale, les tons de l'aorte sont faibles, et l'impulsion du cœur est augmentée et perceptible dans une plus grande étendue qu'à l'état normal.

*c. Insuffisance de la valvule tricuspide.* — L'insuffisance de la valvule tricuspide détermine une distension de l'oreillette droite, en vertu de laquelle la matité est souvent remarquablement augmentée au niveau de celle-ci. Un murmure systolique se montre aussi au niveau du ventricule droit; au même moment, les veines du cou sont distendues et on peut apercevoir un battement dans ces veines; néanmoins, lorsque les battements du cœur sont faibles, le murmure ventriculaire peut être converti en un son indéterminé, ou bien être tout à fait imperceptible. Pendant la diastole, on entend au niveau du ventricule droit, ou bien un son indéterminé, ou bien pas de son du tout; il est rare qu'on y entende un ton clair.

*d. Rétrécissement de l'orifice auriculo - ventriculaire droit.* — Cette altération pathologique est excessivement rare; je ne l'ai jamais observée sur le vivant. On en trouve plusieurs exemples dans le Muséum d'anatomie pathologique de notre ville.

*e. Insuffisance des valvules aortiques.* — La matité à la percussion est presque constamment augmentée dans la direction de la longueur du cœur, parce que l'insuffisance des valvules aortiques entraîne constamment l'agrandissement du ventricule gauche, qui affecte généralement la forme de l'hypertrophie avec dilatation. L'augmentation de la matité à la percussion peut cependant n'être pas constatée, lorsque le poumon gauche est considérablement distendu. L'impulsion du cœur est également augmentée, et il en résulte, soit un soulèvement des parois thoraciques, soit un choc semblable à un coup de marteau contre la tête de l'observateur. Le second bruit de l'aorte est remplacé par un murmure prolongé, qui a son maximum d'intensité à l'origine de l'aorte. Ce murmure se fait entendre généralement dans une grande étendue ; et si l'insuffisance des valvules est considérable, la rentrée bruyante du sang qui reflue est entendue à la pointe du cœur ; par suite, il se produit dans le ventricule gauche un murmure qui remplace le second ton.

Pendant la systole, on entend généralement un murmure dans l'aorte ; car lorsque les valvules aortiques sont insuffisantes, il existe presque constamment des rugosités à la surface interne de l'aorte elle-même, ou à la surface inférieure des valvules aortiques. Par moments cependant, on perçoit ou bien un ton, ou bien un son indéterminé, ou bien pas de son du tout. Les battements dans les carotides et les sous-clavières sont accompagnés d'un fort bruit de râpe. On attribue |généralement à l'insuffisance des valvules aortiques un murmure double, *bruit de va-et-vient*. Il est vrai que dans ces conditions anormales on rencontre très-souvent un murmure qui accompagne à la fois la systole et la diastole du cœur ; mais le murmure systolique ne dépend pas de l'insuffisance des valvules aortiques ; cette dernière altération donne lieu seulement à un murmure diastolique. Un murmure diastolique qui présente les caractères qui lui sont propres doit être considéré comme annonçant une insuffisance des valvules aortiques, bien qu'il n'y ait pas de

murmure et qu'on entende un ton pendant la systole du
cœur.

*f. Rétrécissement de l'orifice aortique, par suite d'al-
tération des valvules correspondantes.* — Dans ce cas, il
existe aussi une hypertrophie avec dilatation du ventricule gauche, mais moins prononcée que dans le cas d'insuffisance des valvules aortiques. La percussion donne les
signes de l'hypertrophie avec dilatation du ventricule
gauche; impulsion du cœur peu ou point augmentée,
pourvu qu'il n'y ait pas coïncidence d'insuffisance des
valvules aortiques.

Le premier ton de l'aorte est remplacé par un murmure
qui s'étend en général à une assez grande distance, et ne
devient indistinct que lorsque les battements du cœur
sont faibles. Dans ce dernier cas, et lorsque en même
temps les valvules aortiques sont insuffisantes, le second
ton de l'aorte est ou bien très-faible, ou tout à fait indistinct, ou bien il est remplacé par un murmure.

*g. Insuffisance des valvules de l'artère pulmonaire,
ou rétrécissement de l'orifice correspondant, par suite
d'une altération des valvules.* — Je n'ai jamais observé
ces conditions anormales sur le vivant; elles sont encore plus rares que le rétrécissement de l'orifice auriculo-ventriculaire droit.

### VII. Conditions anormales de l'aorte et de l'artère pulmonaire

#### 1° INÉGALITÉS A LA SURFACE INTERNE DE L'AORTE ASCENDANTE.

Pas d'altération dans le son fourni par la percussion.
On entend au niveau de la moitié supérieure du sternum
un murmure avec la systole du cœur, et parfois pendant

sa diastole. Ce murmure se termine par un ton, lorsque les valvules aortiques ferment exactement l'orifice, et se continue par un murmure, si ces valvules sont insuffisantes.

### 2° DILATATION DE L'AORTE ASCENDANTE.

Cette dilatation peut être uniforme ou en forme de sac ; il est impossible d'en reconnaître l'existence, à moins que l'aorte dilatée ne se trouve en contact avec les parois antérieures du thorax ; dans ce cas, le son de percussion est complétement obscur au niveau de cette portion de la partie supérieure du sternum derrière laquelle se trouve l'aorte, et la résistance est également augmentée. En outre, on constate presque constamment à chaque systole, et dans le point qui vient d'être indiqué, une impulsion aussi forte et même plus forte que celle du cœur ; peu ou point d'ébranlement des parois thoraciques dans l'espace compris entre le point où l'on perçoit l'impulsion de l'aorte et celui où l'on perçoit l'impulsion du cœur. Dans l'anévrysme de l'aorte, un murmure accompagne le plus ordinairement la systole et la diastole du cœur ; mais il est des cas dans lesquels ce murmure est très-peu distinct, ou même ne se fait pas entendre du tout, dans lesquels les tons existent avec le murmure, ou bien enfin dans lesquels on n'entend que les tons seulement. Dans les cas dans lesquels l'anévrysme thoracique vient former une tumeur à l'extérieur, on peut s'assurer, en appliquant immédiatement l'oreille sur la tumeur, que le premier et le second tons peuvent se produire dans les parois de l'anévrysme. On entend en général un fort bruit de râpe dans les carotides et les artères sous-clavières pendant la systole du cœur.

### 3° Rétrécissement de l'aorte ascendante.

L'hypertrophie du ventricule gauche accompagne en général cette condition anormale de l'aorte, et il est même assez rare que le ventricule droit ne finisse pas par participer à l'hypertrophie. Suivant que la surface interne de l'aorte rétrécie est normale ou rugueuse, que les valvules aortiques sont ou non insuffisantes, on entend des tons ou des murmures dans l'aorte.

### 4° Dilatation de l'aorte descendante.

A moins que le sac anévrysmal ne soit considérable, on ne constate pas de matité à la percussion à la partie postérieure du thorax. Dans deux cas, dans lesquels des anévrysmes de l'aorte ascendante avaient acquis un volume très-considérable et donnaient lieu à de la matité à la percussion dans le dos, on n'entendait pas de murmure à l'auscultation ; néanmoins, on ne saurait douter que dans les anévrysmes de cette portion de l'aorte, il ne puisse exister des murmures isochrones avec le pouls artériel ; toutefois, ces murmures n'indiquent pas nécessairement qu'il existe un anévrysme, mais seulement que la surface interne du vaisseau est rugueuse.

### 5° Anévrysme de l'artère pulmonaire.

Je n'ai observé cette altération de l'artère pulmonaire qu'une seule fois. Le malade, homme fortement constitué, âgé de quarante-trois ans, était entré à l'hôpital pour un œdème des extrémités et une ascite. D'après ce qu'il racontait, le gonflement des pieds s'était montré pour la première fois vers la fin de novembre 1841, après une exposition au froid. Il était resté deux mois dans un hôpital de province, et il entra à l'hôpital général de Vienne le 28 janvier 1842. La face était cyanosée, la dyspnée considérable ; des râles et des bruits de ronflement se faisaient entendre dans toute la poitrine, ainsi qu'un bruit de souffle systolique au niveau du ventricule gauche du cœur. Les deux tons étaient tout à fait indistincts à la base ; et dans ce point, pendant la systole, on percevait un bruit de souffle faible, qui paraissait provenir du ventricule gauche.

La percussion annonçait un peu d'hypertrophie du cœur, mais pas d'induration du poumon ni d'épanchement pleurétique. L'impulsion du cœur était à peine perceptible, le pouls était très-petit et normal dans sa fréquence ; l'urine avait diminué de quantité, et le malade ne rendait que quelques onces d'un liquide d'un rouge de sang, qui laissait déposer un sédiment abondant d'urate d'ammoniaque. Appétit assez bon ; un peu de soif. L'œdème des extrémités et l'ascite firent des progrès ; il survint un épanchement séreux dans les deux plèvres, et la mort eut lieu le 18 février suivant. Aucun changement particulier n'était survenu dans les autres symptômes.

A l'autopsie, nous trouvâmes le tronc de l'artère pulmonaire dilaté de manière à offrir le volume d'un œuf d'oie ; quant à l'orifice pulmonaire, il était à peine élargi, les valvules saines et parfaitement suffisantes. Les deux branches principales de l'artère, dans le point où elles se détachaient de l'anévrysme, étaient rétrécies de manière à loger seulement une plume de corbeau ; le ventricule droit était hypertrophié et dilaté ; le ventricule gauche, les valvules aortiques et tricuspide à l'état normal, les bords libres de la valvule mitrale pareillement épaissis, mais sans qu'il y eût d'insuffisance proprement dite. Les parois de l'anévrysme offraient les mêmes altérations que celles qu'on observe dans les anévrysmes de l'aorte.

J'ai à peine besoin de faire remarquer que, dans ce cas, l'auscultation ne nous fournit aucun signe d'anévrysme de l'artère pulmonaire. L'absence de tout murmure s'explique facilement par le rétrécissement remarquable des deux principales branches de cette artère.

La *dilatation uniforme de l'artère pulmonaire* s'observe assez souvent, mais je ne l'ai jamais rencontrée portée assez loin pour qu'elle donnât lieu à un changement dans le son de percussion.

### 6° DILATATION DES VEINES CAVES ET DES VEINES PULMONAIRES.

La *dilatation des veines caves ou des veines pulmonaires* n'amène aucun changement dans le son de percussion.

### VIII. Maladies des organes abdominaux.

#### 1° AUGMENTATION DE VOLUME DU FOIE.

L'augmentation de volume du foie peut reconnaître pour cause ou bien l'hypertrophie de son tissu, ou bien le développement dans son épaisseur du cancer médullaire, de la mélanose, d'hydatides, ou bien enfin la formation d'un abcès. Dans tous ces cas, le son est le même à la percussion. Un foie augmenté de volume, s'il n'est pas déprimé dans l'abdomen, entre en contact avec une plus grande étendue des parois thoraciques, et par suite augmente l'étendue de la matité à la percussion en toute direction au niveau de la moitié inférieure du côté droit du thorax. Dans l'hypochondre gauche, la percussion peut donner un son plus sourd qu'à l'ordinaire, ou même complétement sourd, par suite du développement du lobe gauche du foie. Si le foie est déprimé dans l'abdomen, le son est complétement sourd au-dessous du bord inférieur des côtes du côté droit, ou le son des intestins situés derrière le foie est étouffé dans toute la partie où confine cet organe. Le degré de résistance que présente le foie ne peut être reconnu qu'à travers les parois abdominales seulement.

2° DIMINUTION DE VOLUME DU FOIE.

A la suite de la diminution de volume du foie, le son peut n'être pas complétement sourd à la percussion dans une certaine étendue de la moitié inférieure du côté droit du thorax; mais le son naturel et non tympanique du poumon sera moins clair immédiatement au niveau du foie, et, dans le point où le foie diminué de volume se trouve en contact avec les parois thoraciques, on obtiendra à la percussion un son tympanique sourd, qui provient des intestins. Même résultat lorsque le foie, sans être diminué de volume, a perdu un peu de son épaisseur; un foie de ce genre peut être beaucoup plus volumineux qu'à l'état normal, remonter assez haut dans le thorax, et descendre assez bas dans l'abdomen, sans que l'on constate un son complétement sourd sur quelque point que ce soit de sa circonférence, pourvu, bien entendu, que les intestins situés en arrière et au-dessous de lui contiennent de l'air et ne soient pas trop comprimés. Il est impossible de reconnaître avec la percussion d'autres états pathologiques du foie que ceux qui portent sur son volume et sur sa situation.

### 3° Augmentation de volume de la rate.

C'est la seule condition anormale de la rate que l'on puisse constater par la percussion. Quelle que soit la cause de cette augmentation de volume, hypertrophie, cancer médullaire, hydatides, etc., le son reste le même à la percussion. La rate, lorsqu'elle est considérablement augmentée de volume, rend le son de percussion obscur dans la moitié inférieure de la région latérale gauche.

### 4° Conditions pathologiques de l'estomac, de l'intestin et du péritoine.

Si les intestins sont fortement distendus par de l'air, tout l'abdomen fournit à la percussion un son également fort et semblable au son du tambour, pourvu que les parois abdominales ne soient pas fortement contractées ; le son est très-rarement accompagné de résonnance métallique. Si les parois abdominales sont fortement distendues par les gaz contenus dans l'intestin, la percussion de l'abdomen fournit un son partout également non tympanique et moins clair que lorsque les parois abdominales sont flasques.

Les épanchements abdominaux qui ne sont pas enkystés occupent toujours la partie inférieure de l'abdomen et changent de situation lorsque le malade change lui-même de position. Les intestins qui contiennent de l'air flottent à la surface du liquide, si la longueur du mésentère le permet ; mais si celui-ci n'est pas assez long, alors l'air qu'ils contiennent tend à se rassembler dans les portions de l'intestin qui sont le plus élevées. Les parties mobiles de l'intestin sont souvent refoulées en haut, dans un espace circonscrit par l'estomac et les hypochondres. Le son de percussion de l'abdomen, dans les points occupés par le liquide, est aussi complétement obscur que le son de percussion de la cuisse, pourvu qu'il n'y ait pas d'intestins contenant de l'air situés derrière le liquide. Le son n'est pas altéré par le liquide qui s'interpose entre les replis de l'intestin, si le liquide ne sépare pas ceux-ci des parois abdominales.

Dans tous les cas de péritonite généralisée, lorsque les intestins sont fortement distendus par de l'air et les parois abdominales tendues, le son de percussion est étouffé et moins tympanique qu'à l'état normal ; il en est ainsi, même lorsque l'exsudation est plastique et n'a qu'une très-petite épaisseur.

Lorsque des anses d'intestin se sont soudées entre elles, ou avec les parois abdominales, elles renferment généralement une certaine quantité d'air ; et, par suite, dans tout l'abdomen le son de percussion est aussi intense que si les intestins étaient libres, mais il est moins clair.

Le son de percussion est souvent aussi étouffé dans le cas de péritonite tuberculeuse ; cela tient à la distension gazeuse de l'intestin, sans laquelle on n'observe rien de pareil.

L'affection encéphaloïde du péritoine n'altère pas le son de percussion, à moins qu'elle ne soit fort étendue, et il en est rarement ainsi, sauf lorsque l'épiploon y participe.

Les altérations pathologiques des tuniques musculaires et muqueuses de l'estomac et des intestins déterminent souvent des changements dans le son de percussion, en produisant des accumulations de gaz ou de liquides dans l'estomac ou dans l'intestin ; des changements peuvent aussi se produire dans le son par suite du développement d'altérations secondaires, de cancer de l'estomac, de dégénérescence tuberculeuse d'une portion de l'intestin.

### 5° ALTÉRATIONS PATHOLOGIQUES DU PANCRÉAS.

Cet organe ne détermine aucun changement dans le son de percussion de l'abdomen. Il en est de même pour les ganglions mésentériques, sauf lorsque ces ganglions sont fortement augmentés de volume, et pour les uretères, quelque distendus qu'ils puissent être.

### 6° AUGMENTATION DE VOLUME DES REINS.

Le caractère du son de percussion au niveau de la région lombaire n'est que peu altéré par le volume des reins ; il peut être complétement sourd lorsque les reins sont très-petits, et tympanique lorsque les organes sont très-volumineux[1]. Pour pratiquer utilement la percussion de ces organes, il faut déprimer fortement avec le plessimètre, jusqu'à ce qu'on obtienne un son complétement sourd et qu'on sente la résistance d'un organe solide. Lorsqu'on répète ces manœuvres dans plusieurs points, on peut arriver à quelques conclusions, si les reins ont acquis un volume considérable.

### 7° ANÉVRYSMES DE L'AORTE ABDOMINALE, DU TRONC COELIAQUE, ETC.

Lorsque l'anévrysme se trouve en contact avec les parois abdominales, le son peut être entièrement obscur à

---

[1] Assertion complétement inexacte. Non-seulement la limitation des reins par la percussion est chose possible ; mais elle ne présente pas en général de grandes difficultés. Consulter à cet égard le *Traité de médecine pratique* de M. le professeur Piorry, tome V, et l'*Atlas de plessimétrisme* du même auteur.        ( *Note du traducteur.* )

la percussion, ou bien participer du caractère étouffé produit par les anses voisines de l'intestin. Si l'anévrysme ne confine pas aux parois abdominales, il faut déprimer celles-ci avec le plessimètre, de manière à obtenir le son qui lui appartient.

Si les parois de l'abdomen sont amaigries, on peut, en général, sentir les battements de l'aorte abdominale, soit par l'intermédiaire du stéthoscope, soit|avec les doigts, et entendre en même temps un ton distinct ou étouffé ; plus généralement cependant on entend un bruit de soufflet, en particulier lorsqu'on presse avec le stéthoscope. Dans l'anévrysme de l'aorte abdominale et du tronc cœliaque, on perçoit des battements au niveau de l'anévrysme, aussi bien que le long de l'aorte, et un murmure se fait entendre dans l'anévrysme, en même temps que les pulsations artérielles ; mais le sang peut traverser l'anévrysme sans y rien déterminer qu'un son sourd et indistinct.

### 8° Augmentation de volume de l'utérus et des ovaires.

L'utérus, par suite de sa position profonde dans le bassin, et les ovaires, par leur petit volume, n'affectent pas le son de percussion dans l'état normal. Mais lorsque dans la grossesse l'utérus s'élève et remonte au-dessus du bassin, ou que les ovaires sont augmentés de volume, le son de percussion devient obscur à leur niveau, partout où ces organes se trouvent en contact avec les parois abdominales.

### 9° Distension de la vessie et son augmentation de volume par hypertrophie de ses parois.

Lorsque la vessie est distendue par de l'urine, par du sang, etc., le son devient mat à la percussion au-dessus du pubis ; il en est de même lorsque la vessie est augmentée de volume par suite d'épaississement de ses parois, par hypertrophie ou par toute autre altération pathologique. Dans ce dernier cas, cependant, la résistance est plus grande que lorsque la vessie est distendue par l'urine.

### 10º Calcul dans la vessie.

On entend beaucoup mieux et beaucoup plus distinctement, avec un stéthoscope placé sur le pubis, le choc ou le frottement d'un cathéter sur un calcul contenu dans la vessie, que par l'intermédiaire de l'air, alors même que l'oreille de l'observateur est très-rapprochée de la région pubienne. Si la vessie ne contient pas de calcul, les mouvements du cathéter peuvent déterminer, ou bien de temps en temps une espèce de gargouillement, ou une sorte de murmure sourd, qui n'a aucune ressemblance avec le choc du cathéter contre un calcul. L'auscultation doit être considérée comme pouvant être de quelque utilité dans le diagnostic des calculs urinaires ; elle vient en aide au sens du toucher.

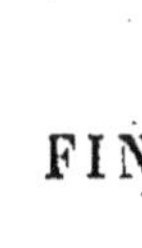


FIN.

# TABLE

# DES MATIÈRES.

—



## PREMIÈRE PARTIE.

### EXPOSITION DES PHÉNOMÈNES FOURNIS PAR LA PERCUSSION ET PAR L'AUSCULTATION.

# DEUXIÈME PARTIE.

EXPOSITION DES PHÉNOMÈNES FOURNIS PAR L'AUSCULTATION ET
PAR LA PERCUSSION, DANS CHAQUE ÉTAT PARTICULIER DU
THORAX ET DE L'ABDOMEN.

www.ingramcontent.com/pod-product-compliance
Lightning Source LLC
LaVergne TN
LVHW021926030726
842523LV00001B/60